# 针灸寻真

## 曾天治 针灸学术经验集

曾天治 ◎ 著
曾晴明 ◎ 整理

SPM 南方出版传媒
广东科技出版社 | 全国优秀出版社
·广州·

## 图书在版编目（CIP）数据

针灸寻真：曾天治针灸学术经验集 / 曾天治著. —广州：广东科技出版社，2017.5（2023.5重印）

ISBN 978-7-5359-6696-4

Ⅰ.①针⋯ Ⅱ.①曾⋯ Ⅲ.①针灸疗法—中医临床—经验—中国—民国 Ⅳ.①R246

中国版本图书馆CIP数据核字（2017）第062008号

---

### 针灸寻真——曾天治针灸学术经验集
Zhenjiu Xunzhen——Zengtianzhi Zhenjiu Xueshu Jingyanji

责任编辑：马霄行
封面设计：友间设计
责任校对：陈　静　吴丽霞　黄慧怡
责任印制：彭海波
出版发行：广东科技出版社
　　　　　（广州市环市东路水荫路11号　邮政编码：510075）
http://www.gdstp.com.cn
销售热线：020-37607413
E-mail：gdkjbw@nfcb.com.cn（编务室）
经　销：广东新华发行集团股份有限公司
印　刷：广州市盛和印刷有限公司
　　　　（广州市黄埔区百合三街8号　邮政编码：510700）
规　格：889mm×1194mm　1/16　印张19.5　字数390千
版　次：2017年5月第1版　2023年5月第3次印刷
定　价：48.00元

---

**如发现因印装质量问题影响阅读，请与承印厂联系调换。**

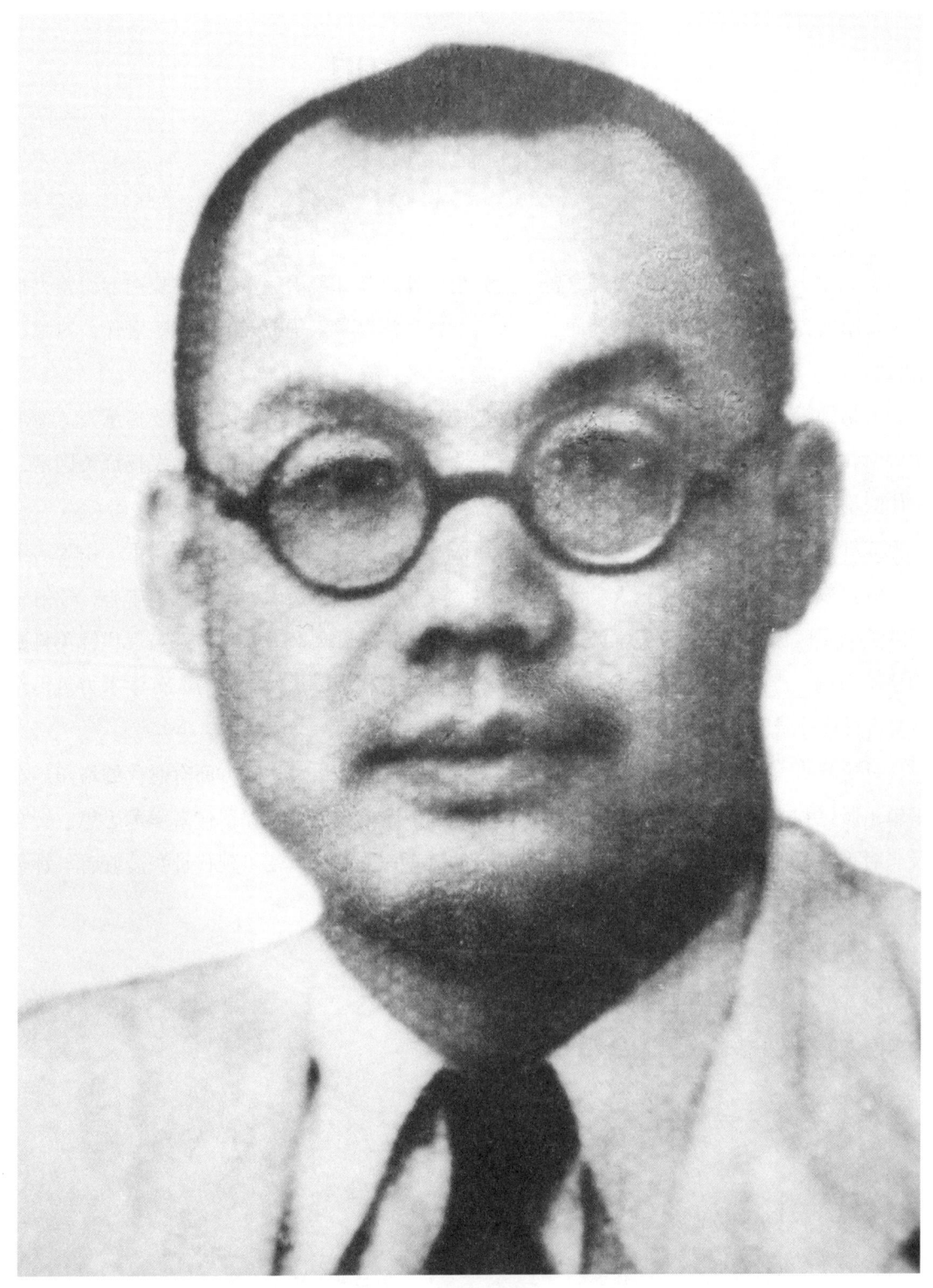

曾天治医生

# 出 版 说 明

本书脱胎于民国时期著名针灸医家曾天治先生的《科学针灸治疗学》，主要内容由曾天治先生之子曾睛明先生根据家传书稿整理而成。《科学针灸治疗学》是曾天治的代表著作，对澄江针灸学派的传承与发展颇有裨益。

曾天治师承承淡安、张俊义等针灸大家，是澄江针灸学派在岭南地区的主要传承人。他汇通中西医学，悬壶于两广等地，活人无数，并著书立说、办学授徒，尽毕生之力发扬针灸国术，颇具一代医学家、针灸教育家风范。

澄江针灸学派是20世纪30年代以来，在中西医冲突、汇通与交流的社会背景下，由著名中医学家、针灸教育家、南京中医药大学首任校长承淡安先生所倡引，以苏南地区为中心，辐射全国乃至欧美的中医流派。澄江针灸学派是现代针灸学科体系、针灸高等教育体系与现代针灸科研体系的奠基力量。澄江针灸学派至今在全国乃至海外都有着相当广泛的影响力，其学术力量仍然活跃在海内外医疗与教育机构。

《针灸寻真》原书成书于民国时期，因此在字词文法、术语表达等方面有时代的烙印。本书在编辑出版过程中，本着文通字顺、与时俱进的原则，在尊重原著，保留作者学术思想、行文风格及当时表达习惯的基础上，对原文进行了适当的订正、删改，以便于现代针灸爱好者、针灸医师能够更容易地阅读这部民国时期的针灸经典著作。

# 自　序
## ——我研究针灸的原因和方法及推广步骤

> 鸳鸯绣出任君看，且把金针度与人。
>
> ——题记

我会做起医师来，在广州、香港、桂林、重庆挂牌行医，十年内治愈沉疴痼疾二百余种，治愈病人数万名，为我所意料不到的。由医中西医医不愈的病，进而中西医师、精神医师，而且是国内外顶有名的中西医师、大学教授、医学博士，竟执弟子礼从我学医，更是我所梦想不到的。我怎会学起医来呢！我在乐育中学毕业后，曾入李朗神道学校肄业四年，研究期满，曾充任外国人教师、小学教员、日报编辑、教会干事，主编教会月报周刊六七年，改任中学教师亦三四年。在此教学期间，不幸长子患了脑膜炎病，屡治不愈死了；次子患了赤痢，屡治不愈又死了；慈母患了腹水，屡治不愈又死了；内子患了肠胃病入医院留医五天，验血、验脊髓液、验大小便，一验再验，验不出患什么病，改入第二间医院住了四十五天，幸庆安全。自己患内痔，每便流血，迁延了十余年，无法根治，深感疾病重重压迫，差不多受不起了！又以现代医药如此低能，治疗如此缓慢，常欲研究超常的疗法、快捷的医术，以拯救众生，挽救垂危。适阅《上海日报》，见有传授针灸者（时在佛山华英女子中学），我乃函索简章及治验报告各一册，知道针灸治效非常显著，适可补现代医疗之所不逮，乃购备针灸书数种，从头到尾看下去。感觉这些著作极少理论，未说明治愈疾病之所以然。约而言之，可分为三部分。

## 一、经穴

经穴分十二经穴及奇经八脉穴。所谓十二经穴，即手太阴肺经十一穴、手少阴心经九穴、手厥阴心包经九穴、手阳明大肠经二十穴、手太阳小肠经十九穴、手少阳三焦经二十三穴、足太阴脾经二十一穴、足少阴肾经二十七穴、足厥阴肝经十四穴、足阳明胃经四十五穴、足太阳膀胱经六十七穴、足少阳胆经四十四穴是也。所谓奇经八脉穴，即一督脉二十七穴、二任脉二十四穴、三阳跷脉二十穴、四阴跷脉四穴、五阳维脉三十二穴、六阴维脉十四穴、七冲脉二十二穴，八带脉六穴。此外尚有经外奇穴凡百数十个，每穴又有二三名称至五六名称者，记忆颇不易，简直有点头痛。乃先从穴名着手，先记忆一经一经之穴名，次及其他，为便以记忆计，乃购备空白卡片数百张，先抄穴名于上，尽心力记忆之，迨能够背念倒念都无误，乃进而记忆经穴之位置，乃抄每穴之位置于卡片上，且参考经穴之插图，及几种经穴挂图。可惜经穴图与经穴文字不相符，此种图与那种图又歧异，著经穴文者未写出经穴正确之标准所在，自然不知道何者为对，何者为不对。乃购得格氏系统解剖学、局部解剖学、神经解剖学，看看经穴内藏有什么东西，为什么刺该处能够治愈病症。经过长期研究后，乃知道经穴内有神经、血管、骨骼、肌肉、淋巴管等。据日常经验，刺激神经会感痛、感麻、感酸，能起反应，针灸当是刺激神经无疑，乃注意神经之径路，所有经穴以近神经径路为是。于是经穴之位置问题，迎刃而解——经穴位置文字认为入脑时，乃随时抽卡片之一张，看看背念得无误否，错了便再念熟之，至完全无误为止。

其次研究主治。即该经穴能治何病，等于药物学。以所开列的凌乱不堪，未有条理，颇费精神记忆。我乃取古人的治疗歌诀，列为一表（每穴能治何病），又把时贤治验列为一表，见该穴之治效一再相同者，乃用红铅笔圈记之，记忆之，未见有人用过者，暂且放弃不谈。

再其次研究疗法。针若干分，灸若干壮，留几呼，这怎能入脑无误？乃完全不注意之。至禁针禁灸，不记忆入脑恐施术时误事，亦有禁针禁灸歌可读，并不感什么困难。

这样研究下去，至读熟十二经及奇经八脉各穴时，乃请内子来试点穴，各经穴之位置都无错误了，以指甲爪之，都感酸麻了，经穴可算了解了，乃进而研究治疗技术。

## 二、治疗技术

治疗技术真简单得可怜，只有针之种类、针之制造、补泻迎随四种手法。此四种手法写得玄妙到不可领会，且与理论上通不过去，因而暂置不学。唯是时知识欲非常炽盛，曾买了好几本生理学、病理学方面的书细心玩索，只见生理卫生教材上写道：

"打针之效果：

一、兴奋作用。针刺激神经，直接或反射地兴奋其机能，且扩张血管，增加该部之血量，促进营养，使衰弱之作用旺盛。

二、沉静作用。知觉神经受针之强刺激，而停止反射作用，或刺激稍久，使神经疲惫，或刺激静止神经，而增高其机能。俾所发之脏器作用停止。

三、诱导作用。以针刺激皮肤，反射地扩张血管，而血液流集，以诱导他部之血液。"

读到此乃恍然大悟，针是刺激神经，使他起反应——作用，而使疾病获愈者。可是如何施术方能使病者起"兴奋""沉静""诱导"作用呢？不可得而知，待治病时留心考究罢。

## 三、疾病研究

一般针灸书，写了经穴、少许手法，便算完卷。也有述出少许症候下，开列应用之经穴者，任由学者自行应用之。这使不少学者因尝试治疗失败而丢弃针灸，且说针灸没有用，或针刺未能入肉，欲尝试而不可得。天治欲考究针灸能治若干种病，何种病唯针灸方有办法，所以起首治病即印备三十二开大的治疗记录若干册，初每日每人用一张，嗣因人多来医，次数又多，难以收藏，乃改为十六开大纸，每张可记治疗十二次，把病人之姓名、年龄、性别、职业、住址、介绍人、症候、脉象、体温、每次所取之经穴、所用之技术、所收之效果、所收之费用一一记入，末列出共治疗若干次、共收若干元、结果如何等，用备考查。首次来医者为一痴呆病人，病发作时不说话、不睡觉，吃东西时两眼固定，枯坐如菩萨，经有八年之久，经中西名医治疗甚久未获痊愈者。余因初次试针，甚感兴趣，刺一次后即见功效，刺四次后根本痊愈，病者之父母与自己快慰非常。除已录入治疗记事册外，另取一张纸，把是病之一切录入，迨第二个痴呆病者来医，亦按是法治疗，又获痊愈，则确定是种疗法为可靠，叫后之学者仿治之，并报告其治效。倘第二次未验，则考究其所以然，而假定第二种疗法试治之，再治而验，亦叫后之学者仿治之，并报告其治验。每种病都如是办理。

第二次有患咳嗽痰多者来医，余按《针灸大成》所开之经穴为之治疗，施术二次功效未见。于是我取几本内科书，参考咳嗽究属何病，乃知喉炎、气管炎、肺痨等均有是症，此外尚有其他独有的症候。乃取三张纸，各录一病整个之症候，继查解剖学，了解各病灶之结构，再查生理学，明各病灶之正常作用；又查病理学，明各病之病理，参考各内科书之症候，知有详有略，乃取各书之所长，撮入纸上，与来治之病人之症候相比对。又查诊断、鉴别诊断两项，知各病有何特有之症候、有何共有之症候，易于诊断疾病无误。于是知来医之病人实为气管炎，昨日所取之经穴实治喉炎者，宜其不效也。乃取影响到气管之经穴针刺之，施术二次，即获治愈。吾于是知医者先要诊断病症无误，所取之经穴，尤须适应该病症也。不久有喉炎、肺痨病者来医，因日前已认真考究一番，辨病不感什么困难，乃按各病灶之经穴施治，若干次后乃愈，于是余有四种疾病之记录，治愈四种疾病了。各种疾病都如是研究之。

至此，我对内科、外科、妇科、儿科、皮肤花柳科、眼耳鼻喉科、产科等极感兴趣，陆续买了千数百元书籍，偶有余暇，则取而研究之。久之病人之来医者亦众，有手脚颤动者、面跳动者、腹内跳动者、头向左倾者等等来医，自己当时实未明所患何病，施术后待病人去后，立取医书研究之，如未见有载，则到书局去，直到找得为止，则不计代价，即买来看，倘仍未得则寄款到上海去购置之。因为做医师不识疾病之实在情形，实属可耻之事也。病查明后，乃看针灸书有无成案可稽，有则照前人之治法试治之，观其收效如何，倘不见效，则假定一种疗法试治之，试治而验则记录入册，不验又考究经穴与手法，施与第三种假定疗法，倘获治愈，第二个病人来医时看否再验，一再而验，方用以传授后之学者。

又余常闻人言，针灸失传久矣。真失传么，待我找回来。故凡与人谈及针灸时，有说尝见某病人患何病刺何处即获治愈者，必取纸记录之，中医书有论及针灸治疗者，亦摘录出试用之，日后遇见该种病人来医则照治疗，试治一再而验，亦用以传授从余研究针灸者。

这样地研究疾病、治疗疾病，七年内核计已有一百七十多种，病人数万名，乃把治疗之经穴，汇为一表，因发觉好些经穴全未用过，再把时人治验亦汇为一表，也不相上下，故余第三次编经穴文时，即把从未用过者淘汰之。常用而有效者方选出来，以减少学者研究之困难，而易收治疗之效。

当余治病时偶有刺针不感酸麻者，后变换姿势，即酸麻甚。又尝刺风市穴，病人感酸麻时，大腿不知不觉上举，针乃屈曲。于是注意取穴姿势，考究如何方刺得对经穴，不致动摇，免去危险。经长久试用感觉最妥当者，笔记之，编入经穴文疗法之下，又请人各摄影制版印入经穴文后，使学者按照取穴，易得正确，而收速效。

刺对经穴后，病人之感觉常有不同，有感胀者、有感酸者、有感麻者、有感如触电者，其动向有向上者、有向下者，必笔记之，一再相同，亦写入经穴文疗法之下，看看学者刺针是否相同，抑有何特异之处。

尤要者为刺针入穴后发生之功效，常取与经穴文之主治相印证，同者用红铅笔圈点之，未见载者，另纸记录之，于是发觉某脏器疾病可应用何数经穴，虽古今人未有论述，也会运用之以治愈疾病。

一次，一名西医夫人请余看一针灸家治病，据称其丈夫惯患脚肿，继之腹部亦肿，往常服一二剂西药即消肿，惜此次此法不灵。闻鲁君谓针灸医最会治肿胀，并介绍吴先生治疗，惜施术二次，功效全无，今日特请吴先生到舍下施术，而请先生批评其得失，我想此亦难得之机会，乃与同往。则见病人脚肿甚，腹亦胀，小便短少，起坐不便，吴先生用五分长小针刺一二分深，虽刺穴十余个，病者全无感觉。吴先生去后，主妇请余批评，我谓针灸有许多派别，我与吴先生派别不同。据余之见解，针须刺对经穴内之神经，使它起反应，能够利小便，则水肿自消，吴先生之针太短，刺神经不着，宜其不效也。其后数天改请余治疗，余用寸半粗针刺病人之小腿，病人感酸麻，针口有水流出，小便果见长，施术六次病果根治。吾于是留心针之长短的用法，日积月累，得了许多原则，乃编入针术总讲内，及经穴文疗法项下，以告后之学者。

一次，某病人来医，先要看余所用金针之大小。据称某金针家之针，大如铅笔，一见即令人怕，不敢求针。因见余之针不大，乃求余施术。吾于是对金针之大小之利害再三考究，也得了许多见解。

一学生为某病人治牙痛，一刺即止，但十五分钟后又痛，不能解决，特来求教。余以病者病已八年，针治之时间应长久些，乃为之施术，止痛后尚继续用雀啄术，果一次而愈。吾于是悟出经穴文"留几呼"三字实有作用，留心考究何病刺针应快抑应久，也得了许多原则。

一次，惠州梁季平营长请余往惠州治病，某士兵患胃痉挛病已一夜，两手按腹部随地转，我见有二十七八士卒在观看施术，初次在惠州治病须有惊人之成绩，方有生意，乃取寸半针，摸得足三里穴施以极适应之刺激力，针一刺入，痉挛立止，见者叹为神技，病者因而源源而来。其后每治病都留心刺激力之大小，也得了许多原则。

一人患脚肿，请某针灸家施术，只为之刺一穴，施术五次，功效全无，而求治于余。余谓一张桌子最少三只脚，最妙四只脚，你的脚肿病亦须刺四五穴，方有功效，乃为之刺四五穴，果治五次而愈。以后每治病必考究该病要取若干经穴，日子久了，也得了许多原则。

某病人来医病，至则问针有无消毒，盖见某针灸家把针在鞋底下一擦，即放入口内含温，随即为人治病，拔针后乌黑血所染之针又放入口内使净，令人不寒而栗。我谓这是没有读微生物与细菌学、消毒学之过，但我有办法消毒，每用针每穴都消毒，施术后必不致染毒。随即把针消毒，病人欣然就医，直至痊愈为止。我为欲说明针灸治疗之原理，差不多无医书不读。读到病理学、药治学、药物学、药理学，得了许多新知识。见药物学有主要药、次要药、赋形药、矫味药等，中药也有君、臣、佐、使之别，针灸之经穴为什么不分主要经穴与次要经穴，使学者了解，知所先后呢？以故治病时，留心考究该病何为主要经穴，何为次要经穴，日子久了，也分得很清楚。

一次，有喉痛病人来医，称某针灸家为之刺少商穴两次不感有效，问余何故。余问他刺何处？则指拇指甲前二分处，余谓少商穴不在该处，而在拇指侧后一二分处，为之施术一次，喉痛即止。一次，一名针灸家拟与余合作，乃先考究经穴之异同，知他有四五穴与余完全不同者，余谓余取穴以有功效为准则，刺某处不见效，刺此处则其应如响，虽与古人取穴不相同，也不关要紧，最要紧者刺入经穴能收治效也。某君亦以为然。

这样地考究经穴、考究手法、考究疾病，十年来积了片段经验，计起记录纸张，凡五六百页，乃作一结论曰：诊断疾病须极正确，不要弄错，且宜选用适合该病之正确经穴。施以恰到好处之手法，勿太过与不及，能够如此，病必霍然愈。嗣按经穴、手法、疾病，分类叙述，而编入新编的《科学针灸治疗学》内，公开传授。这有学者看得出来么？曰有。汕头针灸专家李简青医师便是其中之一人，其加入函授班时来函云："天治先生：承赐章程敬悉一切，函授教本样本胃痉挛一篇，原原本本条分缕析，国内教针灸者多矣，能如先生以科学为经、以经验为纬以之传授者，实不可多得。鄙人对于斯术，于民国二十三年即从敝邑某氏学，唯某氏实学有限，年余仅得其门径，嗣乃加入无锡针灸学社继续研究。唯二次研究结果，仅知某症可用某某等穴，至某穴为主要、某穴为次要，则须俟临床上之体会，故治病成绩有效者、有不效者，影响社会信仰，自不待言。今先生以临床上之经验，编入讲义，相信得斯篇而研究之，治疗上必收事半功倍之效，因决计加入函授，以接受先生临床上明确之治验……"

其次为广西柳州陆地测量局莫芬楠君，莫君从某针灸家研究针灸凡三年，以教授者对针灸手法说得玄之又玄，不可穷究，毕业后未敢用针为人治疗，因闻加入本院（指曾天治先生创办的科学针灸医学院）研究针灸两个月内治愈二十七人的榴江中医梁品式介绍，乃到桂林来加入本院函授班，把对于针灸的一切疑难问题，请求指教，并请指示正确之经穴所在，回柳州后不二星期，即为同事友朋治愈十数种疾病。此次余来重庆，道经柳州，莫君对我说："大著《科学针灸治疗学》的最值钱者，即按所列的办法为人治病，病即霍然愈，末附验方卫生法亦极名贵，由此以知先生编著是书，真费心血精神不少……"

阅者看到这里或会发生疑问，通常的医师治病不过二三十种，日可治二三百名，先生开业十周年，怎能得二百余种病人来医，治病治得如此复杂呢？为解答这个疑问，我要把我的推行步骤分述如下：

第一，在广州治病之初，与人谈及针灸时，除多读古书者外，十之有九莫明其妙。"针"字多不认识，"灸"字读作"炙"字。是时下午五时后有暇，乃列出一己所相知的友朋亲属，挨次探访之，谈天时极易谈到针灸，谈到针灸擅医何病、针灸治病的所以然，暗示他们介绍些人来医。顽固病是到处都有的，他们为欲解决亲友的痛苦，乃有介绍人来试治者。余尽心力为之治疗，免负友朋所托，又病者信仰在先，忍耐来医数次，十九都获治愈。故余第二次与友朋相见，便报告我近日的治验报告了。倘某病被治者只有一人，我只得照说，倘有许多例，我便说患病最久者、到了极危险的地步者、有名誉有地位者，以表彰针灸之效能，令大众信仰。初治病时的病人由人介绍来治者占十之九啊。（印备一种单张，分赠友朋，俾介绍病人来医时，可按住址来医。）

第二，病人来医时诊断为何病后，我必说明针灸能治愈该病的所以然，虽费一时半时不惜。盖感觉病人不明了针灸之治疗原理，必不会坚信，必不会忍耐来医。说到病人信仰佩服了，治病方易收效。此外有问必答，不计较诊费手法费多少，任由病人自动地交来。尽心力为病人治疗，俾得早日获愈，使感来医病甚经济。倘病人已感有效时，乃送他小传单若干张，以便介绍人来医。因余如此看待病者，不少人由医病进而变为朋友或学生，为我介绍病人不少。来医之病人乃日渐增多。

第三，在广州医病时我定每日十二时至十三时赠医痛症，不收手法费，只收挂号费四角。其目的在解除大众痛苦，给学生见习。因为痛症痛得凄惨，且病人众多，平均每日来医者二三十人。我用几分钟的工夫两个仙（两分钱）的本钱，即治愈一人，何等快慰？金钊济世，目的已达。

一次到惠州治病，见大多数人穷苦不堪，我贴二三十张告白，写明赠医痛症三天，立即见效，分文不受。因痛症病人众多，病者源源而来，弄到余吃饭饮茶都没空。三天后改收手法费一元，病者以针灸的确有效，又三五次即可根治，仍甚经济，来医者不减前三日，余之治疗成绩固甚可观，即收入也不少。

第四，在广州领得开业执照时，我选择销售最多的四五间日报刊登长期告白，文字简明富有刺激力，且空一天即更换之，有时把最擅医的疾病刊出，有时又把擅医之病分消化器、呼吸器、生殖器、妇科、儿科等刊出，俾众周知，阅报者因见余长期刊载，余之姓名住址印入眼睑，患病时便会找余医治。

在香港治病时，以日报馆凡四五十间，又每种报纸都出二三张纸，乃择最有价值的日报、最多知识阶级商家看的日报、广告费又最贵的日报，刊登长期告白，以香港太西洋化，曾把针灸的治疗原理刊出，又把余打破世界治疗纪录的惊人成绩，擅医之消化器、神经系统、泌尿器、传染病等的治验报告刊出，每次占四五十寸阔，末附标语："凡患药石无灵之疾病人请到我这里来！"以余之告白切切实实，与人不同，凡看日报者都可看见，且注意及之。因有许多人来问病，也有在千里外写信来问病者，我据理答复，曾吸引了不少人来医。又人的心理以为常刊告白者医务必甚旺，不甚旺怎能出偌大告白费连刊三五年久？因此求医者日众，虽月支告白费占总支数三分之一，也有钱支付，不致拖欠。

第五，到香港之初，曾集资创办《针灸医刊》，初到香港事务不多，大有时间为医刊撰稿，以各篇文字都有学术价值，曾吸引了不少人到所问病求医。

第六，我为发扬针灸医术起见，曾作了不少文稿投登中西医刊，初以为此与医务无甚关系，不过想引起人们注意针灸而已。可是我与病人谈及何以会来找我医病时，有时会发现由某医师介绍，某医师所以介绍者，因见余在某杂志曾发表医该病的文稿，称余认病正确，手法精到，当能把该病治愈云云者。也有谓曾读拙作某篇，因而不远千里而来求教者。意外的收获，常鼓励我不断努力也。

第七，我治愈四十种病时，曾在治疗记录册内摘出各病之一例，写出病人之姓名、住址、性别、年龄、病名、症候、治疗次数、治效如何、介绍人等，刊为《针灸治疗实验集》小册子，分赠病人及各界人士，治疗二周年治愈一百零八种病时亦然。且卷首加入针灸治疗疑难问题之解答，刊印五千册分赠各界人士，阅者以该刊所载的切切实实，按地址访问又无捏造，也吸引不少病人来医。

第八，在香港行医时，到所问针灸能医何病、针灸的治疗原理者甚众，为欲阅者彻底了解、减少解答之麻烦，曾刊印极美术的《求医指南》万册，赠送问病者，该刊内载论文有：就医前应考虑的事、我这样看待就医者、你的病为什么久医不愈、中国针术与内分泌、灸疗法的功用、针灸治疗各种疑问之解答。记事的有：曾天治打破世界治疗纪录的惊人成绩，精医之神经系病、传染病、消化器病、泌尿器病、妇科病，因病请求曾天治医师医病进而研究针灸者，各治验记录之刊载香港各大日报、晚报稿之编制电版凡十六页，曾天治针灸治愈一百八十种病名录等，也吸引不少病人来医。

第九，在广州时曾担任光汉中医专科学校及汉兴国医学校针灸科教师数年，自己又办科学针灸医学院，学者共数百人，这数百学生中有不少亲友患顽固病者，医到群医束手时，他们便会问我针灸医有没有办法，或他们治疗甚久，不甚见效时也会请我帮他的忙，因而到我医所求医者，也增加了不少数目。

第十，每个医师都有不愿医治的病人、不能治愈的病症，想这些病人获愈，最好的办法是介绍到同业那里去治疗。因此便有同事及同业同我会谈，互相介绍病人医治，而且医生家中常有不少病人呻吟床笫，医师为欲解除家人痛苦，也会想到针灸治疗，请我治疗。据余治疗记录所载，我曾到医院医务所去治病，医医师本人或其家人，不下百零几家，病人计凡三百余名，故我感觉针灸医的地盘最广阔，服务的场所最普遍啊。

末了，我有一个兄弟，操西医业，他介绍好几个病人给我治疗，收效很快时，他极感兴趣地取我的针灸书研究之，手不释卷。嗣介绍来医者，施术数次尚未见效，他便怀疑针灸不再继续研究了，故几次研究针灸都不能成功。我和他恰恰相反，某种疾病一而再再而三施治而效者，我暂把它放下，进而研究未治过的疾病。倘治病不见效时，我便用全副精神，极感兴趣地去考究：

（1）诊症有无错误？即取所列之症候与医书相比对，直至认识清楚病症为止。

（2）所取之经穴，能否达到病灶？经穴数目够不够？何为主要？何为次要？亦弄到清楚为止。

（3）所施之刺激力之强弱、大小、久暂、深浅等有无太过与不及？针治时间对不对？抑或次数未够？

遂假定一种疗法去应付该病，迨一再而验方停止研究。故我能治愈的病日见增多，能医人所不能医的病。兹请问阅者我这样研究针灸、这样治疗疾病对不对？此外尚有何更完善的方法？倘你认此办法可行，对针灸又感兴趣，便照此办法行罢。住在我们四周的顽固病人不可屈指数，危险疾病失治致死者非常之多，愿大家动一动恻隐之心，为大众做一点事，研究救人的医术，找机会救人去——鞠躬尽瘁，死而后已。民族前途幸甚，社会国家幸甚！

曾天治

民国三十一年（1942）三月十二日写于重庆诊疗所

# 代前言

# 鸳鸯绣出任君看，且把金针度与人

——民国时期针灸医家曾天治及其《科学针灸治疗学》

## 一、曾天治其人

曾天治先生，广东五华人，民国时期著名针灸医家。其人聪明颖慧，博学多才。中学毕业后，就读于李朗神道学校，四年研习期满，曾任外国人教师，并先后从事小学教员、日报编辑、教会干事、中学教师等职业。如此十余年后，竟发奋研究针灸医道，苦学成才，悟道高远，悬壶于广州、香港、桂林、重庆，十年之内治愈沉疴痼疾二百余种，治愈病人数万名，且广收门徒，函授心得，著书立说，尽毕生之力于针灸事业的发扬、光大。

曾先生生活于民国时期。那时政治腐败、时局动荡，劳动人民生活艰辛，西方列强耀武扬威。随着西方武力的入侵，西方文化也传到了中国。当时不少仁人志士兴洋务、办教育，试图从来自西方的冲击中吸取某些能使中国走向富强的东西。生长于殷足世家的曾先生自幼接受西方教育，在教会中倍受西方文化熏陶，并在这种亲英、亲美的氛围中度过了少年和青年时期。但是，人到中年，随着对社会认识的逐渐深刻，随着人生阅历的不断丰富，曾先生对自己的救国救民观发生了疑问。他从一个非常西化的环境跳到一个非常传统的环境，对中华传统医学产生了浓厚的兴趣，并矢志不渝献身于此。从中，曾先生找到了拯救民众的方法，凭着一根针，悬壶济世，走遍半个中国，起沉疴、愈痼疾，名扬八方。

众所周知，清朝末年，针灸学即因"非奉君所宜"而被迫从太医院撤销，从此进入其发展低谷。民国时期，尤其是在西方文化的冲击下，针灸学的发展不仅停滞不前，而且还在迅速地凋零、萎缩。曾先生身体力行，倡国术之道，兴传统之理，不仅自己深研精钻，还广收门徒，大扬针灸医理。在针灸发展的低潮时，曾先生这种科学创新之举，无疑具有相当深远的历史意义。

曾先生师从传统，但又能中西结合。他在力行国术的同时，还埋头苦读人体解剖学、生理学、病理学等西医经典，并且理论结合实践，在治病过程中不断总结经验。于是，曾先生综合传统医学、西方医学和自身实践于一体，逐渐形成了自己的风格，著有《科学针灸治疗学》一书，刊行于世，广受推崇。

曾先生名噪一方，当时全国各大报刊均有盛赞。如《上海新医药刊》："……极佩有学者风，态度公正允明，更与时下宣传传授针灸学之人所发言论有泾渭之别……"再如《中医与科学》著者谭次仲评曰："曾君天治研究针灸之学有年，尽得其活人奥秘，复能潜心解剖、生理、病理诸科，籍以阐发针灸之真理……"

## 二、《科学针灸治疗学》其书

《科学针灸治疗学》是曾天治先生研究针灸医术的代表作，是其学术思想的一次大规模的总结。曾先生行医十余年后，集其心得，写成此书，首次于民国二十九年（1940）四月在香港刊行，民国三十三年（1944）九月在重庆再次增订刊行，广为流传。

《科学针灸治疗学》分为上、中、下三部，包括自序、扎针之效果、常用而有效的经穴、针术总讲、灸术总讲和疾病总论等六大部分。自序中曾先生简要叙述了他学医、行医的经过和心得；扎针之效果则是用解剖、生理和病理的观点来阐释针灸的机理；常用而有效的经穴记载了曾先生经过反复实践、认真筛选后确认有效的160个穴位；针术总讲和灸术总讲论述了曾先生自成一体、风格独到的针法、灸法；疾病总论则涵盖了呼吸、传染、循环、神经、消化、泌尿、生殖、内分泌、运动以及妇科、产科、儿科、外科、眼科、耳科、皮肤科，乃至花柳、维生素缺乏、新陈代谢障碍等各类曾先生治疗有效的疾病205种。该书篇幅较长，内容丰富，见解独特，对于针灸学的学习、研究颇有帮助。

由于曾先生从事过编辑和教育工作，因此该书的文字功底相当深厚。全书以经穴、治法为经，以经验、心得为纬，两者交织，浑然一体，并且文字简朴、洗练，内容详略得当，条分缕析，深入浅出，易读易懂。

《科学针灸治疗学》成书于针灸学发展的低潮时期，刊行于西医学盛行的蓬勃日子，所以显得尤其珍贵。纵观全书，其特色可大致概括如下：

（1）提倡中西医结合，拿现代医学理论发展针灸学。曾先生从学习针灸国术时起，就广泛参照人体解剖学、生理学、病理学等西方医学经典，借鉴其方法掌握腧穴的定位、功效和主治，在分析针灸治病的原理时，曾先生用了大量的篇幅，并引用当时国内、国外（如日本某医学博士）的评论文章，从"荷尔蒙"（内分泌）等角度认识针灸的机理，还详细阐述了针灸的"兴奋""沉静""诱导"作用，论述了针灸对血管、脉搏、血压、呼吸、肠运动、胆汁分泌、肌肉收缩以及新陈代谢等等方面的影响和作用，这些论述不仅在当时，就是对现在的针灸原理研究都有着深远的指导意义。曾先生在讲述针灸的治疗时，全部使用西方医学的病名，参照其诊断、鉴别诊断，并借用其疗效判定标准。而且，该书之书名冠以"科学"两字，就可窥曾先生心态之一，借鉴西方医学的这些知识，目的全在于发展传统国术，力求使针灸学更上一层楼。

（2）注重实践，以临床疗效甄别学问真伪。曾先生的学问，主要靠自学得来，故其对书籍阅读颇多，初时对其中的矛盾之处茫然无措，及后，联系临床，才找到检验真理的标准。曾先生学医志向高远，意欲为民众解除疾苦，故非常重视临床疗效，每每仔细观察、认真对比，有了确实可靠的结果之后，方才写进书内。因此，书中活人之术全部来自临床实践，取穴之法全部来自临床实践，对某些学术弊端的抨击也全部来自临床实践。

（3）普及教育，以期光大传统医术。《科学针灸治疗学》可以说既是一本针灸学总结、一本行医经验集录，也可以说是一本针灸教材、学习教参。书中详细记叙了曾先生中年以后的学医经过，阐述其学医志向，总结其学习心得，交代其学习方法。尤其可贵的是曾先生在书中仔细地介绍了学习时应读什么书、哪个出版社出的、价值多少钱等，又详细说明自己是如何对照研究、学习旁人长处、从实践中提炼真金的，并且引用了一些门徒的体会和感想，其倾心教诲后学之情淳淳然跃于字里行间。而且，曾先生除了传授医理，还注重医德培养，讲究一副为别人服务的热心肠，例如专门有一节讲述"费用"问题，教导医生要同情广大民众，以活人、去病为己任，赚钱、养家为其次，其仁心慈爱溢然纸上。

《科学针灸治疗学》刊行以后，受益者良多。当时，许多著名学者、专家美誉不少，如"先生以生理解剖解释针灸之穴之效用，可谓以科学方法整理吾国旧有之医学者焉"，又如"拜读之下，惊为国内唯一科学化之巨著""针灸古法失传，续绝学者，其为兄台也"。

总之，曾天治先生是民国时期的一位医林奇人，《科学针灸治疗学》是针灸学衰败时期的一部好书。读这部书，似在和曾先生交谈，聆听他的教诲。读时，你会感觉到曾先生是用他拯救民众的热血在写书，用他兢兢业业的实践在写书，用他借鉴他学、严谨治学的态度在写书，用他诲人不倦的精神在写书。

"鸳鸯绣出任君看，且把金针度与人"。这是曾先生写在《科学针灸治疗学》篇首的醒目诗句，表达了曾先生的胸怀和志向。无论从历史的角度，还是从现代的角度，曾先生和他的著作，都值得我们学习和研究。

黄　泳　杨介宾

**注**：本文资料由南方医科大学教务部徐伟民教授提供。徐系曾天治先生外甥，受其影响立志学医，早年毕业于中山医科大学。

**本文作者简介：**

黄泳，女，1967年出生，广西桂林人，医学博士、博士后，南方医科大学主任医师、教授、博士生导师。获得三等功1次，被评为解放军总后勤部优秀教师，获得军队"育才杯"银奖，南方医科大学教学名师。承担了研究生、本科、专科、留学生、成教等不同层次的教学任务，并作为主任医师承担南方医院、南方医科大学中西医结合医院的医疗工作。

　　杨介宾（1929—2007），男，笔名水竹林，四川省金堂县人。出身于中医名门世家，幼承庭训，儒而兼医，早年随父杨术全临证习医，精研医典，深得中医要旨。拜蜀中名医吴棹仙、蒲湘澄门下，系统学习了中医经典理论和历代名家著述，并精研针灸、子午流注和灵龟八法等，尽得二位大师的真传。曾任成都中医药大学针灸临床教研室主任，教授，博士生导师，1991年被国家中医药管理局、人事部遴选为继承老中医药专家学术经验指导教师。享受政府特殊津贴。

# 目　　录

## 第一章　概述　/ 001

第一节　针灸治疗成功之路　/ 001
第二节　本书的读法　/ 002
第三节　针灸治疗的好处　/ 004
第四节　针术总讲　/ 005
　一、开宗明义　/ 005
　二、针之研究　/ 005
　三、针术　/ 007
第五节　灸治总讲　/ 018
　一、灸治之定义　/ 018
　二、艾之研究　/ 018
　三、灸治之种类　/ 019
　四、灸治时极易发现之变化　/ 020
　五、灸治术　/ 021
　六、灸治之适应证　/ 023
　七、灸治之禁忌证　/ 024
　八、灸治之禁忌点　/ 024
　九、灸治之善后　/ 024
　十、灸后调摄法　/ 025
第六节　疾病总论　/ 025
　一、疾病之类别　/ 025
　二、疾病之名称　/ 026
　三、症状（症候）　/ 027
　四、诊断　/ 027

五、预后 / 028

六、经过 / 028

七、转归 / 029

## 第二章 常用而有效的穴位 / 031

### 第一节 经穴总论 / 031

一、经穴之重要 / 031

二、经穴难学之原因 / 031

三、经穴之分类 / 032

四、经穴之记忆法 / 032

五、经穴位置正确之标准 / 033

六、五总穴歌 / 033

### 第二节 经穴各论 / 033

一、头盖部 / 033

二、颜面部 / 037

三、颈部 / 038

四、胸部 / 039

五、腹部 / 039

六、侧腹部 / 043

七、背部 / 044

八、腰部 / 047

九、上肢 / 049

十、下肢 / 057

### 第三节 经外奇穴 / 064

## 第三章 疾病各论 / 069

### 第一节 呼吸系统病 / 069

一、鼻病 / 069

二、副鼻窦病 / 074

三、喉病 / 075

四、气管及支气管 / 079

五、肺脏病 / 084
　　六、肋膜 / 089
第二节　传染病 / 090
第三节　循环器病 / 103
　　一、心脏 / 103
　　二、血管 / 106
　　三、脾脏 / 107
第四节　神经系统病 / 108
　　一、脑髓疾患 / 108
　　二、脑膜疾患 / 115
　　三、脊髓疾患 / 117
　　四、末梢神经疾患 / 122
　　五、血管神经疾患 / 135
　　六、神经系官能疾患 / 138
第五节　妇科病 / 145
　　一、月经病 / 145
　　二、子宫病 / 148
　　三、输卵管疾患 / 152
　　四、卵巢疾患 / 153
第六节　儿科病 / 154
第七节　维生素缺乏病 / 160
第八节　外科病 / 162
第九节　消化器病 / 171
　　一、口腔病 / 171
　　二、咽病 / 172
　　三、腭扁桃体病 / 173
　　四、食管病 / 175
　　五、胃病 / 178
　　六、肠病 / 192
　　七、胰腺病 / 206
　　八、肝与胆病 / 207
　　九、腹膜病 / 213
第十节　泌尿器病 / 214

一、肾脏病 / 215
　　二、膀胱病 / 217
第十一节　生殖器病 / 221
第十二节　花柳病 / 227
第十三节　运动器病 / 233
第十四节　眼疾患 / 236
第十五节　耳疾患 / 238
第十六节　皮肤病 / 240
第十七节　内分泌病 / 243
第十八节　产科病 / 249
第十九节　新陈代谢病 / 251

## 第四章　杂录 / 256

第一节　曾天治针灸治验又五十五种 / 256
第二节　特效灸法六种 / 262
第三节　急救法九种 / 262
第四节　按部取穴法 / 263
第五节　针灸治疗经验谈 / 265
第六节　研究西医之捷径 / 267
第七节　针灸学参考书的介绍 / 268
第八节　编后赘言 / 268

## 附录 / 270

曾天治年谱 / 270
民国时期针灸医家曾天治学习和传授针灸学的方法浅谈 / 272
民国时期广东针灸学家曾天治学术思想简介 / 275
澄江学派对海外针灸学的影响 / 278
原书中的部分配图 / 282

## 后记 / 290

# 第一章 概 述

## 第一节 针灸治疗成功之路

有了丰富的医学知识,仍须有治愈沉疴痼疾的技能——第一,能看出病人患什么病;第二,能找得到正确的经穴、适合该病的经穴;第三,针灸技术又与病人适应,无过与不及之弊。三者俱能达到(缺一不可),方能针到病除。

研究针灸必须达到成功之目的,而欲达到成功之目的,须于下列三大工作痛下功夫。

第一,能看出病人患什么病。

医病好似修整钟表,欲修整钟表必须先明白钟表之一切。故欲治病者,先须研究解剖(疾病之地点)、生理(正常的如何)、病理(何以会病,病况如何),这些都彻底了解,然后病人到来方能看出患什么病、原发病是什么、续发病是什么、病在何脏器、属何系统、其变化如何等。可是旧式针灸书对于这些基础学问,不多注意,多只列出症候一二,写出应用之经穴而已。学者自行研究多莫明奇妙,不知所适从。例如头痛是症候,抑是疾病(不少疾患都有头痛的,头痛之原因为何、头痛之情形如何、如何施术等,俱未见记载)。鄙人有见及此,乃取所有西医书而研究之,觉其分科分系,条分缕析,说理十分明了。自己明白后,对病人解释,极易获人信仰,乃把临床之观感、治疗之经验、选取针灸确能治愈之疾患一百余种编入本书中。多者占六七页,少者亦一二页。唯是字数篇幅一多,阅读颇费时间精神,故学者须各看三四遍。

(1)摘出每病的特殊症候,一唯本病方有的症候,用红铅笔圈出,或另用活页簿录出,记忆之。

(2)与之类似之疾患,相比较研究,摘出其异同之点。

(3)治疗该病之后,再查看一二次,用心记忆之。

(4)购阅商务版之诊断学,用心阅读,记忆之。

能够如此努力,能看出病人患什么病,这是针灸成功的第一步功夫(但能看出是患什么病者，未必会治愈该病）。

第二，能找得正确的经穴、适合该病的经穴。

看出患什么病后，便要想到要用什么经穴。对于经穴：

（1）须记清楚经穴之位置，背念得出，尤需在人身上找得该经穴正确无误（在人身上不能找得正确，背念得出都无用）。

（2）宜选用确能达到该病灶处之经穴，主要、次要的经穴。不能达到该病灶之经穴，刺百数十针都不能生效。

坊间的针灸书，经穴图与经穴文字不符，每种症候下，都列出甚多经穴，究竟何处为正确位置、何处则否，何经穴为特效、重要，何经穴为次要、无效，未见明文列出，学者无标准遵循，无怪研究经穴数年成绩毫无也。鄙人有见及此，乃把治疗之经验，确定经穴正确之位置，指出经穴正确之标准，又按取穴之姿势，摄制经穴图，编入经穴学中。学者须按照指示各点找到每经穴正确之位置（须参照按取穴姿势摄制之经穴图），又记清楚每经穴疗法项下针灸该经穴发生之影响，然后方知道刺对与否；记熟每种疾患应用之主要经穴、次要经穴。

学者确能如此用功，达到目标，这是针灸治疗成功的第二步功夫。

第三，针灸技术又与疾病适应，无过与不及之弊。

看出患什么病、选得适用而正确的经穴，尚须针灸的技术与疾病适应，无过与不及之弊，疾病方能治愈。而一般针灸家不了解此义。一则他们不明白针灸治愈疾病的所以然。因此针灸的刺激力之大小、久暂不会支配。不会支配怎能治愈疾患？二则他们以为照指定之经穴尺寸，针一刺入，便可愈病，而不知须刺对经穴内之神经，刺激力又适合该病，方生功效，自己不明白此义当然不能如意使用，怎能靠撞以治愈疾患？

鄙人有见及此，乃用浅白的文字、具体的叙述，写出针灸的总纲：针术总讲、灸治总讲二篇，卷中每病治疗项下，又再写出治疗的各论，学者记忆入脑、融会贯通之，每逢治病仍须：

（1）按照经穴之标准，先以左手探得正确之位置，然后下针。不先探对，不易刺对啊。

（2）按着疾病之情形，运用思考力、判断力，施以适当之针灸技术，而无过与不及之弊。

能如是随时随地用心为病人设想，保能治愈药石无灵之沉疴痼疾，声誉鹊起也。

# 第二节　本书的读法

（1）本书学者可从头起读至卷末一遍，得其大概，然后再从头起细读，按所指示各点详细研究。

（2）针灸是什么、针灸治疗的价值，学者要记忆清楚，以便对人宣传，俾得各界信仰。

（3）针灸治疗原理，学者须十二分记忆入脑，因为：自己明白针灸治疗的作用，施术时方能使手法与病症适应，方能把疾患治愈；自己彻底了解针灸的作用，方能对求医者说明治愈疾病之所以然，起病人之信仰而继续求医，医务方能发达也。

（4）取穴度量法须记忆清楚，稍有紊乱，则取穴错误，治疗徒然也。

经穴位置正确之标准，为本书所独有，学者须十二分记忆清楚，并依照取穴。不然，自己不知道何为正确、何为不正确，取穴没有标准，治病一定徒然也。

穴名与其位置，须背念得出，在人身上须一觅即得，的确无误。

主治等于药物之功用，极关重要（知道每穴能治何病，明其性质方会变通，能治本书未讲及的疾患），学者如不易入脑，当从疾病各论所列之经穴回索上来，日积月累，不难尽地记忆也。

治疗项下，取穴之姿势（参观经穴图）及针灸发生之影响极关重要，学者要用心记忆，分毫无误，日后治病时须依照取穴，并留心病人发生之感觉是否相同。

禁针禁灸最要记熟，不然，施术时发生错误，为害不少。

针若干分，灸若干壮，不易记忆，可以不记之，针术总讲、灸治总讲有所论及，照所列之原则实施可也。

（5）针术篇幅虽不多，可说段段都极重要，为他书所无者，学者要按照实行。又当治疗发生困难时，尤当细读一遍，当可助你解决疑难。

（6）灸治当彻底了解，按照使用，可免错误。万一以灸治为无关紧要，不加留意，终有一日危害病人。

（7）疾病总论如细读一遍，对于疾病研究所分各项，可减少许多疑问。

（8）疾病各论，学者可一篇一篇研究。

每病先宜认清楚疾病之所在（病灶）。本书多于篇首说明，但未加插图，学者当购备人体解剖图一册，认识清楚，然后研究其他各项。

每病必列出致病之原因，而原因甚多，如记忆力不足，先只记其一二，待医该病前后再查阅之，甚易记忆也。

症候必须记忆清楚，方能诊断是什么病。学者可细看二三次，择其最重要之各点，用红笔圈记，记忆之。或用活页簿抄出，再与其他类似病鉴别（别其异同）。胃溃疡与胃癌之比较研究，便是一个好例。《内科临床演讲》一书中有甚多表列出各病之异同，学者可购置一册。

诊断，指示学者对于该病症须注意之各点，间与他病鉴别者，最宜留意。

经过，述疾病经过情形，亦宜一读。

治疗经过，极关重要，学者宜记熟之，以应付病人问若干次可以治愈。倘自己不能答，或答而不当，必不能令病人信你，必失了许多生意，能够断定确切，又能如期兑现，可保证医务必发达。（请参观治验例中治疗之次数）

预后，亦极关重要，医不愈之病，而说能治愈，治疗甚久，而无成绩，声誉必日劣。治得愈之病，而说不能治，怎能望病人日日加多？故本书特加预后一项，写明药物治疗能否治愈，针灸治疗预后又如何，学者能说明两种医法之预后，忠实地告诉病人，一则可免浪费金钱，耽误病机，再则医者侧重治药物所不能治之病，可补现代医药之不逮也。

治疗之经穴，须分清楚何为主要穴、何为次要穴，记忆清楚，施用时方会使用，而收捷效。

治疗技术，须注意施术时取穴之次序、取穴之姿势、施术时发生之感觉与功效。日后你治某病后，再看本书，看你施术时与本书所述同不同，所不同者为何？应否加多？抑可减少？

疗法下尚多有卫生方法附入，学者记熟之，告之病人，可使疾病速愈。

治疗原理，为各针灸书所无者，内多述及治愈该病之所以然。余所以特创此一项者，盖感觉：第一，医者不明白治愈疾病之所以然，所施之手法必不能适应该病，治病必有效、有不效，没有把握，自己都不明所以然，似不配为医生。第二，能说明所以然，能使病人起信，决心来医，耐心求医，能使求医者日多。故凡来求余医病者，第一日余必说明针灸能治愈该病之所以然，讲到病人信服，虽费一小时光阴不计，其后数天病人如又发生疑问，常继续说明治疗原理，不嫌辞费也。

治验例，示本病曾经治愈有例，学者可以放心为人治病。每例多述出施术后每次收效如何、若干次可愈、治疗期间有何变化等，学者以后治病，情形是否相同？不同之原因为何？当如何解决该疾病呢？

（9）本书有甚多化学名词及西医术语，学者可购备辞源、辞海、新医药辞典等，一遇不明白处，即检查摘出，以求明了，倘无书可查，暂时放置，也无关重要。

## 第三节　针灸治疗的好处

第一，最快好。轻症治疗一两次，顽固病治疗二三十次，多可痊愈。

第二，最经济。省下药费，轻症三五元治疗费，顽固病最多破费百数十元，便可把疾病铲除。

第三，最万能。统理男、妇、小儿、内、外全科，擅医药石无灵之沉疴痼疾。

第四，最安全。绝无中毒，少有流血、危险及恐慌。

第五，最利便。随时随地都可治疗，即请即治，全无窒碍。

第六，最彻底。能把病根铲去，治愈后不致复发。

第七，最省事。不用执药、煎药，不用服药，不要长期请医生治疗。

# 第四节 针术总讲

## 一、开宗明义

针术之能收效，全在医者之针：刺对病人经穴内之神经（即病人感酸麻，如触电般，通上达下），其刺激力又恰到好处（不太过与不及），能使病人之神经起反应，达到兴奋、制止、诱导等作用。倘学者不彻底了解此义，用针不能达到上述目的而效庸医以为针刺入肉，即能事已尽（不计针对神经与否、刺激力之大小），即行拔针，则其治疗必完全无效也。

现在有不少针灸医，其治病也持针疾刺入肉即行拔出，或刺针入肉放置若干分钟，然后拔出，病人有无感觉，未暇计及，以致治疗徒然（完全无效），不咎自己未明针灸之治疗原理（作用），而说针灸无甚功效，诚可哀也。

## 二、针之研究

### （一）针之种类

古人之针分为九种，亦称九式，然多不适用，今日所常用者，只毫针与锋针耳。兹将古之九式说明之：

一曰镵针，头大末锐，主泄头部之热。

二曰员针，身圆而尖，锋如卵圆不锐。

三曰鍉针，其锋如黍粟芒之锐。

四曰锋针，针头三角，用以泄血，一名三棱针。

五曰铍针，其形如剑，用以破脓发溃。

六曰员利针，形如牛尾，圆而且利，用以去暴痹。

七曰毫针，细如毫毛，现在常用之。

八曰长针，较毫针微粗而长。

九曰大针，与长针相似，唯头较圆耳。

### （二）针之制造

针有金针、白金针、银针、钢针、铁针之别，其效用全无轩轾。然金银针柔软，不易刺入，价值又贵，钢针干脆，容易折断（现用法子泡制，不脆，变为绕指柔）是其缺点，最合用者莫如铁针，圆利滑疾，价值又廉。故制针当从古法，以马口衔铁，用机器锻炼之，锤成圆丝而断之，一端磨之尖利，一端绕以铜丝，用时易抓实不滑。煮以药汁，用黄土磨擦光锐即成。煮针之法，先以乌头、巴豆肉各一两，麻黄五钱，木鳖子肉十枚，乌梅五枚，与针同置瓦器内，水煮一日，取出洗净，再用乳香、没药、当归、花芯石各半两，同针再水煮一日，复取出用皂角水洗净，复插入犬肉内同煮一日夜，仍用黄土或瓦屑粉磨至光圆尖利，始可应用矣。

鄙人全年用针之数不多（有时一支针可用两三年），制针又麻烦，故一向在江苏购来应用，从未自制，上海沦陷后乃在香港、广东托人制造，质用钢铁，极坚韧，不会断，可以应用。

### （三）针之选择

我国内地有三四处制针发售，价钱有贵有廉。吾人不自制针，当选择如何之针，方合以用乎？据作者的意见，当注意下列各项：

第一，针尖锐利否。针尖不锐利，则穿皮时病人感疼痛，病人裹足不前，治疗前途大有妨碍，故第一当选择针尖之锐者。

第二，针有韧性否。针之干脆者易折断，刺针时有折断之虞；有韧性者，刺针时病人如有摇动或痉挛者，针不过屈曲，亦不致折断。

第三，针有屈曲损伤否。屈曲损伤者不易刺入经穴，容易折断，针入肉后又不易拔出。

第四，价值如何。太贵者不合经济原则，但价廉者如不合上列第一、二、三项，亦不宜采用，以免误事。

现在所采用之毫针，曾随便取出一支用力挠折，需用力挠折十五六次方能折断，可见其坚韧不易折断，颇堪使用，价值亦不甚昂也。

### （四）针之保存

在内地开设诊所时，至少需购备毫针一二十支，以备应用。针颈瘵时针最易屈曲，屈曲之针只可剪断，不能锤直使用，盖锤直使用，必致折断。未用之针放在一起受潮后，必致牛锈，如何保存方能十全乎？

第一，煎定猪膏，待其凝结，把未用之针放在猪膏内，则不致生锈。但针之铜丝缠绕一端不可放入，放入则用时油腻不易除去（衣车油浸针更妙）。

第二，诊症室用之针放在玻璃瓶类之制器中央（或瓷碟内），下置棉花，上掩绢布，如有生锈，则用幼砂纸擦拭一过，直至完全滑净为止。

出诊用之针，最好置于象牙针筒之内（针用纸包裹，放在衫袋内，针易遗失屈曲），筒盖内车为螺丝样，以免筒盖脱出，致毫针屈曲（用检温器筒或自来水笔管亦可）。针筒内针尖一端，填以药棉二三分，则针尖不致损坏不利。

### （五）针之大小

我国不少针灸师，用自制箸头大之银针，病者一见，非常惧怕，不敢受针。日本之针灸师反是，改用毫毛一半大之针，针了几次方有微效。一为太过，一为不及，俱不适当。兹鄙人选用两种毫针：

第一种如毫毛大，凡皮肤薄之中上人士，及该种病不须用强大刺激力者、刺腹部之经穴等用之。

第二种大于毫毛，凡劳动家皮肤厚者，及该种病须用强刺激力者、该经穴肌肉厚者用之。

第三种为三棱针，凡遇失神不省人事者放血时偶一用之。

针太大或太细，有何不适当乎？

针太大者，入肉时感疼痛，一也；针后见针痕，不雅观，二也；针口大细菌易侵入，三也；针腹部各处，针口大，胃液肠液等渗入腹腔，危险万分，四也；病者惧怕，容易晕针，或不敢请求针治，五也。针太细者，容易屈曲折断，一也；刺激力不足，不能收速效，二也；不易刺入，三也。故针不可太大，亦不可太细，适中乃合。

### （六）针之长短

现在也有不少针灸师，常用四五寸长之大针，亦有只用四五分长之毫针者，亦一为太过，一为不及，适用者一为一英寸（1英寸≈2.54厘米）长，一为一英寸半长，一为二英寸长，三种。

一英寸长者，初用针时，刺肌肉浅薄处之经穴，刺不可深刺处之经穴时用之（如头部、颈部、胸背等处之经穴）。

一英寸半长者，用以针手部、臂部、腹部、腰部等处经穴。

二英寸长者，用以针足部肌肉丰满（或脚肿）之经穴，或须用强大之刺激力时用之。

## 三、针术

### （一）取穴法

学者欲针术到精巧地步，首须用心研究本书经穴中之疗法一项。细味经穴疗法一项，取穴手法有种种不同，此其故何耶？曰不离三种原则：必如是方能针对该经穴中之神经，一也（取得经穴后，即行施针，当嘱病人不要变动其姿势，如病人有变动，则当再找得正确之位置，然后下针，不然，针不对也。至要）。例如针合谷穴，针由上直下，决不能针对神经，但医者与病人对坐，医者用拇指甲掐实，针斜向臂方上行，立感酸麻，极易针对也。针曲池穴，病人伸其肘，极不易针对，但病人屈其肘，拇指掐天突穴，余指扶胸，在肘内骨边直入针，立感酸麻，通上达下，极易针对也。余术类推。医者取穴时须自问：如此下针，能针对神经否？尚有何取穴姿势更易针得对呢？

病者不易动摇，针方不致屈曲折断，二也。例如针风市穴，如病人直立，针至酸麻时，大腿极易上举，针易屈曲，如令病人侧卧，医者左手按实，虽甚酸麻，亦不易动摇也。针昆仑穴，如病人仰卧或坐，而屈其膝，脚跟履地，针至酸麻时，足往往飞起，针易屈曲，如令病人侧卧，医者左手按实，虽甚酸麻亦不易动摇也。余类推。医者下针时，须自问：如此下针，病人不致动摇吧？

不易发生危险，三也。例如针睛明穴，针向鼻梁方面斜入，万无一失者也，针风府、风池穴猛力刺入，刺中延髓，有关生命，但取用短而细之针，慢慢向左或右斜入，感酸麻时即不深刺，万无一失者也。医者下针时，须自问：如此刺针没有危险事件吧？

### （二）针刺法

医者右手拇指、食指持毫针以铜丝缠绕一段，左手拇指之指甲切下针之经穴，探得酸麻处，用力强压使感麻痹，余指则按经穴之上下，勿令摇动（摇动时则制止之），针一到皮肤不要停留，即行刺入，方不感痛。针之刺入方向，有斜入者，例如针合谷、风府、风池、哑门等穴是，有直入者（由上至下），例如针内关、关元、三阴交等穴是。

### （三）消毒法

现在有不少针灸师，不知细菌为何物，亦不讲求卫生，当施针时把针在鞋底一擦，粗纸拭过，即放入口内，待温暖后即行刺入（亦如是教人）。如是施针最少有二弊端：第一，医生如有结核菌、白喉菌，藉针之媒介，可传染一切被治者，病人之一切细菌，亦可传染到医者，如是辗转相传，流弊着实可怕，何等可怜。第二，明白细菌传染之弊之病人，裹足不前，不敢请求施治，直接影响个人营业，间接影响全体同业。故吾人施术前当实行消毒（参观病原微生物及免疫学、消毒学）。

（1）普通病人来治，先命病人洗净手及被针之处，先解开被针之处之衣裤，然后再用酒精（七十份纯酒精加三十份蒸馏水）洗涤医者之手、病人被针之经穴、针及置针之器皿（或用西药石炭酸水亦可），一再洗涤后然后施术。针毕，针次穴时，针与经穴照旧洗涤，针毕，再洗涤，拭干，然后放于置针器内。

（2）凡有传染病病人来治，照以上办法消毒尚不足。针治前后，针须放入注射消毒器内（西药房有卖），加水浸过针五六分深，下置有酒精之药棉，点火燃烧至沸后十数分钟久，用钳取出拭干，再行消毒，方可再针其他病人。倘该病症险恶，则该针只刺该病人，不再刺他人，弃置不用尤妙。

### （四）刺针之多少

现代不少针灸家无论针何病症至少都针三二十针，盖以为多针数针，总有几针对病，而病可痊，可是病者惧怕，而且讨厌。又有些针灸家无论何病只针一二针，不多针一二针，以致治疗不见效。兹查本书有不少病症开列十数经穴，每次治疗一一针治乎？抑加多减少乎？此要留心考虑者也，据作者的经验则有下列各项可资参考：

第一，当看所治何病症。初起之病，可不用多针，久年之顽固病要多刺数针，方能痊愈。例如胃痛初起，针内关、足三里二穴，立即止痛、根治。可是七八年之胃痛，要加刺中脘或内庭等穴方能止痛，且须治疗数次方能断根。

局部病、小病，针一二针可以痊愈，但全身病，或所谓大病，不针十数针不能见效，例如牙痛、肘痛，往往针一穴即得痊愈，癫狂、半身不遂、风瘫，每次非针十数针决不能见效。

第二，看病人之营养状态。身体壮健者，可多针数针，虚弱者，本应多针者，亦要减少（只针主要穴），否则感疲倦、晕针。

第三，看病人之年龄。通常小儿不可多针（因知觉灵敏，少针都见效），壮年与老年，可以多针数针。

第四，看病者之性别。男性比较上可多针数针，女性普通不可针太多。

以上四种要运用思考力，通盘计算，用之妥当，立即见效，否则劳而无功，反生毛病也。

## （五）针在穴内之久暂

经穴中有留几呼者，盖指针入穴内，用种种手法，可留几呼吸久也。针该经穴，照足留几呼乎？抑可早些拔出，或可加留乎？曰留几呼者，古人示其可针如此之久也。用种种手法留几呼久，则刺激力够，而病可愈也（现有不少针灸家，无论针何病症，针入肉后即行拔出）。以记每穴留几呼吸久不易，特改用易记忆、易照行者如下：

第一，男性比较强壮，可久留针，女性不可留太久。

第二，壮年及康健之老人可久留针，小儿知觉灵敏，不可久留针。

第三，健康之病人可久留针，虚弱之病人不可久留。

第四，治痛症病人，针至止痛后，要继续用手法数分钟久，方能痊愈，止痛后即行拔针，往往迟二三分钟久会再痛。

第五，针至病人感疲倦时（要问病人感觉如何）或晕针时（要时时留意被针之病人），应即停止施术，不可再继续下去。

第六，应多针之病人，针了五六针后，或针了一局部后，当休息一下，然后再针他穴。

## （六）刺针不痛法

病者一闻针刺，必以为甚痛楚，多不愿针（曾用针缝衣或钉纽扣，刺着手觉甚痛）。故用针治疗须认真学运针不痛法，使刺针完全无痛，方有人求治，生意方能旺盛。

第一，病者来治时须先说明，平常缝衣刺着手，以指头最痛（谚云十指痛归心），故感觉痛，现在按照经穴位置施针，针又经药煮，又幼细不大，故不感痛，病者经医者解释（如认真怕痛者，医者可以针刺自己手皮，俾知刺针不痛），已减去恐慌心不少，施针时可减去不少痛觉。

第二，医者买一块油石把所有毫针针尖磨得甚尖，只须磨尖针尖，针尖之后不用磨。磨时须转动针尖，使全针尖都可磨到，针甚锐利，运用指力，一刺即入，故病者不感疼痛。

第三，左拇指甲须留长二三分，长些又须剪短以免折断。每逢施针（先消毒），先以左手拇指甲切经穴，找对酸麻处，强力压之，约二三分钟久则病人之神经麻痹甚，拇指甲压实，则针易入，且不感疼痛。入皮后不论针如何深，都不感痛，唯不可刺着骨与筋（腱），刺着骨与腱则剧痛。

第四，清晨、晚间，于寂静之处，无呼喧之地，铺位静坐，行深呼吸二三十分钟。唯须回避迎面之风，腰直胸挺，口闭目垂数息，三者不可缺一。腰直胸挺则身端正、肺张腹满，目垂内视则外物不乱其心，口闭不张则冷气不侵。吸之以鼻，呼之以口，宜徐宜缓，愈缓愈妙，以数计之，心神合一，久久行之，则腹部充实，气力倍增，针虽柔软，有气力刺入则不感痛矣。

第五，取无用之书一厚册，先揭二三页，持二寸长毫针试刺之，如果穿过，则加厚二三纸，再行刺入，又可穿过，则加厚数纸，直至一寸厚之书，而能不须用力刺入，疾行刺过者，则右手拇指、食指指力已足，虽用极幼之毫针，施之人身，都有指力刺入，且不感疼痛也。

学者按上列各法实行，成功时，先试刺自己之足三里穴、三阴交穴，看感疼痛否（无病施针，无妨碍，试尝酸麻之味道如何），如感疼痛，须继续练习，未可与人施术。迨全不感疼痛时始可出而问世，病者方源源而来也。

### （七）刺针之技术

旧式针灸医的手法分补泻迎随四种，其解说甚抽象（《针灸大成》卷五），不易明了，亦不易照行，且理论上讲不通。兹废除不用。改用易明了而切实用的技术数种，学者须彻底明了，烂熟于胸，依照实行，方能收治效也。

第一，单刺术。针尖入穴后，刺对神经，病人感酸麻时，即行拔去，此名单刺术，予病人轻微之刺激力时用之。

第二，旋捻术。针刺入经穴，刺对神经，病人感酸麻时，针向左或向右旋捻，或向左右旋捻，使刺激力强大（针仍针正神经，未离开），此名旋捻术，予病人稍强之刺激力时用之。

第三，雀啄术。针刺入经穴，刺对神经，病人感酸麻时，针提起复插入，提起复插入，如雀之啄饵然，往返几分钟久（参针在穴内之久暂段），此名雀啄术。（针须时时刺对神经。偶有不对，病人不感酸麻即要力谋刺对，使长感酸麻为是。故用是术时须问病人感觉如何，嘱病人不感酸麻时即行告之。）欲病人达"制止""兴奋"目的时应用之。

第四，皮针术。在皮肤上刺针，不刺入肌肉内，此名皮针术。针小儿疾患应用之。

第五，置针术。针入经穴后，刺对神经，病人感酸麻时，针放置不动（病人仍感酸麻，医者手仍持针），凡数分钟久，然后拔出，此名置针术，欲病人之神经达镇静目的（制止兴奋神经）时应用之。

第六，乱刺术。针刺入经穴，病人感酸麻时即行拔出，再就原处刺入，复又拔出，如此频频反复者，此名乱刺术。肌肉丰满处（见骨见腱处不可用）发生炎症时（红肿痛热）应用之。

第七，细振术。针入经穴后，针对神经，病人感酸麻时，针放定不移上移下，术者在针尾处摇动，使针尖亦振动，此名细振术，欲病人扩张之血管、紧张之肌肉收缩时应用之。

以上七种技术，足以发挥针之刺激力，达到"兴奋""制止""诱导"三种目的，唯用时须视病人之年龄、体质、疾病、性别而适宜用之。犹之中西医师，细心决定药物之分量，不可稍稍疏忽也。

### （八）刺针之押手

施针术时左手拇指指甲强压经穴，余指按实其他部位，此称押手。（自己针自己手部不能用押手，故感困难。）押手之任务，约略如下：

第一，用押手强压经穴，毫针方易刺入。（腹部无骨部位，更要押手帮忙。）

第二，用押手方能保持针之固定。

第三，用押手压实，方能使病人感痛时动摇不得，方能刺对经穴，不致折针。

第四，用押手强压，针穿皮时方不感痛苦。

至于压力之大小，须视经穴之位置与病症之如何而定，大抵手指、脚趾等处针之最痛处，知觉锐敏处，最易移动处，要用强刺激时，用强大之压力。炎症、麻木等病，轻轻压定可也。

### （九）刺针之深浅

人有大小肥瘦之别（大抵肥者深刺，瘦者浅刺），每穴应针几分极难一定，幸针术不在刺之深浅，而在刺着经穴内之神经，使之起反应。能刺着神经，病人感酸麻，则已达目的，如不能针着神经，则可提出针若干分（针仍在穴内）或加深些，或偏左偏右刺之，直至病人感酸麻得气为止。

唯须记着头部、颈部、胸部、背部，因脑、延髓、心、肝、脾、肺、肾、胆等重要脏腑所在，不可深刺，针着脑、延髓、五脏等或要发生危险，须十二分注意，至手足肌肉丰满处，不针着骨与腱，针至二三英寸亦无妨碍也。（不少针灸家无此胆量见识，每穴只针一二分深，刺不着神经，故治疗徒然。）

### （十）刺激力之强弱

针入经穴后，针对神经感酸麻时，其刺激力之大小，与疾病之痊愈与否最感关系。犹之中西医师用对症之药，其药量尤宜合适该病也。假如针治适应所患之病，而刺激力太过或不及，则往往不能奏效，或病更加剧（或头晕）。刺激力之标准如何决定乎？据多年之经验，大概如下：

第一，性别。男性可用强大之刺激力，女性要用次等之刺激力。

第二，年龄。壮年、老年可用强大刺激力，小儿要用弱的刺激力。

第三，体质。多血质、脂肪质的人可用强大刺激力，神经质的人要用弱的刺激力。（神经质的人刺激力强大，要晕针或起痉挛。）

第四，营养。壮健者可用强大刺激力，虚弱者要用弱之刺激力。

第五，病症。神经痛、痉挛、麻痹、知觉脱失等病症，应加强大之刺激；肺结核、腺病等宜用轻微刺激，刺激力强大则感疲劳或致失神。

又初受刺针者，当用轻微之刺激力，俟其习惯，则刺激力可渐次强大，学者用针时，应随时体认，记录于纸上，则经验日富，不难得其通例也。

有人问上下相近不远之经穴，治病大抵相同（例如内关与间使），为何只要针指示出之经穴，而不针该经穴上下不远之经穴乎？曰此乃针灸界之大谜，开国至今无人启示。然若明了针灸治疗在乎针灸的刺激，其收效与否在乎刺激力之适合与否，则此问题可迎刃而解也。不观乎打台球者乎，台为长方形，其一方有一漏口，球经人之推敲，以入漏口为胜，不善推敲者乱撞一场，球到漏口旁折回，再撞数次亦不入口。但善打台球者审定推球路径，推球至之一角，球适折向漏口方向，适足入口，无过与不及之弊也。针之刺激力亦然。由甲点刺激，至丙点刺激力适合。但至乙点太过，至丁点不及。刺激力太过，或使病加剧，刺激力不及，病不获愈。循古人经验、自己体认，用针之刺激力，不难达到恰到好处之境也。

## （十一）刺针之时间

针术是以针刺激病人之神经，使他起反应，故病人之神经发生剧变、不安定时，不可即下针，以免病人获受不良影响。例如：

第一，房事后——尤其是新婚后不可即下针。

第二，饮醉后、饭后，不可即下针。（待不醉不饱时下针。）

第三，惊慌恼怒后不可即下针。（待惊慌恼怒过后下针。）

第四，疲倦时不可下针。（不疲倦时下针。）

第五，饥饿、大渴时不可下针。（待不饿不渴后下针。）

第六，病人乘火车三四小时后，不可即下针。（休息一小时后可针。）

第七，行一二十里路来者，不可即下针。（休息三十分钟后可针。）

如果病人能够假以时日，俾得心平气和、神经安定，则以不犯上列各项为是。唯病人虽犯上列各项，但有危险事项临时发生，又非针不能解其危者，则不在此限。例如房事后本不可即针，但房事时脱阳，不即施针不能挽救，则当施针以救危亡也。

## （十二）针治后何时再针

不少顽固病，治疗一次不能痊愈，须针灸二三十次方能根治。针了一次后，何时再来治乎？

曰凡属痛症，针治后即刻止痛，如同日再发，可以再针。针灸之翌日不甚疲倦者，可日日施术。如针后病人感疲倦甚，不能日日受针之酸麻者，隔一日、三日治一次可也。

### （十三）放血

充血性疾患、郁血性疾患、血液停止之危症，以针放少许血液，往往轻者即愈，重者转轻。其手法乃择浅在静脉（蓝色血管）将血液之去路用橡筋结扎，再用手力擦之使血管特别扩张，静脉非常清楚后，用针急速刺入，即急速拔出，其针尖须适达血管前壁内，血自流出，但不可穿过血管后壁，使血液流入组织内，至起静脉瘤。又鲜红色跳动之动脉不可放血，苟或误刺，恐血流不止，发生危险也。

### （十四）针后出血肿痛之处理法

施术时须用全副精神应付，不可刺及骨、筋、血管、脑、延髓、心、肝、脾、肺、肾、胆等重要脏器。刺及筋、骨和血管前后壁，则会痛、肿、流血，令病人惧怕、痛苦。万一不慎，致病人感痛、肿、流血时，医者可按下列之法处理之：

第一，针后发生剧痛时，宜用沸水入热水袋（需先置备）敷痛处，如无热水袋，则用毛巾浸热水敷之，亦可止痛。

第二，针后流血时（以艾绒敷之，可止），急持药棉擦其针口（放针处需备二种棉花，一有酒精者，消毒时用之，一无酒精者，出血时用之），擦若干次后，血即停止。

第三，针穿血管后壁而肿胀时，以1%~2%醋酸矾土水、1%~2%铅糖水、2%~5%食盐水罨包之，肿即消散矣。

### （十五）拔针法

针在经穴内，用刺激力适度后，则须将针拔出，拔出时押手须强压，针慢慢拔出。如果刺处拔针太快，则病人感痛，筋肉收缩，吸住毫针，如再出力拔之，恐有折针之虞。故深刺处针要徐徐拔出，针只入肉一二分时急速拔出可也。拔针后手持药棉（手恐有不洁）在针口纵横圆散按擦，使闭针口。

### （十六）针难出穴之处理法

运针入经穴，有时不易拔出，而欲设法拔出之，则先须明了其原因安在。

第一，针入穴后，刺着腱或骨，病人感疼痛，肌肉发生痉挛、收缩（小心勿刺着腱、骨等可免）将针吸住者，医者当叫病人不要慌，放松被针处，左手拇指甲又在穴之上下左右凡二寸内强切之，使肌肉弛缓，待肌肉弛缓后即慢慢拔出之。

第二，针有缺痕肌肉纤维缠绕难出者（用针时须先注意针有无缺痕，有缺痕者不用），医者当捻动针柄，左右回旋，使肌肉之纤维退离。于左右回旋之中，将针身试向外提，稍用力拔之，针可拔出。

第三，病者感酸麻，姿势移动（取穴时以病者不易移动为妙），针丝屈曲者，当使病人勿动，审定其屈势，固执其针丝之露于皮外者，缓缓用力拔出之，切不可勉强捻动，致针断于内也。

## （十七）折针的处理法

针入经穴而致折针，将由于以下之原因：

第一，针屈曲，锤直后再使用，极易折断。（屈曲之针于屈曲处剪断，磨尖，作短针用，可免折针。）

第二，针体干脆（如缝衣针），刺入不小心，极易折断。（买来之针，须试折一支，观其干脆否，干脆者不用，可免折针。）

第三，取穴不讲求正当姿势，病人感酸麻或痛时动摇，极易折针。（针太溪时如病人端坐，脚跟到地，脚趾不到地，如是施针，针到酸麻时，脚易飞起，针易折断，如令病人侧卧，外踝贴地，左手拇指压实，虽如何酸麻亦不易移动。）

第四，刺入急剧，病人起痉挛强直，亦易折针。（故刺针时不可太急剧）

第五，四肢之肌肉丰满处深刺，又最感酸麻处，用细针刺入亦易折针。（当用粗毫针可免）

折针时不可告知病者，使其惊怖，此时术者宜态度镇静，使病人勿动。一面用较强之押手，在断针之周围用力强压，使针透达皮肤上，然后用钳或手等摘住，静静拔去。若不现于皮肤上拔针困难时，用锋利小刀，照该部割开，至相当处，用钳子取出来可也。

## （十八）晕针之处理法

贫血与神经衰弱之病人，一遇针之强烈刺激，多致引动内脏之交感神经起反射作用，而直奔脑系，因而发生头晕眼花、胸闷欲呕，同时表部之皮下神经弛张，汗腺失其括约，故自汗淋漓、瞳孔放大、体温减低、四肢厥冷、血压降低，心房之搏动因之渐微，不能鼓动血行，全身神经失其作用，人身之知觉与运动废矣，此之谓晕针。发生晕针者，大多来之极速。

预防之法有四：第一，第一次施针，针第一穴时，医者须用左手拇指甲强切经穴，复留心病人之状态。如病人惧怕或痉挛等，针之刺激力当轻微，不可强大。待转习惯，又无晕针，然后刺激力逐渐加强，可免晕针。

第二，切一片姜，叫病人咀嚼之，不可咽下。病人口有姜味，刺激力虽甚强大，亦不致晕针。（不可说明理由致病人惧怕从而晕针。）

第三，不论针何穴，都令病人卧倒，然后施针，可免晕针。

第四，常常晕针者，医者令一人灸百会穴，然后刺针，可不致晕针。

发生晕针时处理之法有二：一为手法治疗，医者在病人之水沟、少商、中冲以指甲强切之，使感疼痛，激动其知觉神经，更饮以热开水以压降神经之反射，或饮之以酒，以助血液之流行，则晕针可得而醒矣。

二曰药治，以有刺激气味之西药（购备）使病人嗅之，以激动病人之神经，晕针亦可得而醒也。

### （十九）针上灸

不少针灸师不直接灸治，而刺针于经穴内，在针尾近铜丝缠绕处围艾绒而燃之。此法于癌肿、深部疾患、灸治力不易达到者，用之有效，盖热力借针而传入深部，既达病灶，且无灸疮之苦。唯针燃红时病人感痛苦不能耐，针燃烧一次则失其韧性，以后刺针时刺入不易，且易挠折也。

### （二十）火针

古人于痈疽发背及无名肿毒，溃脓在内、外面皮面肿，则施行火针法。先以香油蘸针口上（粗针），灯火燃红，按毒上软处刺之，其阔大者则头尾中三处连下三针。然针不可太深，恐伤好肉，亦不可太浅，太浅不能泄脓，适中乃合。针须速拔出，不可久留，脓出以药敷之。

此法颇令人惧怕，遇此等病人，最好用外科刀剖割之，不然用三棱针刺之亦可。

### （二十一）刺针之次序

每一种病应刺之经穴不少，孰为先针，孰为后针乎？据作者之经验大概如下：

第一，古人先针上部之经穴、后针下部之经穴，先针前部之经穴、后针后部之经穴。鄙人不为所限，而先针手部之经穴、后针足部之经穴，先针背腰部之经穴、后针胸腹部之经穴。不是必须如此，取其便也。

第二，先针主要之经穴，后针次要之经穴。（因恐病者怕针，故先针其主要者，有时不针次要者亦能痊愈。）

第三，先针不甚痛之经穴，后针剧痛之经穴。（因若先针剧痛穴，病人感痛，不再愿针，而先针完不痛之经穴，后针剧痛之经穴，则怕痛亦变为不怕痛了。例如扁桃体炎，须针合谷、中渚、少商三穴，则先针合谷、中渚，后针少商是也。）

第四，先针离病灶远之经穴，后针近病灶之经穴。例如头痛，先针合谷、列缺二穴（反射刺激），继针风池、头维二穴（直接刺激）。（因先针远处之经穴，减了痛苦或全止疼痛，再针风池、头维，刺针方不感疼痛。反是先针头维，病人感剧痛则不愿针也。）

第五，须加灸治者，则先针后灸，或针灸一局部，然后针灸其他局部。

以上次序体察病症、病人之营养等，酌量用之。

## （二十二）刺针时万不可忽略者

刺针时有数事极宜留意：

第一，须随时观察病人之颜面（尤其是面色）、眼有无变态，如觉有异，即应停止施术。

第二，须常常问病人感酸麻否，不感酸麻时当刺到酸麻。（否则劳而无功）

第三，须问病人感疲倦否、能忍耐否。感疲倦时即应停止施术。休息若干分钟后不感疲倦时，如针未毕仍可施术。（否则病人惧怕、头晕，不能愈病。）

第四，针治之反应力量，有须十数分钟才完毕者，故当叫病人休息一下，然后回去。（针得酸麻不休息一下，行路易跌倒。）

## （二十三）治疗之次数问题

病者来治，常要问针灸若干次可愈，此问题甚难解答，然亦可考虑下列各项推测之（下文述及每病治疗经过，学者请注意之）。

第一，刺针入经穴，针对时病人感酸麻如触电者，病易痊愈，无论如何刺激而不感酸麻者，需时日必多（因神经麻木，反应力微弱）。

第二，刺针后即见效者易愈，刺后全无感觉者，需时日必多。

第三，新起之病容易治愈，久年之顽固病，需时日必多。

第四，痛症最易治愈。

第五，急性危急病症容易治愈，慢性病需时日必多。

第六，身体强健者容易治愈，身体弱者需时日必多。

第七，能忍受针灸之强刺激力者容易治愈，不能忍受者需时日必多。

医者参考上列各项，而指示病人治疗之次数，当不致误也。答复此项问题，须用心思计量，盖告知病人若干次可愈，说得快些病人乐闻，但届时未愈，有失信赖。把治疗次数加多，病人怕久，多不肯来治。故余对于此项问题，往往只告知病人能否治愈，能治愈者为之治疗，未能治愈者恕不受理。来治者须耐心受治，余唯有尽心力为之治疗，有多么快便多么快耳。不乐受理者听之而已。

## （二十四）刺针之禁忌点

身体中不可针刺之处，针刺之发生危险者，称禁忌点。为减少错误（一有错误，影响营业，影响全体同业），求治疗安全起见，须把下列禁忌点印入脑内。

第一，延髓部。延髓部司生活机转，有重要之中枢部，故名生活点。此处若误深刺（不可直针，要斜针），刺到延髓，有关生命。

第二，眼球。眼球玻璃体98%为水分，不可直接刺针。直接刺针必致盲。

第三，睾丸。

第四，未满七岁小儿之囟会上星穴。（刺之伤脑）

第五，大动脉浅在部。（恐流血不止）

第六，头部、颈部、胸部，有重要内脏，不可深刺。

## （二十五）针治之顺序

病人在前请求治疗，初施术者往往手忙脚乱，兹把实施顺序列下，请学者参考之。

第一，须问明病人之姓名、住址、年龄、职业、生活法、病症（既往、现状），然后决定病名，写入诊疗记事册内。

第二，既诊断其病症，则思何为主要经穴，何为次要经穴。

第三，当决定应针应灸，则思针治当用何手技。

第四，调节室内之空气，不令太冷太热，勿有冷风吹来。（针到麻痹时，毛孔开，大风吹来，容易生病。）

第五，病人坐、立、卧位之决定与实行。

第六，当向病人解释针治并不疼痛，以免恐慌、晕针。

第七，检点用之针有无毛病、尖锐否。

第八，严格消毒（医生之手、针、置针之器具、被针处俱要消毒）。

第九，以左手执被针处，以拇指甲切经穴，使神经麻木，然后施术，随时留意病人之颜面，问感觉如何。

第十，令病人休息片刻，告以病中修养法、饮食之禁忌等。

## （二十六）针灸师自身之修养

针细如毫毛，病人之神经，肉眼不见，故此种工作精细之至。苟无健康之身体、充足之精神，决不能干此精微之术。所以立心以针灸治病者，须力求健康，精神充足，凡足以丧失健康之习惯及一切不良嗜好，务须禁绝，日夜依照卫生规则做去为是。（疲倦时施术常针不对神经，治疗无效。）

其次，日间治疗之病症，如有未甚明了者，偶一有暇，即宜参考医籍，穷其源，竟其委。治疗不效者，更当探求不效之故，如何方能收治效，他人对于本症如何治疗（参考杂志），针灸外尚有何完善之治法。能够如此追求，日积月累，学识必日富，手法必更巧，名誉日彰，多人获拯救焉。

# 第五节 灸治总讲

## 一、灸治之定义

灸治者是用艾绒在人身体一定部位，即选定某局所（经穴），点火燃烧，加以温热的刺激，使神经与血液发生变化，由此以导疾病之治愈，或增进健康之方法也。

## 二、艾之研究

### （一）艾叶谈

1. 艾之形态

艾属于菊科之植物，多年生的草本。春日生苗，高可二三尺。叶互生，长卵圆形而分裂，表面深绿色，背面密生灰白色之毛茸。秋季于梢上开淡褐色之花，为筒状花冠，作小头状花序而排列。叶似菊花，有芳香性。

2. 艾之功用

艾为止血药，对于吐血、衄血、胸出血、子宫出血、腹痛、吐泻等有效，兼具强壮作用。服其大量，能降下体温，故又得为解热药，以无蒿埃土、气陈者为上。

药物考谓"艾性温热，味苦无毒，宣理气血，利阴气温中逐冷，除湿开郁，生肌安胎，暖子宫，杀尤虫，灸百病，能达十二经血气，能回垂绝之元阳"。今以新学理方式解释之，其性温热，有鼓舞神经之功能；宣理气血，即促进血液之循环；利阴气温中逐冷、暖子宫，即有辅助体温之伟效；除湿开郁，乃增加白细胞杀灭细菌及促进淋巴发挥新陈代谢之功用；生肌安胎，为增进营养之机能；灸百病、通十二经血气、回垂绝之元阳，无一非活动人身之关节及组织之细胞生活力也。

3. 艾之产地

各省均有产，采时以汤阴伏道所产者为佳，近代以汤阴者谓之壮艾，四明者谓之海艾；自明代成化年间以来，则以蕲州者为胜，谓之蕲艾，至今重之。

### （二）艾之采集与制造

于端阳节前（夏历五月五日前，端阳节后者效力不大），在田野间采集茎高大、叶甚厚者之艾若干斤，凡叶薄而干枯者摒弃之。用水洗净，置竹器内，阴干，去其茎而取其叶，置于竹筛上，下置器皿，用手磨擦之，如是则艾绒漏过竹筛，入另器皿内。凡不能漏下之叶或茎，除去之。再将艾绒置竹筛上，磨擦之再而三，于是艾绒变为白净如棉之艾绒矣。用以灸病，效力伟大。

### （三）艾绒之选择

医者如居都市上，未能采集艾叶自行制造，则到药材行去，请拿出最好之艾绒以备选择。所谓佳良之品，即闻之芳香，白净无茎，端午前所采集者。如艾绒乌黑，艾屎甚多，焚之无艾味者则不可买。万一无可选择，急于应用，则购备三二两，除去其茎及其艾屎，方易着火，但效力不大，仍以自己采集，或托人采集制造为妙。

### （四）艾绒之收藏

制造好之艾绒，宜购备大玻璃瓶收藏之，以免受湿。案上亦当以玻璃瓶贮艾绒，不用时加上密盖，以免走味。不然，受湿后晒干之，效力要消失也。

## 三、灸治之种类

灸治可分三大类。

### （一）直接灸

以艾绒米粒大置经穴上，如不能安稳而滑下，则取蒜头舂烂擦穴上，然后安艾绒于经穴上，点火燃烧之，热力、艾力直达穴内之神经与血管，功效最大，救急时，欲病快愈时用之。

### （二）间接灸

此又分二种。

（1）用姜片一片安于经穴上，燃箸头大之艾绒，放在姜片上对正经穴，点火燃烧，其热力、艾力则比较直接灸减低，疼痛亦减少，余治普通病多用之。

姜性辛辣，上置艾绒（艾绒须压实姜片，方不致跌下），着火后疼痛亦大，但比较直接灸则减少。为免病者说针很难受，故选用此法。又灸至病人不能耐时即除去之，然后再灸第二粒艾绒。

（2）用温灸器，以铜作温灸器，如烫斗形，旁面与底，穿十数小孔，内置焚着之艾绒，加上盖，使热力压下，然后在经穴上，垫以薄布，手持温灸器之柄，置温灸器于上，热力、艾力直透皮肤上。如不灸至剧痛，则不致起水泡，不致有灸痕，但效力甚小，费时费艾甚多。

### (三) 药灸

以药和艾绒，制成药条，燃着药条，按于穴上。此亦分二种。

（1）雷火针。以沉香、木香、乳香、茵陈、羌活、干姜、穿山甲各三钱，麝香少许，蕲艾二两，以棉纸半尺，先铺艾于上，次将药末渗匀卷极紧，外用鸡子清代浆糊，糊一层薄纸，不使散开，阴干。以上为一支，最少须制二支，以锡盒收藏之。

（2）太乙神针。以人参四两、三七八两、山羊血二两、千年健一斤、攒地风一斤、肉桂一斤、川椒一斤、乳香一斤、没药一斤、穿山甲八两、小茴香一斤、苍术一斤、蕲艾四斤、甘草二斤、麝香四两、防风四斤，共为细末（或以艾绒三两，硫黄二钱，麝香、乳香、没药、丁香、松香、桂枝、雄黄、白芷、川芎、杜仲、枳壳、皂角、独活、细辛、穿山甲各一钱，作一支材料，最少要作三四支），用棉纸一层，高方纸三层，纸宽一尺三寸，长一尺二寸，将药末薄薄铺匀在上，一支须用药七八钱，卷如花炮式，搓极紧，如雷火针式。阴干，锡盒收藏之。

以上二种，可买药物，托药材铺或制炮竹者代制，自己无用具，不易卷极紧，卷不紧，不好用啊。

用时取二药条，先用灯芯放在花生油碟内，着火，药条之一端，放在火炬上，待着火后，即换焚另外一支，取焚着之药条，用红布六七层，紧卷药条，紧持之不使松开，然后以药条置于应灸之经穴上，如觉热不能耐时，移在应灸之第二个经穴，如药条冷却，则换用另已焚着之药条，迨应灸之经穴已经灸完，然后停止。寒湿风痛、风瘫、半身不遂等病，用之有效。（有钱的病人，怕生灸疮，不怕治疗时候久，不怕用费大者，可用之。）

## 四、灸治时极易发现之变化

灸治时除血液、血管、血压之变化外，尚有两种变化亦极易发觉。

### （一）组织的变化

灸时火热约四十五摄氏度时，其施灸之部，来一时性的充血，若稍强度即招水泡，若再强至五十五摄氏度即陷于坏死。倘更强度约六十摄氏度，其坏死更及深部。此施灸之部，初呈赤褐色，经过若干时日，渐次变为灰白色或白色之斑点。若用显微镜察灸痕部，其皮肤之表皮，失其固有之构造，而乳头毛囊、汗腺之排泄管、知觉神经末梢之一部等，一时俱破坏消失，其部之皮肤厚者减少，且知觉钝麻。经过若干时日，再从其部复生神经纤维，而知觉复原，从此灸痕部刺针，则其皮肤已失其弹力性，针刺入时不能抵抗，不感疼痛。又施灸部贴膏药，则脓及坏死之物质必充实于内部，所谓引起化脓者是也。灸痕部若化脓，治愈后灸痕必稍大。

### （二）体温的变化

血压高者、脑出血者、卒中质之人，灸治三五壮，即觉喉干、口苦、头部不舒，因灸治能使病人血行旺盛、血压增高也。（如发觉病人因灸治而喉干、口苦，即应停止灸治。）

**注意：** 因灸治而致体温增加者，次天不宜再灸，而令病人服可受纳之食品，如金银花水、菊花茶，或西洋菜汤、仁面（植物）煲水等，为之刺委中放血，刺曲池、足三里、三阴交等穴更妙。因此四穴能令血压降低也。

## 五、灸治术

### （一）取穴法

《千金方》云：凡灸法，坐点穴则坐灸，卧点穴则卧灸，立点穴则立灸，须四体平直，毋令倾侧，若倾侧则穴不正，灸之徒然，且破好肉。《明堂》云：须得身体平直，毋令蜷缩，坐点毋令俯仰，立点毋令倾侧。

**注意：** 取穴后，即行灸治，须按取穴姿势灸治，病者如因疼痛或疲倦等改变姿势，医者即要纠正，依照取穴姿势灸治，方能对正神经、发生功效，不然，功效全无，赚得疼痛而已。例如灸大椎穴，须令病人低头，使椎骨开，方生效力，但灸了二壮后，病人往往不低头，而直其腰背，灸的地点常差了半个椎骨，如不纠正，往往失效。

### （二）艾炷之大小

灸治上，对于艾炷之大小，最为重要，犹之中西医生，应各病人而决定药之分量也。盖灸治虽万人同一，而炷之大小，则不可同一。艾之大小，如何决定，第一宜视其年龄，再视其体质与性之区别、营养良否，最后更因病症而适宜决定之。大抵小儿，炷如麦粒大，壮年炷如箸头大。体质虚弱者、结核性疾患之消耗性病者、血压高者、卒中质病人艾炷宜小，痉挛性疾患（例如子宫痉挛）、麻痹性疾患（例如手脚麻痹）、臌胀、水肿、癌症、某些结核病（例如淋巴结核）、脑缺血、哮喘者艾炷宜大，此时艾炷小效力不见。

### （三）壮数之多少

灸治壮数之多少，亦宜视其年龄、性之区别、营养如何、疾病如何等而定。大抵小儿、虚弱者、结核性之消耗性热者、女性、卒中质病人、发热者、脉搏大而速者，壮数不宜多。癌症、淋巴结核、臌胀、水肿、麻痹、风瘫等病人，壮数不多则功效不见。

**注意：** 适用灸治之疾患，第一次灸治，壮数不可多，炷亦不可大，迨第二次来治，病人不感口苦、喉干、发热，方可用大炷，灸多几壮，以免误事。

## （四）灸治之时间

灸治亦同针治，凡大饿大渴、饭后、困倦等，皆不宜灸治。行路来者亦宜休息十数分钟，使心平气和，方可灸治也。

## （五）灸治用之火

古人燃艾之火，取火镜照阳光引燃，或用灯芯蘸油引燃。按阳光阴天不能照取，灯芯火引燃两手油腻不便，故灸火莫如以大线香着火，吹熄之，阴火引燃，既经济，且便利，艾又易燃着。（什么火燃艾，效力都一样，阳火火大，用以燃艾，恐伤穴外之皮肤。）

## （六）灸治时之先事

举行灸治前，应做下列二件事：

第一，当按病人之脉，如脉洪大，或脉搏数多者（每分八十次以上）不可灸，灸则火上添油，于病人不利。

第二，当用检温器（俗名探热针）探病人之热（在舌下、腋下、肛门内），如在三十七摄氏度以上者（三十七摄氏度正常）不可多灸，多灸则热度上升，发生危险。

## （七）灸治须知

施行灸治，应记住下列之三事：

第一，姜片之大小厚薄。姜宜用老姜，宜用大肉姜。嫩姜水多，易碎。用小姜片，穴四周之皮肤易为火伤，且易烧及医者之手。（医者须用手扶住姜片，以免姜片坠下。）

姜之厚普通为一分半分（刀须锐利，方能全块一样厚薄），怕痛者，姜片切一分厚，急症、不怕痛者，艾力须深入筋肉中者，姜片有半分厚可也。

第二，姜片放在穴上，不可移动。要灸治对准经穴，或要多灸壮数者，则把姜片放在经穴上，准确不误后，然后捻艾绒紧贴姜片上，点火燃烧，迨病者不能耐时，用匙盛其艾灰，除去之，再捻第二炷而燃之，至灸至壮数足然后停灸。（如姜片干枯或四周反起，则改用第二片姜。）倘手执姜片置于经穴上，除去艾灰时又把姜片拿起，燃烧第二炷艾又把姜片对正经穴灸治，姜片常常移动，往往不能对正经穴，起不少水泡，颇讨人厌也。

第三，火力须接续。痉挛性疾患、羊吊不省人事、急性脑缺血等疾患，如欲达镇静或兴奋目的时，当有二人同时灸左右之经穴，并须请一人切多几片姜，燃多几炷大艾炷（艾绒不宜凸起太高，凸起太高烧了一半尚不觉痛）。灸治之艾绒熄火后，即取其他已焚着之艾炷接续灸之，则其力量比较大，可收速效。

### （八）灸治之注意点

灸治时须留心视察病人，而问病人：一能耐痛否？如能忍耐疼痛，灸多几炷，每炷灸久些，治效最大，但病人灸至不能耐时，则须除去之，再灸第二炷（乡间有用三四人捉定，灸到炷熄，痛苦不堪，颇令人怕）；二感喉干、口苦否？如感喉干、口苦，即应停止灸治，再灸则血压上升，发生危险；三感疲倦否？如病人感疲倦，亦应停止施灸，再灸，亦有危险。

### （九）灸治之先后

古人先灸上部之经穴，后灸下部之经穴，先灸前部之经穴，后灸后部之经穴。据作者之经验：

一先灸主要之经穴，次灸次要之经穴。因为先灸主要之经穴，次要之经穴因事不灸，功效已见。

二要长期灸治者，每日只灸主要穴第一穴，次日灸主要穴第二穴，再及其他经穴。每经穴必灸十数壮，俾艾力直达里面，发生功效。该穴次日起水泡（灸后用姜汁擦之可免），不能再灸，乃灸第二穴。迨所有经穴都灸过了，病或痊愈了。不然，一天灸五六穴，穴穴不见效，病人不再来治了，倘穴穴都灸至甚厉害，病仍未愈，第二天无可灸之经穴了。

### （十）何时再灸

灸治后何时再灸？明天可再灸否？此要看病人之情形：

（1）次天如觉发热、口苦、喉干，则停止灸治，休息一天，倘不感什么，则可灸治。

（2）灸治之次天，如觉甚疲倦，亦休息一天，倘精神如常，则可灸治。

（3）灸治处起水泡，不可再灸，须用针刺流出黄水，待结了痂，新生出皮肤，乃可灸治。

## 六、灸治之适应证

疾病之适用灸治，必用灸治方能痊愈者，称灸治之适应证，此类疾病甚多，兹分述如下：

（1）结核疾患。例如淋巴结核、肠结核、肺结核、全身粟粒性结核等。

（2）癌症。例如胃癌、肠癌、子宫癌、胰癌等。

（3）肿胀。例如脚肿、腹水、脾大等。

（4）炎症。例如子宫内膜炎、卵巢炎、睾丸炎等。

（5）痉挛性疾患。例如子宫痉挛、胃痉挛、哮喘等。

（6）痛症。例如腰痛、肠疝痛、坐骨神经痛等。

（7）细菌类疾患。如霍乱、赤痢、疟疾、白浊、麻风病等。

（8）循环障碍疾患。如脑缺血、痔核、冻疮、手脚冷冻等。

## 七、灸治之禁忌证

灸治之禁忌证，即施灸不奏效，或有时反有害之疾病也。此类疾病不多，兹举其要如下：

（1）全身发热，热度在摄氏三十八九度以上，稽留不退者。或一日之差一度以上之弛张热病人。（灸治则更加热度，病人难耐。）

（2）脑出血、血压高、卒中质病人俱不宜灸治。

（3）毒疮已化脓，未穿，当先刺穿流出脓血（用竹筒一个，内放着火之纸，然后把竹筒贴实毒疮，可吸尽脓血出来），然后灸治，不然则脓向内流，为害不少。

## 八、灸治之禁忌点

禁忌点即不可灸之部位，与针术之不能深刺身体内部相同，若施灸于其部位，必有大害，兹举禁忌之部位如下：

（1）眼球；

（2）睾丸；

（3）大血管之深在部（例如桡骨动脉之下端、颈总动脉之分歧，如灸得厉害，必流血不止，因而死亡）；

（4）心脏部（勿多壮施灸）；

（5）妊娠五个月以上之妇人下腹部（勿多壮施灸）。

其他如在头面、手部等施灸，若外面表现丑恶之瘢痕，有伤人体之装饰美，可避者避之为良。延髓部之施灸（灸之口哑）亦属大害。

## 九、灸治之善后

灸治甚厉害之疾患，要妥为料理，以免后患。

（1）灸后即以姜汁涂灸点处，可免起水泡。灸点处如起水泡，胀大如指，则须用针（医者或病人）刺穿放出黄水，再胀再刺，以不起水泡为止，倘不行刺穿，而为外物撞破，表皮脱下，细菌进去作祟，必致化脓，为害甚大。

（2）灸后大多不生疼痛，如发刺痛，即敷利凡诺药液，可以消炎止痛。（到西药房请调五百分之一之利凡诺液，利凡诺是德国药，外科圣药也。）

（3）灸点处如不小心而致发炎化脓，可开硼酸水洗涤之（茶叶煮水洗之亦可），后敷利凡诺液，或生肌玉红膏，以纱布包裹，或贴橡皮膏，不使滑下。兹将生肌玉红膏之制法述如下：

当归二两，白芷五钱，白蜡二两，轻粉四钱，甘草一两二钱，紫草二钱，血竭四钱（以上中药,中药铺有卖),蓖麻油(颜料铺有卖)一斤,先将当归、白芷、紫草、甘草四味,入油内浸三日,大锅内慢火熬微枯(大火会着火),细绢滤清(去渣),抹净锅,复入锅内煎滚(煎久些使油干些方能凝成膏),入血竭化尽,次下白蜡,微火化开,即行离火,待将凝,入研细轻粉而匀和之,入瓷瓶收藏。用时取少许用布摊贴患处,以橡皮膏贴固,以免滑下。

（4）次天如病人感口苦、喉干、发热,应停止灸治,服解火热食品,或为之刺委中、曲池、足三里、三阴交等穴,以降其热。

（5）灸点处起水泡时,如用鸡蛋白敷之,脱下外皮时,并无瘢痕云。

## 十、灸后调摄法

灸后不可即饮茶及食,宜入室静卧,远人事及色欲,平心定气,凡事俱要宽解,尤忌大怒大劳、大饥大饱、受热冒寒,如生灸疮,则戒吃姜,吃姜则灸疮愈后,生肉瘤如米大,凸起,有时会瘢痒难耐焉。(用针刺穿,放出血水,可以平复。)

# 第六节　疾病总论

本节概论疾病之通性,其中症状、诊断、预后等,唯举大要。至于详细,则让诸实际医学。

## 一、疾病之类别

（1）有多数疾病,与症状同时有组织、脏器之变化,此名器质病,亦名器质的变化。尚未能证明者,即所谓官能病,如种种精神病、神经衰弱症之类,其实非无病变,盖因检查法未精不能发现证明耳。故使病理研究法更行进步,则向所谓官能病者,必转而为器质病无疑。

（2）在子宫内生活时,缘种种原因所发生之疾病,曰先天病。例如各种畸形、胎儿性心脏内膜炎、脑水肿、脊椎破裂症等,盖在分娩时已呈病变者也。而在父母精卵会合时,感传病质,因是而生疾病,特称遗传病。例如精神病、血友病、进行性肌肉萎缩、肥胖症、视网膜色素性萎缩、色盲症之类,在分娩时犹未发生变化,生后经一定年月,始发现固有之病症。但有数种畸形,例如侏儒、六指、兔唇等,在分娩时固已变形,盖由于胚种变性。亦有同为遗传病,而不必直接遗传其疾病于子孙,仅遗传一种素质,对于外因抵抗薄弱者,一逢病因,即易感受,于是发生与其父母相同之疾病,如结核、精神病之类。传染病亦有直接遗传者,然与其称为遗传,毋宁称为传染。例如母体患梅毒时,其病原以胎盘血行之媒介,侵入胎儿体内,因是发起梅毒性病变

（父患梅毒时，则由精虫之媒介，传染于胎儿）。故其儿体，在子宫内已发病，分娩时即呈病变。是以遗传梅毒之名，不若称曰先天梅毒之为允当也。

分娩后所患之疾病，称曰后天病。

（3）身体之一部或数部生病变者，称曰局所病或脏器病。病变所在曰占位，病变部曰病灶。反是以言，若病变蔓延于身体诸部，或波及身体全部者，曰泛发病或体质病。然局所病与泛发病，亦无判然之区别，局所病之病灶较广者，则为泛发病，而泛发病之起源为局所病者，亦数见不鲜也。

局所病蔓延于身体，有种种方法：①因脏器之连续而蔓延，例如鼻炎之经鼻泪管蔓延于结膜，咽喉炎之经欧氏管蔓延于中耳，胃炎蔓延于十二指肠。②由脏器之相对接而蔓延，例如肺炎之蔓延于肋膜，食道癌之侵蚀肺、气管。③局所病灶内之病原体或细胞，由血管淋巴管之媒介，蔓延于诸脏器者，称曰转移。④局所病灶形成之毒素，吸收于血液中，侵害诸脏器，因此而起泛发病，若此类者，于传染病及恶性肿疡等见之。⑤在生理因新陈代谢作用，发生有害性化学物质，使排泄于体外之脏器，或于体内使有害物质变为无毒之脏器罹病变时，则毒素滞积于全身血液中，而起泛发病，此名自家中毒。例如肾脏病，其尿成分不能排泄于体外，遂郁积于全身血液中，而有中毒症状（尿毒症）。又如肝脏病，其有机性毒素，自肠管为门脉所吸收，入于肝脏，而不能使为无毒，其结果毒素蔓延于全体，而起危险之中毒症。⑥内分泌脏器，即输入全身发育上或营养上所需之物质于血液中，且互有密切关系者，若起变化，则生泛发病。又血液病、中毒病及传染病，亦属于泛发病。血液病云者，即因造血脏器（脾、骨髓、淋巴腺等）之变化所总发之疾病，血液容量及性质，均有异常，致全身脏器营养障碍之谓。中毒病者，即植物性或动物性之化学的毒物，混入血中之谓。传染病者，细菌或其产生之毒素，蔓延于血中，全身脏器均受障碍之谓也。

（4）二种以上之疾病同时发生者，称曰并发病。多数疾病，同时发现者，称最初所生主要疾病曰原发病，其继起之疾病曰续发病。

## 二、疾病之名称

今所习用之病名，甚为错杂，有据主要之症状命名者，如黄疸、卒中等，或用考案实体之名称如癌肿等，或沿用古代医家之病名，或病名上冠以发现研究该病之人名，如Schonlein-Henoch氏紫斑病，或据病理解剖变化命名者有之，如肾脏炎、脑出血等是。昔时医家所定之病名，其由来已纷纭若是，而今尚沿用者，盖基于向来之习惯，故昔之病名，加以注意，每有名实相背者。例如anemia原文本义为无血，甚属不妥，不若译名贫血之得其正鹄也。

## 三、症状（症候）

症状者，生活现象之异常变化也。别为自觉症状（候）及他觉症状二种。

自觉症状，为病人自己所知觉者。例如头痛、晕眩、疲劳、饥渴等。然其感觉之轻重，因人而异，精神病及初生儿等，则大都不能有自觉症。所谓他觉症状者，指由医生所检者而言，如脉搏、呼吸、尿、粪、血液等性质状态之变化是也。

症状又有直达症状与介达症状之别。从罹病脏器直接发现之症状，曰直达症状，例如肺病之呼吸困难，心脏病之全身郁血，肾脏病之尿量减少、蛋白尿等。介达云者，自罹病脏器间接发现之症状，例如肾脏病之全身水肿，肺病之全身郁血是也。

其他更有所谓指定症状者，即确实表示疾病性质之症状。例如格鲁布性肺炎（大叶性肺炎）之锈色痰，肾炎之蛋白尿、圆柱（管型）等是也。

## 四、诊断

诊断者，即总括各种症状，确定疾病性质之谓。论究诊断之学科，称诊断学。与治疗有直接重要之关系者，诊断是也。

诊断有症状诊断与解剖诊断之别。前者仅由其症状而下病名，例如腹部膨满者曰胀满、全身肿胀曰水肿、皮肤黄染者曰黄疸之类，以目视为定衡，在古为盛。自病理解剖学进步以来，既知疾病必有病灶，遂从罹病脏器之部位，及其变化状态，而定厥名称，是即解剖诊断，为今所通行者。故昔时医家由症状诊断，漫然称为水肿病者，今日知为肾炎，或为心脏瓣膜病。又所谓黄疸者，亦知有十二指肠炎之类。然在今日，亦有多种疾病，不得不以症状诊断为满足者，如喘息、癫痫、舞蹈病、神经衰弱症等，盖解剖变化，尚未明白，难下解剖诊断耳。

诊病之法，称诊法。有种种，即问诊（向病者问既往症及现在之状况）、视诊（或以肉眼观察或以器械视病人之容体患部之状态等）、触诊（接触病人，探患部状况，察脉搏性质等）、测诊（以尺度测患部之大小长短）、打诊（以指或打诊槌叩患部，辨其音响，即叩诊）、听诊（以听诊器或直接以耳贴患部，听其声音）、显微镜或化学的诊断（即镜检或分析病人之排泄物、血液等）、细菌学诊断（诊断传染病之法，如将患部之分泌物、排泄物、血液中之细菌分离培养，确证传染病之性质，或采用病人之血清，检查有无特殊反应，或疑有结核菌之病人，注射结核菌素检查有无阳性反应）。

以上所述种种诊法，虽似完备，然亦有几于不能诊断之疾病，即潜伏病。盖病灶潜伏于身体深部，殆不呈症状经过者，或病灶甚微，虽有症状亦不甚著者，或其进行极为缓慢，或同时他部更有病灶，症状重笃，而轻症为所掩蔽时，其病造不能发现，或竟全不可知。所望继今以后，诊法力求完密，所谓潜伏病者，不可不使其绝迹耳。

又有俟病告终之后，或转入死亡，解剖尸体，始得确实诊定其病性者，即所谓断定最后之决定是也。

## 五、预后

预后云者，判定疾病终局之谓也。医生果能出其向来经验，熟知疾病性质以还，则疾病之将来，果以如何之机转，或治或不治，或虽可治而需时长久，或则不然，皆须预为判定。盖预后云者，与其有学术言之，毋宁谓对于病人之义务。预后分为三种，即良预后、凶预后、疑预后是也。

良预后者，指疾病甚轻，或病灶不在重要脏器，病性佳良，能治愈者而言。凶预后，即指不治或致死之疾病而言。疑预后，指吉凶两难判断者而言。

疾病从预后之如何，有良性及恶性之别，良性病者，病性佳良，必能全治之谓。恶性病者，病性不良，不可治愈之谓。又有轻症及重症之称，重症者病症较重，难以图治，或死亡莫测之病，而须注意者，即病性之良恶，非悉能表示病之轻重也。例如伤寒，其症状往往较轻，经过佳良，然有至二三周，突然起肠出血，发生穿孔性腹膜炎而死者。当是时，病状虽轻，不得不谓之重症，故临床上虽似轻症，亦不能即断定为良预后者有之。

凡写预后，必先详细观察疾病之性质，盖决定预后之巧拙，缘于诊断之精粗，更须就病人之体质、年龄、生活状态、贫富等参酌而定之。

## 六、经过

自疾病始期，至其终局间之时日，谓之经过。疾病以经过之长短，别为急性病及慢性病。

急性病，即四十日以内告终之疾病。慢性病较急性病经过长久。而急性病更区别种种，即二三日死亡者，称极急性病。二周以内终局者，称最急性病。四周以内终局者，称急性病。四十日以内终局者，称亚急性病。

急性病中之急性传染病，多有一定整然之经过。即自传染至发病之期，称潜伏期。此后呈种种不定之病状，如头痛、晕眩、关节痛、身体倦怠、食思缺无、精神不安等，此名前驱期。继乃进行呈该病固有之病状，是名进行期。终则达于一定之极巅，称曰极期。此后则症状减退，称曰退行期。至恢复健康，称曰恢复期。

慢性病其经过常不定。

疾病有突然消散者，曰分利，在肺炎常见之。其徐徐消散者曰涣散，在伤寒病、肋膜炎（胸膜炎）等常见之。就大概言，以分利终局者较少，而以涣散终局者居多。

疾病之经过中，有次第不整，其症状时或增恶，时或减退者，是名弛张病，如肋膜炎（胸膜炎）是。其经过中症状减退时名曰弛，增恶时名曰张。又疾病经过中，突然症状消散，经一定时日，再突然发现者有之，是名间歇病，如疟，即其例也。在症状消散时称间歇，发病时称发作。间歇时或一日或二三日，然亦有多至数日者，于回归热见之。

## 七、转归

转归者，疾病之终局，即全治、不全治及死亡是也。

全治者，即组织脏器之病变消失，机能恢复是也。有自然治愈、人工治愈之别。自然治愈者，疾病之痊可，出于自然即所谓自然疗能是也。夫身体组织，本有反抗外因，或恢复由外因发生障碍之自然妙用，如异物窜入喉部，即发咳嗽以排出之，若有害物进入胃肠，即发呕吐、下痢驱除于体外。如筋肉及神经，发生疲劳素，则吸收于淋巴管、动脉管，运抖排泄于他部。若有细菌及细菌分解产物进入血液中，白血球（白细胞）则摄取而消化之。又如固形异物窜入组织中，则其周围新生结缔组织包裹之。若在创伤，则其周围之结缔组织细胞及血管新生增殖，形成瘢痕，补充缺损部。又如失血时，组织液即窜入血管，又从造血脏器再生血液，使复旧观。又如一肾罹病或摘出时，则他肾肥大，代偿其机能。心瓣膜异常有血行障碍时，心肌肥大，使收缩力强实，以调节血行而平均之。又如结核性空洞，周围结缔组织增殖，成坚密之瘢痕，以防结核性病变之蔓延侵蚀。又如坏死灶周围，起分界性炎症，判然与健部区划。又如异常成分，混合于血液，则力谋排泄于体外（如黄疸时尿中排泄胆色素，尿毒症时自肠黏膜排出尿素是）。如罹传染病时，血液中发生与血毒对抗之物质（抗毒素、抗菌素）等，皆不外乎自然疗能之妙用也。

医疗者，所以补自然疗能之不足，或除去病因，以短缩疾病之经过，非别有方法也。如上所述，疾病有自然治愈之势，若放任之，不但其经过延长，且有续发他种障碍之虑。故施以医疗，防外因侵袭，恢复细胞抵抗力，或鼓舞细胞之自然疗能，以速完其自然治愈。例如疮面触接消毒剂，杀灭化脓菌，使创伤治愈良好，或投以驱虫剂扑灭肠寄生虫而排出之。或处以利尿剂、发汗剂，使血中之异常成分排出体外等，皆除去病因之方法。又如施按摩法，促进血管系吸收渗出物之力；如手足陷于坏疽之一部，待其发生分界线时，从健部切断；如结核病人，予以滋养物，增加营养，使对于结核菌之抵抗力强盛，皆所以辅助自然疗能之用。概言之，医疗不过一种方便，疾病之治愈，固由其自然疗能，医唯辅助耳。故真治病者，非医乃自然也。西方医学之父希波克拉底有言曰：本自然疗能之理，选机处变，以处置疾病，此医之天职。医之巧拙，实由于选机处变之如何，故曰自然者医也。又曰医者自然之仆也。古罗马之名医盖伦亦曰：自然乃疾病之医士，自然能胜疾病则生，为疾病所败则死。

当医疗时，除去疾病原因之解剖的变化，或除去寄生物，称曰根治疗法，或名合规的疗法。反视唯治其症状者（热、疼痛等），称曰对症疗法。昔医学尚未开化时代，多不明解剖的变化及病原，故唯注目症状，专行对症疗法。然如现今医学之进步之时，决不可以对症疗法为满足，必探求其病因之由来、解剖的变化之存在，施行根治疗法。

全治中，真所谓全治者，以理论言之，必组织状态全然恢复生理的造构。然吾人以机能不呈异常为限，虽组织略有异常尚得谓之全治。例如创伤，以肉芽形成治愈后，该部组织的构造，虽与创伤前之生理组织相异，而称之全治，亦无不可。然一旦罹病之组织脏器，其治愈后抵抗病原之力，往往减弱者有之，是名抵抗减少部。例如尿道既罹淋疾，嗣后即易受淋菌之侵袭，又创伤后之瘢痕，受外来刺激，易生癌肿之类是也。

不治者，组织脏器之病变症状，永久不在而不能恢复者也。不治亦有种种要约，今列举之。因有疾病本来之性质，不能治愈者，如肺痨、癌肿等。或从其疾病占在之局所，或全治或不治者，有之，例如出血，发生于皮肤或肌肉者易治，若发生于脑髓等之重要脏器则难治。又有在疾病经过中，续发他种疾病时，本病虽愈，而续发疾病永不治者。又有一病之经过终了，完全治愈之后，遗有不治症者，例如赤痢后之大肠狭窄，是名后发病。又有一旦治愈之后，同一症状屡次反复，再发遂不治者，例如疟疾。又有一时虽状如治愈，其实全不然者，如结核、梅毒等是也。

死亡者生活机能停止之谓也。全其天寿而死，乃老衰之结果，与蒸汽机关之煤炭燃尽，运动停止之理相似，称曰自然死，或生理的死亡。罹病夭折者，称曰病理的死亡。死之原因虽多，皆缘生活上极重要之脏器，即脑、肺、心脏之间接或直接障碍，停止机能。故此三脏器之一，其机能停止即死。古人名此三脏器曰死门。

死亡有卒死与徐死之别，前者多因脑、肺、心之一，遽生障碍时而起。后者即缘慢性病或老衰，生活机能渐次停止之谓。其濒死之全身状态，称曰死战。此实全身诸脏器官能将绝时所起之现象。其中最显者，为肌肉及循环器之状态。人濒死时，身体之随意肌，不能如意运动而弛缓。呼吸肌之作用亦减失，呼吸运动潜在为幽微，种种之反射运动殆尽消失，于是气道之分泌物，不能由咳嗽排除而郁滞，与出入之空气接触，发大小水泡音，心脏运动亦极幽微，皮肤变成苍白，颜面憔悴，角膜失其固有之光泽，颊部陷没，鼻梁尖锐，他如体温下降、五官机能消失，又濒死时常有全身发痉挛者，而其将死也，通常为最后之呼气，呼吸全然绝止，继则心动停止，凡血液循环、意识、新陈代谢，一切废绝，而生命告终矣。

# 第二章 常用而有效的穴位

## 第一节 经穴总论

### 一、经穴之重要

用药疗病者必须研究药物，药物之气味、形状、功用、制法、相使相反、用量、学说、处方等，必须研究清楚，然后疗病方能有效，而不至有误。研究针灸者必须研究经穴，经穴者人身针灸之处所也，每经穴之位置、解剖、主治、取穴法、是否禁针禁灸等，必须研究清楚，记忆正确，然后与人针灸方能有效，不然，经穴位置指认不正确、主治记忆不清楚，日后用针灸治疗必定失败，或要害他人也。学习针灸者，请用全副精神对付之。

### 二、经穴难学之原因

凡研究中医者，必看过经穴书，或曾请人指教过，但大多数学者，对于经穴都指认不正确，认经穴难学之极，此其何故耶？

（1）绘画之技术拙劣。欲经穴记忆清楚，除名师教授外，正确之经穴图极其紧要。盖名教师教授外，再于暇时对勘正确之经穴图，易记忆，且得正确也。而国人向来绘图之技术拙劣，经穴文字与经穴图完全两样，学者无所适从，无怪我国医士，不多人认清楚经穴也。

（2）国人欠缺人身之解剖知识。欲经穴正确，须同时知该经穴部位属何肌肉、何骨骼，内有何神经、血脉，经穴著作者用文字指示清楚，学者又有人体解剖知识，然后方易认得正确经穴。兹古人未尝解剖人体，人身部位之名称又甚简略，经穴之位置无法子表示清楚，益以绘图技术拙劣，学者人体解剖知识又复欠缺，一索再索不得，故经穴从而难学也。

（3）名针灸家不轻易传授。欲经穴正确最好是得名针灸家面授，盖名针灸家治疗病症甚多，经验丰富，经穴之正确位置当然十二分清楚，惜吾国名针灸家不多，偶一有之，又秘而不传。中下医士只于古人遗下之书本上及拙劣之绘图上玩味搜索，又何怪以经穴为难学耶？

（4）经穴太多。经穴之常用而有效者不过百余个而已，而古人竟列出正穴六百五十七个，经外奇穴又数十个，其中何者重要、何者完全无用，未见明文指示，学者如在五里雾中，不知所删节，尽地记忆，必致无所记忆！又何怪中下医士叹经穴难学耶？

（5）禁忌太多。经穴多，已难记忆，重加禁忌甚多，更令学者头昏眼花矣，例如《千金方》载十二支人神忌："子日目，丑日耳，寅日口，卯日鼻，辰日腰……"十干支人神忌："甲日头，乙日项，丙日肩臂，丁日胸胁……"逐时日神忌："子时踝，丑时头，寅时目，卯时面耳……"日神忌："初一日足太趾，初二日外踝，初三日股内……"中下医士安有此脑力记忆之也？

难学之原因已经探得，兹一一改正之。特聘名师按解剖学绘制经穴图，又按取穴姿势摄影经穴图数十幅，指示学者经穴之正确位置，每经穴项下又列出位置、主治、疗法等，眉目清楚，便于记忆。无用之经穴删除之，不合理禁忌淘汰之，经穴从此不难学矣。

## 三、经穴之分类

依古人所述，人体有手足三阴三阳之十二经，通气血道。所谓十二经者，即手太阴肺经（十一穴）、手少阴心经（九穴）、手厥阴心包经（九穴）、手阳明大肠经（二十穴）、手太阳小肠经（十九穴）、手少阳三焦经（二十三穴）、足太阴脾经（二十一穴）、足少阴肾经（二十七穴）、足厥阴肝经（十四穴）、足阳明胃经（四十五穴）、足太阳膀胱经（六十七穴）、足少阳胆经（四十四穴）是也，其位皆在左右。此外又有奇经八脉，曰督脉（二十七穴）、曰任脉（二十四穴）、曰阳跷脉（二十穴）、曰阴跷脉（四穴）、曰阳维脉（三十二穴）、曰阴维脉（十四穴）、曰冲脉（二十二穴）、曰带脉（六穴）。此中督脉走体后之正中，任脉走体前之正中，以此二脉合前述之十二经，是谓十四经。此宜于施行针灸之径路也，故曰经穴。兹为便于初学者之研究，依据日本某氏解剖学的骨学分类，自头部起，择其常用而有效者顺次记述之，有余力时，参考《黄帝内经》《针灸甲乙经》《针灸大成》《针灸医学大纲》可也。

## 四、经穴之记忆法

经穴百余个，各列位置、主治、疗法、是否禁针禁灸等，其繁难亦如记药物之费精神，如何记忆方能无误乎？曰位置、主治、是否禁针禁灸，必须记忆清楚，至于针几分、灸几壮，先可以不用注意。易记忆之方法，是备卡片百余张，随经穴之次第，按日抄录，一面输穴名位置，一面输主治、是否禁针禁灸，经过一番手抄，能助记忆不少，暇时抽出读过的若干张，自行试验，有误，则自行校正。又每穴主治项下之重要者，另用红铅笔圈上，先记忆之，日积月累，百余个常用而有效之经穴，便丝毫无讹，任供使用矣。

## 五、经穴位置正确之标准

经穴之位置各针灸家所言不同，有时上下左右相差一寸几分，究竟有何标准，确定经穴之位置，俾学者遵循以收治效乎？曰有：

（1）正确之经穴多在骨之上下旁侧，或两骨相接之关节部、罅陷中，甚少在骨之上、脉管之中，全无在大腱之上。

（2）在骨之旁侧之经穴（腹部无骨处除外），用左手拇指甲掐之，病者必觉酸麻，如触电般。如不感酸麻当用指甲左右上下试掐之，感酸麻胀处方是正穴（神经衰弱者除外）。

（3）按酸麻处针入肉后，针对神经时，必觉酸麻如触电般，通上达下，倘病人无此感觉，只觉疼痛，针当加深些或偏左偏右试针之（针仍在筋肉中，不是全拔出），必须达到酸麻如触电般，方算针对经穴。

（4）针对正确之经穴，其效立见，或慢慢见。倘针后全无感应者，则所取之经穴或有误也。

## 六、五总穴歌

肚腹三里留，腰背委中求，
头项寻列缺，面口合谷收，
还有一个穴，胸部内关谋。

# 第二节 经穴各论

## 一、头盖部

### 1. 神庭

**位置**：鼻之直上。头之正中线，入前发际五分。

**主治**：脑缺血，前额神经痛，发狂登高妄走，风痫，癫疾，角弓反张、目上视不识人，头风，流涕不止，头痛惊悸不得安寝，晕眩。

**疗法**：令病人正坐，头靠壁上或睡于诊床上，以免动摇。医者站在病人之前或侧面，有灸三五壮后，酸麻直达鼻中者。灸七壮，禁深针，深针恐伤脑、目失明。

**注**：艾绒一炷曰一壮，灸七壮者，灸七炷也。禁深针。

### 2. 上星

**位置**：鼻上，头之正中线，入前发际一寸，神庭穴后五分。

**主治**：颜面充血，前额神经痛，头风，头痛，头皮肿，鼻衄，流鼻涕，鼻塞不闻香臭，目眩睛痛，不能远视。

**疗法**：令病人正坐，头靠壁上或睡于诊床上，医者站在其前，用一寸针，直入针，针一分，留六呼。灸五壮，不宜多灸，多灸令人目不明。灸五六壮后有酸麻直达鼻中者。

**注**：留六呼者，针对神经留六呼吸之久也。古人无时计，故以呼吸数计之。三呼五呼者，针留三呼吸久、五呼吸久也。

### 3. 囟会

**位置**：在头部正中线，上星之后一寸，陷中。

**主治**：脑缺血性头痛，眩晕，颜面苍白，衄血，颜面充血，多眠症，项痛目眩，鼻塞不闻香臭，惊痫戴目，头皮肿，初生儿破伤风。

**疗法**：令病人正坐，头靠壁上，或睡于诊床上，医者站在其前。用一寸针，直入针，针一分，留三呼。灸五壮，八岁以下不可针灸，缘囟门未合，刺之恐伤其脑，令人夭折。

### 4. 百会

**位置**：在头之正中线。两耳尖直上之正中。

**主治**：头风，头痛，眩晕，鼻衄，中风语言蹇涩，口噤不开，或多悲哭，角弓反张，心神恍惚，惊悸健忘，胎前产后风疾，小儿痫风惊风，脱肛久不瘥，神经衰弱，脑缺血，痢疾，久年泄泻，晕针，花柳病，小肠气痛，狂疾，产后脑缺血，涕泣不禁。

**疗法**：令病人正坐，头靠壁上，医者站在其前。用一寸针，直入针，针一分。灸不得过七壮，缘头顶皮薄，灸多恐脑不堪其热。有灸三壮后酸麻直达足部者。

**附**：虢太子尸厥，扁鹊取三阳五会（即百会，此穴为手足三阳经、督脉之会）。有间，太子苏。唐高宗头痛，秦鸣鹤曰：宜刺百会出血。武后曰：岂有至尊头上出血之理？已而刺之，出血立愈。

### 5. 风府

**位置**：项之正中线，入发际一寸，即后头骨与第一颈椎之间。

**主治**：中风舌缓，暴喑不语，振寒汗出身重，半身不遂，伤风，头痛，头项神经痛，项急不得回顾，目眩反视，咽喉肿痛，伤寒狂走欲自杀，黄疸，主泻胸中之热，牙痛。

**疗法**：令病人端坐，略低头，医者站在病人之后。用寸半针，针向正中入，不可刺太深，亦不可猛力刺入，猛力刺入恐伤害延髓，发生危险。针对神经时酸麻可直达头顶或达心内。针三分，留三呼。禁灸，灸之令人失音。

6. 哑门

**位置**：项之正中线，入发际五分，第一颈椎下。

**主治**：颈项强急，暴喑不语，重舌，诸阳热盛，衄血不止，脊强反折，瘈疭，癫疾，头风疼痛，汗不出，寒热风痉，中风尸厥，暴死不省人事。

**疗法**：令病人低头。取穴同风府法。用寸半针，针三分，留三呼。禁深刺。禁灸，灸之令人哑。针对神经时酸麻直达头顶。

7. 通天

**位置**：百会穴旁开一寸五分，左右各一。

**主治**：头旋项痛，不能转侧。鼻渊，鼻塞，不闻香臭，口部诸筋收缩。

**疗法**：令病人正坐，医生站在病人之前。先找百会穴，然后取百会之左右各一寸五分处，用一寸针，直入针，针一分，留七呼。灸三壮至五壮，酸麻可达鼻中。

8. 临泣（头临泣）

**位置**：瞳仁之直上，入发际五分，左右各一。

**主治**：角膜白翳，泪液过多，外眦充血，蓄脓症，惊痫反视，眼目诸疾。

**疗法**：令病人正坐，头靠壁上，医者站在病人之前。用一寸针，直入针，针一分。针对神经时酸麻可直入眼中。禁灸。

9. 风池

**位置**：风府旁开约一寸，发际凹陷中，左右各一。

**主治**：中风，偏正头痛，眩晕，伤寒热病汗不出，疟疾。颈项如拔，痛不得回顾。目眩，视力不佳，泪液过多，眼球充血。耳聋，腰背俱痛，伛偻引项，肘力不收，脚软乏力，脑神经衰弱，后头神经痛，衄血，诸疾初起，鼻渊。

**疗法**：令病人正坐低头，医者站在病人之后。用寸半针，针向正中线斜入，不可刺太深，亦不可猛力刺入，以免危险，针四分，灸三壮。针对神经时酸麻可直达头顶或鼻中。

## 10. 攒竹

**位置**：眉头之毛中（近鼻一端），左右各一。

**主治**：角膜白翳，夜盲，视力缺乏，泪液过多，眩晕，眉间痛，前额神经痛。

**疗法**：令病人正坐，头靠壁上，或睡于诊床上，以免动摇。医者站在病人之后，用一寸针，直入针，针一分。禁灸。针对神经时酸麻直达眼内。

## 11. 竹丝空

**位置**：眉毛外端凹陷中，左右各一。

**主治**：偏正头痛，雀目，眼球充血，角膜白翳，倒毛内刺，颜面神经麻痹。

**疗法**：令病人正坐，头靠壁上，或睡于诊床上，以免动摇。医者站在病人之前，用一寸针，直入针，针一分，留六呼。禁灸。针对神经时酸麻直达眼中。

## 12. 头维

**位置**：在额角入发际五六分，爪之酸麻处，左右各一。

**主治**：头风疼痛如破，目痛如脱，脑出血，前额神经痛，脓漏性结膜炎（风眼），视力缺乏，泪液过多，颜面神经麻痹，面神经痉挛。

**疗法**：令病人正坐，头靠壁上，或睡于诊床上，以免动摇。医者站在病人之前，在额角入发际五六分，爪之酸麻处，用一寸针，针一分。禁灸。针对神经时酸麻直达后头。

## 13. 听会

**位置**：在耳珠之前约一寸，左右各一。

**主治**：耳聋，耳鸣，耳道流脓，颜面神经麻痹，下颌脱臼，中耳炎，牙关紧闭。

**疗法**：令病人侧坐，头靠壁上，或侧睡于诊床上。医生站在病人之侧，用寸半幼针，慢慢入针，针五分。灸三壮。针对神经时酸麻直入耳内或至面上。

## 14. 听宫

**位置**：耳前小瓣下角面之中央，左右各一。

**主治**：耳鸣，耳聋，耳道流脓。

**疗法**：令病人侧坐，头靠壁上，或侧睡于诊床上。医生站在病人之侧，用寸半针，直入针，慢慢入，针五分。灸三壮。针对神经时耳内觉酸麻。

## 15. 耳门

**位置**：耳前起肉之耳缺中。即耳前小瓣之上陷中，左右各一。

**主治**：耳鸣，耳聋，耳疮，耳道流脓。上齿痛。

**疗法**：令病人侧坐，头靠壁上，或侧睡于诊床上。医者站在病人之侧，用寸半针，直入针，慢慢入，针三分，留三呼。灸三壮。针对神经时耳内觉酸麻。

### 16. 翳风

**位置**：在耳翼根部之后下部凹陷中。左右各一。

**主治**：耳鸣，耳聋，颜面神经麻痹，口噤不开，脱颌，颊肿，牙痛，暴喑不能言，瘰疬。

**疗法**：令病人侧坐，头靠壁上，或侧睡于诊床上。医生站在病人之侧，用一寸针，直入针，针三分。灸三壮。针对神经时耳内觉酸麻。

## 二、颜面部

### 17. 水沟

**位置**：鼻下沟之正中，人中之中，微斜上些。

**主治**：中风口噤，牙关不开，卒中恶邪，癫狂，不省人事，癫痫卒倒，消渴饮水无度，口眼㖞斜，口臭，口眼诸筋收缩及痉挛，脊强转侧不利，急慢惊风，晕针。若面肿、水肿，针此一穴水出尽顿愈。

**疗法**：令病人正坐，头靠壁上。医生坐在病人之前，用一寸针，直入针，针一分。禁灸，灸之能杀人。针对神经时酸麻有达牙肉处。

### 18. 承浆

**位置**：下唇之中央凹陷中。

**主治**：口眼㖞斜，口噤不开，暴喑不能言，颜面浮肿，下齿神经痛。

**疗法**：令病人正坐，开口，医生坐在病人之前，用一寸针，针一分，留五呼。可灸七壮。

### 19. 睛明

**位置**：目内眦角外一分。宛宛中，近鼻边。左右各一。

**主治**：目痛，远视不明，白翳，网膜炎，眼球充血瘙痒，夜盲，小儿结膜炎，迎风流泪，面部神经痉挛。

**疗法**：令病人正坐闭目，头靠壁上，医生坐在病人前，以左手掩其眼，用一寸针，针斜向鼻方向入，方不致刺着眼球，针一分。针对神经时全眼酸麻。禁灸。

20. 迎香

**位置**：鼻孔旁五分，左右各一。

**主治**：急性鼻炎，鼻孔闭塞，嗅觉减退，衄血，鼻疮，面神经麻痹，颜面组织炎，面痒若虫行，腹内虫疾。

**疗法**：令病人正坐，头靠壁上，医生坐在病人之前，用一寸针，针斜向鼻方入，针一分。针对神经时酸麻达鼻中。禁灸。

21. 地仓

**位置**：口角之旁，去赤肉四分，左右各一。

**主治**：中风口眼㖞斜，牙关不开，齿痛，颊肿，目不得闭，失音不语，饮水不收，水浆漏落，眼睛动不止。主舒头面之筋，面神经痉挛。

**疗法**：令病人正坐靠壁，医生坐在病人侧，用一寸针，直入针，针一分，留五呼。灸五壮。口眼㖞斜者，病左治右，病右治左。针对神经时酸麻向上及旁放散。

22. 瞳子髎

**位置**：在目外眦外三分，左右各一。

**主治**：目痒，外眦赤痛，翳目青盲，泪出多眵，颜面神经麻痹。

**疗法**：令病人正坐，头靠壁上，医生坐在侧，左手掩眼，右手持一寸针，针斜向眼外面，方不致刺着眼，针一分。针对神经时全眼酸麻。不宜灸。

23. 颊车

**位置**：耳下部约八分，微向前，曲颊之端凹陷中，左右各一。

**主治**：中风牙关不开，失音不语，口眼㖞斜，口吐沫，牙痛颊肿，不可嚼物。颈部诸筋神经痛或收缩，回顾不能。下颌脱臼，面神经痉挛。

**疗法**：令病人侧坐，头靠壁上，医者亦站在侧面，用寸半针，直入针，针三分。针对神经时酸麻直透面上。灸三壮，炷如小麦大。口眼㖞斜者，病左治右，病右治左。

## 三、颈部

24. 廉泉

**位置**：在颔下结喉之间，即喉隆起之上方，颈横纹微斜上。

**主治**：支气管炎，喘息，咽喉炎，呕吐，舌下肿，舌根部诸筋萎缩，舌纵涎出。

**疗法**：令病人仰头，头靠壁上，或睡于诊床上，医者站在前，用一寸针，直入针，最多入一分，不可深刺，恐伤咽喉。灸三壮。

### 25. 天突

**位置**：在甲状软骨下二寸，胸骨之上端，颈窝正中央。

**主治**：颜面充血，喘息，声门肌痉挛，咽喉炎，扁桃腺炎，急性舌骨筋麻痹，言语不能，呕吐，良性肿瘤，食不下。肺痈，咯吐脓血，咳嗽。

**疗法**：令病者仰头，头靠壁上，医者坐在前，用一寸针，针向胸下针，方不致刺着咽喉。针一分深，不可加深。针对神经时酸麻入咽喉。

## 四、胸部

### 26. 膻中

**位置**：两乳之正中间凹陷中，胸骨体部。

**主治**：一切气病，上气、短气、哮喘、咳嗽、噫气。食道狭窄，食道癌，呕吐涎沫脓血，妇人乳汁少，胸膜神经痛，小儿吐乳。

**疗法**：令病人仰卧于诊床上，解开内衣，医者坐于侧，灸七壮。禁针。

### 27. 中庭

**位置**：膻中穴下一寸六分，即乳下之一肋骨间横对过，胸骨体部。

**主治**：肺充血，喘息，扁桃腺炎，食道狭窄，小儿吐乳。

**疗法**：令病人仰卧于诊床上，解开内衣，医者坐于其侧，用一寸针，针一分。灸七壮。

### 28. 乳根

**位置**：乳头之直下一寸六分，心尖搏动部，去中行胸骨四寸，左右各一。

**主治**：乳腺炎，乳痈，咳嗽，肋膜炎（胸膜炎），肋间神经痛及麻痹，手臂神经痉挛，噫气。

**疗法**：令病人仰卧于诊床上，解开内衣，医者坐其侧，用一寸针，直入针，针三分。灸五壮。

## 五、腹部

### 29. 鸠尾

**位置**：脐上七寸，在胸骨剑状突起下一寸。

**主治**：心惊悸，心膜炎。癫痫，狂呆，脑神经衰弱。喘息，肺气肿。

疗法：令病人仰卧，解开内衣，医者坐其侧，灸三壮。禁针，针恐伤破膈膜。

## 30. 巨阙

**位置**：脐上六寸，去鸠尾一寸。

**主治**：上气咳逆，胸满气痛，九种心痛，发狂，横膈膜痉挛，直腹筋痉挛。

**疗法**：令病人仰卧，解开内衣，医生坐其侧，用寸半细针，直入针，针六分。灸七壮。

## 31. 上脘

**位置**：脐上五寸。

**主治**：九种心痛，心中烦热，痛不可忍，腹膜炎，肠疝痛，饮食不化，霍乱，呕吐，胃癌，气胀积聚、坚大如盘，黄疸，癫痫，虚痨吐血。

**疗法**：令病人仰卧，解开内衣，医生坐其侧，用寸半细针，直入针，针八分。灸五壮。针对神经时胃部感酸麻。

## 32. 中脘

**位置**：脐上四寸。

**主治**：胃炎，胃扩张，胃痉挛，消化不良，胃出血，胃溃疡，胃癌，肠神经痛，腹膜炎，肾脏炎。泄泻，赤痢，霍乱，癫痫，九种心痛，脱肛，黄疸，产后晕厥。

**疗法**：令病人仰卧，解开内衣，医生坐其侧，用寸半细针，直入针，针八分。灸七壮。针对神经时胃部感酸麻。

## 33. 建里

**位置**：脐上三寸。

**主治**：水肿病，呕吐，消化不良，下腹部痉挛，胸中痞满，胃癌。

**疗法**：令病人仰卧，解开内衣，医生坐其侧，用寸半细针，直入针，针五分，留十呼。灸五壮，孕妇忌灸。针对神经时胃部感酸麻。

## 34. 下脘

**位置**：脐上二寸。

**主治**：胃扩张，胃痉挛，消化不良，胃炎，胃癌，呕吐，肠鸣，胰癌，胃蠕动不安。

**疗法**：令病人仰卧，解开内衣，医生坐其侧，用寸半细针，直入针，针八分，留三呼。灸五壮，孕妇忌灸。针对神经时胃部感酸麻。

### 35. 水分

**位置**：脐上一寸。

**主治**：水肿病，腹部鼓胀，腹神经痉挛，局发痉挛，肠雷鸣，慢性肠炎，胃弱，食欲减退，腰背痉挛，小儿囟陷，小便不通。

**疗法**：令病人仰卧，解开内衣，医生坐其侧，用寸半细针，直入针，针八分，留五呼。灸十壮。

### 36. 神阙

**位置**：当脐之中心。

**主治**：脑出血，慢性肠炎，下痢，水肿病，腹部鼓胀，肠雷鸣，脱肛，急性诸病，妇人血冷不孕，小儿乳痫不止，风痫角弓反张，霍乱，吞鸦片自杀，大小便不通。

**疗法**：令病人仰卧，解开内衣，禁针。灸时需纳盐满脐中，可灸百壮，灸时内部觉蠕动。

### 37. 阴交

**位置**：脐下一寸。

**主治**：气痛如刀绞，腹部坚痛、下引阴中，不得小便，两丸疝痛，阴汗湿痒，腰部、膝部之痉挛，子宫内膜炎，月经不顺，产后恶露不止，水肿，不孕，小肠气痛。

**疗法**：令病人仰卧，解开内裤。医生坐其侧，用寸半细针，直入针，针五分。灸五壮。针对神经时酸麻直达生殖器。

### 38. 气海

**位置**：脐下一寸五分。

**主治**：下焦虚冷、上冲心腹，或呕吐不止，或阳虚不足。惊恐不卧，奔豚七疝。小肠、膀胱癖瘕结块，状如覆杯。脐下冷气，阳脱欲死，阴证伤寒卵缩，四肢厥冷，小便赤涩，羸瘦，五淋，白浊，妇人赤白带下，月经不调，产后恶露不止。绕脐腹痛，遗尿，盲肠炎，肠出血，子宫出血，膀胱括约肌麻痹，遗精，气喘，一切气疾，便秘，水肿。

**疗法**：令病人仰卧，解开内裤，医生坐其侧，用寸半细针，直入针，针一寸。可灸百壮。针对神经时酸麻直达生殖器。

### 39. 石门

**位置**：脐下二寸。

**主治**：腹胀坚硬，水肿肢满，小腹痛，泄泻不止，咳逆上气，吐血，卒疝疼痛，阴囊入小腹，子宫神经痉挛，淋疾，妇人因产恶露不止、遂结成块，崩中漏下。

**疗法**：令病人仰卧，解开内裤。医生坐其侧，用寸半细针，直入针，针六分，留三呼。灸三壮。女性不宜针灸，古人云犯之绝嗣。

### 40. 关元

**位置**：脐下三寸。

**主治**：积冷诸虚百损，脐下绞痛，渐入阴中，冷气入腹，少腹奔豚，夜梦遗精，白浊，五淋，七疝，小便赤涩，遗溺，小便不通，妇人带下，子宫癌，经水不通，不妊或妊娠下血，或产后恶露不止，或月经断绝，气喘，肠出血，小便不禁，膀胱麻痹。

**疗法**：令病人仰卧，解开内裤，医生坐其侧，用寸半细针，直入针，针八分至一寸二分，留七呼。灸三壮。针对神经时酸麻直达生殖器。孕妇忌针灸。

### 41. 中极

**位置**：脐下四寸。

**主治**：阳气虚惫，冷气时上冲心，尸厥恍惚，失精无子，腹中脐下结块，子肿，奔豚，七疝，五淋，小便赤涩不利，妇人下元虚冷，不妊症，血崩，白浊，因产恶露不行、胎衣不下，经闭不通，血积成块，子门肿痛，不得小便，子宫癌，输卵管癌。

**疗法**：令病人仰卧，解开内裤，医生坐其侧，用寸半细针，直入针，针八分，留十呼。灸三壮，灸不及针。针对神经时酸麻直达生殖器。

### 42. 曲骨

**位置**：脐下五寸。

**主治**：失精，下腹痉挛，膀胱炎，淋疾，尿闭，子宫内膜炎，子宫溃疡，子宫出血。

**疗法**：令病人仰卧，解开内裤，医生坐其侧，用寸半细针，直入针，针五分，留七呼。灸七壮。针对神经时酸麻直达生殖器。

### 43. 天枢

**位置**：脐旁二寸（以脐之中心为标准），左右各一。

**主治**：慢性胃肠炎，肠黏膜炎，肠癌，下痢黏液，寄生虫病，水肿病，肾脏炎，子宫内膜炎，月经不调。久积冷气，绕脐切痛，时上冲心。烦满呕吐，霍乱，虚损瘦弱，肠鸣。

**疗法**：令病人仰卧，解开内裤，医生坐其侧，用寸半细针，直入针，针八分，留十呼。灸五壮至百壮。针对神经时小腹感酸麻。孕妇忌针灸。

### 44. 水道

**位置**：天枢下三寸，关元之旁二寸，左右各一。

**主治**：肩背强急酸痛，膀胱炎，尿闭，睾丸炎，脊髓炎。脱阳，子宫及腔口冷却，月经困难，大小便不通，水肿。

**疗法**：令病人仰卧，解开内裤，医生坐其侧，用寸半细针，直入针，针五分。灸五壮，灸多壮后有手脚感酸麻者。

### 45. 归来

**位置**：水道穴下一寸，中极之旁二寸，左右各一。

**主治**：睾丸炎，阴茎神经痛，子宫冷却症，卵巢炎，月经闭止，腔内炎，不妊症，腔神经痛，睾丸上缩入腹，小肠气痛。

**疗法**：令病人仰卧，解开内裤，医生坐其侧，用寸半细针，直入针，针五分。灸五壮，灸多壮后有手脚感酸麻者。

### 46. 气冲

**位置**：归来下一寸，曲骨旁二寸，左右各一。

**主治**：逆气上攻，心腹胀满，不得正卧，睾丸炎，子宫冷却，不妊症，卵巢炎，月经闭止，阴茎痛，阳痿，难产，胎衣不下。

**疗法**：令病人仰卧，解开内裤，医生坐其侧，用寸半细针，直入针，针三分。灸七壮。刺对神经时酸麻到睾丸。

### 47. 期门

**位置**：脐上六寸旁开三寸半，上直两乳，左右各一。

**主治**：伤寒胸中烦热，过经不解热入血室。肋膜炎（胸膜炎），肾脏炎，喘息，食后吐水，肋骨神经痛，泄泻，霍乱，腹膜炎，难产。

**疗法**：令病人仰卧，解开内衣，医生坐其侧，用寸半细针，直入针，针四分。灸五壮。

## 六、侧腹部

### 48. 章门

**位置**：脐旁季肋之端，屈肘于侧腹上，肘尖尽处，左右各一。

**主治**：两肋积气如卵石，膨胀腹鸣，消化不良，肠胁痛，腹膜炎。咳喘不得卧。腰脊冷痛不得转侧，肩背不举，伤饱身黄瘦弱，泄泻，呕吐。总理脏腑诸疾，脾大。

**疗法**：令病人侧卧，解开内衣，屈肘于侧腹上，肘尖尽处，肋骨之下，爪掐为记，用寸半细针，直入针约六分。灸三壮。

### 49. 带脉

**位置**：脐旁八寸，左右各一。

**主治**：七疝，妇人小腹痛，里急后重，两胁气引背痛，月经不调，子宫痉挛，子宫内膜炎。

**疗法**：令病人正卧，解开内衣，量脐旁八寸处。用寸半细针，直入针，约八分。灸五壮。

## 七、背部

取背部之经穴，须令病人除去内外衣，正坐，低头，屈其背脊，则椎骨开（胸椎共有十二块），容易取得，如天冷或女界来治，当令其反穿其衣，下扣衫钮，一则易得正确之位置，二则不致受寒。

### 50. 大椎

**位置**：第一胸椎之上凹陷中，与肩面平。

**主治**：主泻胸中之热及诸热气，疟疾，肺气肿，五劳七伤，歇斯底里。颈项部痉挛，不能回顾。寒热风气痛，气短不语，呕吐，盗汗，头项强痛。

**疗法**：令病人正坐，低头，屈其背脊，则脊椎开。取最高脊骨之下（约与肩平），用寸半针，直入针，针五分，留三呼。灸五壮。针对神经时酸麻直达心区。

### 51. 陶道

**位置**：第一胸椎之下。

**主治**：间歇热，肺痨，颈项部及肩胛部诸筋痉挛，头重目瞑，瘾疹，寒战。

**疗法**：令病人正坐，低头，屈其背脊，使椎骨开。摸得第一胸椎之下，用寸半针，直入针，针五分。灸五壮。针对神经时酸麻直达胸内。

### 52. 身柱

**位置**：第三胸椎之下。

**主治**：腰背痛，癫痫，狂走，怒欲杀人，瘾疹身热，妄言妄见，小儿惊痫，咳嗽，肺痨，疔疮，神经衰弱。

**疗法**：令病人正坐，低头，屈其背脊，摸得第三胸椎之下，用寸半针，直入针，针三分。灸五壮。针对神经时酸麻直达心区。

### 53. 神道

**位置**：第五胸椎之下。

**主治**：心脏诸病，头痛，脑神经衰弱，健忘，惊悸，颊颌炎，下颌脱臼，小儿搐搦。

**疗法**：令病人正坐，低头，屈其背脊，摸得第五胸椎之下，灸五壮。不宜针。

### 54. 灵台

**位置**：第六胸椎之下凹陷中。

**主治**：气喘不能卧，风冷久咳，疗疮。

**疗法**：令病人正坐，低头，屈其背脊，摸得第六胸椎之下，用寸半针，针三分。灸三壮。

### 55. 至阳

**位置**：第七胸椎之下凹陷中。

**主治**：咳嗽，黄疸，腰背神经痛，胃部厥冷症，食欲减退，肠雷鸣，倦言嗜卧。

**疗法**：令病人正坐，低头，屈其背脊，摸得第七胸椎之下，用寸半针，针五分。灸三壮。

### 56. 大杼

**位置**：第一胸椎之下，旁开一寸五分，陶道穴之旁一寸五分，左右各一。

**主治**：伤寒汗不出，项筋收缩，腰背筋痉挛，膝关节炎，不可屈伸。支气管炎。头痛，晕眩，胸膜炎，癫痫，痎疟，小肠气痛。

**疗法**：令病人正坐，低头，屈其背脊，两手交叉按左右肩上。摸得第一胸椎之下，旁开一寸五分处，用寸半针，直入针，针三分，留七呼。灸三壮。

### 57. 风门

**位置**：第二胸椎下，旁开一寸五分，左右各一。

**主治**：主泻一身热风，哮喘，鼻流清涕及一切鼻病，胸膜炎。颅顶部及颈项部痉挛。支气管炎，百日咳，嗜眠，呕吐，胸背部诸筋痉挛，痈疽，黄疸，发背，易感风寒。

**疗法**：令病人正坐，低头，屈其背脊，两手交叉按左右肩上。摸得第二胸椎下，旁开一寸五分处，用寸半针，直入针，针五分。灸五壮。针对神经时有酸麻直达鼻孔中者，亦有酸麻直达总气管者。

### 58. 肺俞

**位置**：第三胸椎之下，旁开一寸五分，身柱之旁一寸五分，左右各一。

**主治**：主泻五脏之热，肺结核，肺炎，哮喘，肺出血，肺水肿，支气管炎，心脏麻痹，骨膜炎，食后吐水，腰背神经痛，龟背，咳嗽。

**疗法**：令病人正坐，低头，屈其背脊，两手交叉按左右肩上。摸得第三胸椎下，旁开一寸五分处，直入针，针五分。灸三壮。针对神经时酸麻直达心区。

### 59. 心俞

**位置**：第五胸椎之下，旁开一寸五分，神道之旁一寸五分，左右各一。

**主治**：心内膜炎，心脏病喘息，癫痫，恍惚心惊，发狂，健忘，音哑，小儿气不足、数岁不能语，食道狭窄，偏风半身不遂，中风偃卧不得。主泻五脏之热，遗精，白浊。

**疗法**：令病人正坐，低头，屈其背脊，两手交叉按左右肩上。摸得第五胸椎之下，旁开一寸五分处，用寸半针，直入针，针五分。灸三壮。针对神经时酸麻直达心区。

### 60. 膈俞

**位置**：第七胸椎之下，旁开一寸五分，至阳穴之旁一寸五分，左右各一。

**主治**：心脏内外膜炎，心脏肥大，心脏麻痹，胸膜炎，喘息，支气管炎，胃炎，胃痉挛，呕吐，食道狭窄，食欲减退，肠炎，肠出血，骨膜炎，恶疽，四肢倦怠，自汗盗汗，一切血症。阴疽久流脓水不愈者，灸一两次愈。

**疗法**：令病人正坐，低头，屈其背脊，两手交叉按左右肩上。摸得第七胸椎之下，旁开一寸五分处，用寸半针，直入针，针三分，留七呼。灸三壮。

### 61. 肝俞

**位置**：第九胸椎之下，旁开一寸五分。左右各一。

**主治**：主泻五脏之热。肋间神经痛，胸骨部痉挛，热病后眩晕，泪液过多，热痛生翳，或热病后因食五辛患目，呕血。

**疗法**：令病人正坐，低头，屈其背脊，两手交叉按左右肩上。摸得第九胸椎之下，旁开一寸五分处，用寸半针，直入针，针三分，留六呼。灸三壮。

### 62. 胆俞

**位置**：第十胸椎之下，旁开一寸五分，左右各一。

**主治**：发热，恶寒，头痛，黄疸，口干苦，呕吐，食道狭窄，咽喉炎，腋下腺炎，胸膜炎，骨蒸劳热，倦言嗜卧。

**疗法**：令病人正坐，低头，屈其背脊，两手交叉按左右肩上。摸得第十胸椎之下，旁开一寸五分，用寸半针，直入针，针三分，留七呼。灸三壮。

### 63. 脾俞

**位置**：第十一胸椎之下，旁开一寸五分，左右各一。

**主治**：主泻五脏之热，胃痉挛，胃弱，或饮食倍多。烦热嗜卧，胃出血，肠炎，呕吐胆汁，下痢，黄疸，喘息，食道狭窄，水肿病，腹胀引背痛，久年疟疾。

**疗法**：令病人正坐，低头，屈其背脊，两手交叉按左右肩上。摸得第十一胸椎之下，旁开一寸五分之处，用寸半针，直入针，针三分，留七呼。灸三壮。

### 64. 胃俞

**位置**：第十二胸椎之下，旁开一寸五分，左右各一。

**主治**：胃癌，胃炎，胃痉挛，胃扩张，消化不良，肠炎，呕吐，腹部膨胀，肠雷鸣，肝脏肥大，视力缺乏，小儿夜盲、吐乳、青便、羸瘦、十二指肠虫，霍乱。

**疗法**：令病人正坐，低头，屈其背脊，两手交叉按左右肩上。摸得第十二胸椎之下，旁开一寸五分之处，用寸半针，直入针，针三分，留七呼。灸三壮。

### 65. 膏肓

**位置**：第四胸椎之下，去脊三寸，左右各一。

**主治**：百病皆疗。肺结核，神经衰弱，梦遗，失精，健忘，盗汗。疟发时针此即止。

**疗法**：令病人正坐，低头，屈其背脊，两手交叉按左右肩上。摸得第四胸椎之下，旁开三寸之处，用寸半针，针三分。灸七壮至百壮，灸后须灸足三里。针对神经时全身酸麻。

## 八、腰部

### 66. 命门

**位置**：第二腰椎之下，与脐相对。

**主治**：肾虚腰痛，赤白带下，淋浊，泄精，耳鸣，手足冷痹挛，脑膜炎，头晕，头痛如破，身热如火，疟疾，瘰疬，肠疝痛，痔漏，脱肛，泄痢，血崩，夜尿，脚冷，青盲。

**疗法**：令病人直立，以杖自地度至脐下口处，以墨点记，然后将此杖移至病人之后，亦由地起，在腰部脊之正中线，墨点记处，爪掐为记。令病人正坐，屈其背脊，在爪掐处，用寸半针，直入针，针五分，针对神经时酸麻直达尾闾骨处。灸三壮，年满二十者多灸之有绝子之恐云。

### 67. 阳关（腰阳关）

**位置**：在第四腰椎之下。

**主治**：膝关节痛，不可屈伸，风痹不仁，筋挛不行，腰椎神经痛，肠炎。

**疗法**：令病人正坐，屈其腰脊，使腰椎开，数得第四腰椎之下，用寸半针，针五分。灸五壮。

## 68. 腰俞

**位置**：尾闾骨之上部，当骶骨管裂孔处。

**主治**：腰脊神经痛，不得俯仰。腰以下至足冷痹不仁，强急不得坐卧。小儿夜尿症。

**疗法**：令病人正坐，屈其腰，摸得骶骨尽处尾闾骨之上端骨下，用寸半针，直入针，针三分，留三呼。灸五壮。

## 69. 长强

**位置**：尾闾骨端五分之处，肛门之上。

**主治**：腰脊强急不可俯仰，狂病，大小便难，肠风下血，小肠气痛，五痔，五淋，下部疳蚀，洞泄失精，呕吐，小儿囟陷，惊痫，瘈疭，脱肛，泻血，缩阳，产崩，上吐下泻。

**疗法**：令病人伏于地上，臀向上。（或令病人侧卧，一手扶臀部。使筋肉离开，针向尾闾骨斜入。）如需灸治，则小腹处垫以棉物，方能持久。摸得尾闾骨之下，用寸半针，斜针向上，约五六分，以大痛为度。灸二三十壮，灸不及针。针对神经时酸麻直达脊髓内。

## 70. 三焦俞

**位置**：在第一腰椎下，去脊一寸五分，左右各一。

**主治**：胃痉挛，食欲减退，消化不良，呕吐，肠炎，肠雷鸣，肾脏炎，腰椎神经痛，伤寒，头痛，眩晕，脑缺血。

**疗法**：令病人正坐，屈其腰脊，摸得第一腰椎骨之下，旁开一寸五分之处，用寸半针，直入针，针五分，留七呼。灸三壮。

## 71. 肾俞

**位置**：第二腰椎下，去脊一寸五分，与脐相对旁开一寸五分，左右各一。

**主治**：主泻五脏之热。虚劳羸瘦，面目黄黑。肾虚耳聋，腰痛，梦遗，精滑精冷，腰寒如冰，脚膝拘急。身热头痛，震寒心腹膨胀，两胁满，痛引少腹，少气溺血，便浊淫泺，赤白带下，月经不调，阴中痛，五劳七伤，虚惫无力，足冷如冰，洞泄食不化，身肿如水。男女久积气痛，变成痨疾。夜尿，肾脏炎，肝脏肥大，糖尿病。

**疗法**：依取命门穴法，先取命门穴，然后在命门穴左右一寸五分之处，用寸半针，直入针，针五分，留七呼。灸三壮。针对神经时酸麻直达臀部。

## 72. 志室

**位置**：第二腰椎之下，去脊三寸，肾俞穴之旁一寸五分，左右各一。

**主治**：梦遗失精，阴具神经痛，阴门脓肿，阴部诸疮，肾脏炎，淋疾。

**疗法**：依取命门穴法，先取命门穴，取得后左右旁开三寸之处，用寸半针，直入针，针五分，针对神经时酸麻直达臀部。灸五壮。

### 73. 上髎

**位置**：第一骶骨孔部，去脊一寸，左右各一。

**主治**：便闭，尿闭，呕吐，衄血，腰痛，坐骨神经痛，膝盖部厥冷，子宫内膜炎，子宫脱出，不妊症，月经不顺，一切生殖器病。

**疗法**：令病人正坐，屈其腰脊，去脊一寸之处，第一骶骨孔部，用寸半针，直入针，针三分。灸三壮。

### 74. 次髎

**位置**：第二骶骨孔部，去脊一寸少，左右各一。

**主治**：便闭，尿闭，呕吐，腰痛，坐骨神经痛，腰以下至足不仁，膝盖部厥冷，子宫内膜炎，子宫脱出，不妊症，月经不顺，淋疾，睾丸炎。

**疗法**：令病人正坐，屈其腰脊，去脊一寸少之处，摸得第二骶骨孔部，用寸半针，直入针，针三分，针对神经时酸麻直达膝上。灸五壮。

### 75. 中髎

**位置**：第三骶骨孔部，去脊一寸少，左右各一。

**主治**：便闭，尿闭，呕吐，腰痛，坐骨神经痛，子宫内膜炎，月经不顺，睾丸炎。

**疗法**：令病人正坐，屈其腰脊，去脊一寸少处，摸得第三骶骨孔部，用寸半针，直入针，针三分，针对神经时酸麻直达膝上。灸三壮。

### 76. 下髎

**位置**：中髎下内方凹陷中。

**主治**：便闭，尿闭，腰痛，子宫内膜炎，月经不顺。

**疗法**：令病人正坐，屈其背脊，摸得近脊骨处，中髎下内方凹陷中，用寸半针，针三分。灸五壮。

## 九、上肢

### 77. 肩井

**位置**：在肩上凹陷中，即锁骨与肩胛棘之中间，左右各一。

**主治**：颈项部痉挛，前膊疼痛，两手不能向头，冲心性脚气，中风，气塞涎上不语，神经衰弱，产后子宫出血，眩晕，早产后下肢厥冷，乳痈，瘰疬。

**疗法**：令病人正坐，头背靠壁上，医者左手按其肩上，里面觉酸麻处，用寸半针，直入针，针六分。灸三壮。孕妇禁针。针对神经时酸麻直入胸里。

## 78. 巨骨

**位置**：肩胛上部，锁骨外端与肩胛冈之间，左右各一。

**主治**：小儿搐搦，上膊部麻痹疼痛，肩臂屈伸不能，气喘。

**疗法**：令病人正坐，头背靠壁上。医者手按病人锁骨至肩之尽处，病人觉酸麻之处用寸半针，直入针，针三分。灸七壮。

## 79. 肩髃

**位置**：肩端之肩髆，两骨之间，举臂有空陷，即肩尖之中央，左右各一。

**主治**：中风，半身不遂。肩臂筋骨酸痛、麻痹，不能上头。伤寒作热不已，劳气泄精，憔悴，四肢热，瘰疬，主泻四肢之热，肩端红肿，两手麻痹。

**疗法**：令病人侧坐，医生手按病者肱骨尽处，遂叫病人举手向上，以试是否在肱骨之上端陷中，如是，然后爪掐之。如觉酸麻，即直针入肉，用寸半针，针六分，留七呼。灸七壮，灸不及针。不可灸多，多则使臂细。针对神经时全手臂感酸麻。

## 80. 尺泽

**位置**：肘中横纹之中央，稍偏拇指侧，筋骨罅陷中，左右各一。

**主治**：肺结核，咯血，支气管炎，肋膜炎（胸膜炎），喘息，四肢运动麻痹，膀胱麻痹，精神病，前膊部痉挛，小儿痉挛，汗出中风，寒热痎疟，喉痹，腹痛，乳痈，肘痛，肘挛。

**疗法**：令病人伸手案上，掌向上，医者左手按肘中，遂令病人屈其肘，手向上举，以试所按处是否在肱骨与桡骨之间及各腱之中，如取穴不误，用寸半针，直针刺入，针三分，针对神经时酸麻直至手指。禁灸。

## 81. 列缺

**位置**：腕外侧上一寸五分，以两手之大、食二指之虎口交叉，食指尽处，筋与骨之间，左右各一。

**主治**：偏风，口眼㖞斜，手肘痛无力，遍身麻痹，口噤不开，痰疬寒热，咳嗽，喉痹，痰涎壅上，纵唇，健忘，惊痫，善笑，妄言妄见，面目四肢肿痛，小便热痛，男子阴中疼痛，尿血精出，偏正头痛，肺结核，喘息，头项诸病，死胎不下，乳痈。

**疗法**：令病人对坐，伸手案上，掌向侧，桡骨在上，尺骨在下，医者左手按其寸关尺之尺位桡骨侧（约寸半），爪切之觉酸麻又不在动脉之处者，用寸半针，乃向桡骨边直下针，约二三分，酸麻能直达手指或臂膊。可灸三壮。

### 82. 经渠

**位置**：腕外侧上五分，寸口脉中，距列缺穴一寸，左右各一。

**主治**：伤寒热病汗不出，扁桃腺炎，喘息，食道痉挛，咳逆，胸背拘急，衄血。

**疗法**：令病人对坐，伸手案上，掌向上，医者取腕后五分爪之酸麻处，血管侧，用寸半针，直针刺入，约二三分，针对神经时手臂感酸麻，留三呼。禁灸，灸则伤血。

### 83. 太渊

**位置**：腕掌侧之横纹端，当腕桡关节部，左右各一。

**主治**：偏正头痛，肘痛，咳嗽，肺脏肥大，肺及支气管出血，胸部神经痛，前臂神经痛，失眠，气刺两乳，食道狭窄，掌心热，调脉不匀，一切危症。

**疗法**：令病人对坐，伸手案上，掌向上，取得桡骨与舟状骨之关节部，爪之酸麻处，血管旁，用一寸针，直针约二分，留二呼。灸三壮。针对神经时手臂感酸麻。

### 84. 少商

**位置**：拇指内侧端（近食指一边之反对侧），去指甲二三分，左右各一。

**主治**：危急喉痛，小儿乳蛾，急慢惊风，癫痫，衄血，食道狭窄，脑出血，颊颌组织炎，口内出血，舌下软瘤，重舌，唇焦，手指痉挛，刺此穴出血能泄诸脏之热。凡初中风、卒仆昏沉、痰涎壅盛、不省人事、牙关紧闭、药水不下，急以三棱针针此穴与诸井穴（即大敦、窍阴、少泽、少冲、厉兑、隐白、商阳、至阴、涌泉、关冲、中冲等穴）出血，乃起死回生救急之妙法。

**疗法**：令病人伸拇指，医者执其全拇指，以左手指甲用力掐其指甲之内侧（不近食指边）约二三分处（指甲之后二三分），使感麻木，俾下针时不觉甚痛。用一寸针，针一分，针对神经后酸麻直达咽喉，然后用手强压之使出血少许。禁灸。

**附**：唐刺史成君绰忽颔肿大如升，喉中闭塞，水粒不下，三日。甄权以三棱针刺之（少商），微出血立愈。

### 85. 曲泽

**位置**：肘之横纹中之内廉中，尺泽与少海中间，左右各一。

**主治**：心脏炎，支气管炎。臂肘神经痛，不可屈伸。呕吐，霍乱，中风，吐血。

**疗法**：令病人伸手案上，掌向上，医者按其肘内廉有大静脉处，病人又感酸麻者，直入针，如非放血当避静脉管而从旁下针。用寸半针，针三分，留七呼，针对神经时酸麻直达手指。灸三壮。

### 86. 间使

**位置**：掌后正中线三寸，大陵穴上三寸，左右各一。

**主治**：伤寒结胸，心脏炎，中风气塞，昏危不语，卒狂，霍乱，干呕不止，所食即吐不停，肘肿肘挛，卒心痛，咽中如鲠，月经不调，子宫充血，小儿抽搐及夜啼。四肢脉绝不至者，灸之便通。癫痫，疟疾，妊娠呕吐，热病汗不出。

**疗法**：令病人伸手案上，掌向上，在桡骨端量上三寸两大腱之中。医者爪压之，不使腱走动。用寸半针，直入针，针三分。针对神经时，穴之上下感酸麻，留七呼。灸五壮。

### 87. 内关

**位置**：掌后正中线二寸，大陵穴上二寸，左右各一。

**主治**：胃痛，一切胃病。心脏炎，心外膜炎，胸中痞满，黄疸，眼球充血，肘臂神经痛，产后脑缺血，胎衣不下，胸腹诸病，腹中气块剧痛，肠鸣泄泻，食道癌，食道狭窄。

**疗法**：令病人伸手案上，掌向上，在桡骨端量上二寸两大腱之中，爪掐之。用寸半针，直下针，针五分。灸五壮。针对神经时酸麻直达胃部。

### 88. 大陵

**位置**：掌后尺骨、桡骨之尽处之间，腕关节之前面，左右各一。

**主治**：心脏炎，心外膜炎，胸胁神经痛，扁桃腺炎，口臭，头痛发热，胃出血，癫痫，小便如血，五指麻痹拘挛。凡卒患腰肿、附骨痛疽、痈肿、游风热毒，此等疾但初觉有异，即急灸五壮立愈。

**疗法**：令病人伸手案上，掌向上，在掌后腕关节部尺骨、桡骨尽处之间两腱中，爪掐之，不使大腱移动。用寸半针，直下针，约二三分，针对神经时五指感酸麻。灸五壮。

### 89. 劳宫

**位置**：在掌之中央，以中指、无名指屈向掌中，在两指头之中央，左右各一。

**主治**：高血压，血管硬化，鹅口疮，黄疸，小儿龈烂，癫痫，胁痛不可转侧，大小便血，热痔，呕吐，满手生疮。

**疗法**：令病人伸手案上，掌向上，医者左手按病人中指与无名指之第一节起始部，相对掌方面，用指甲掐之，觉酸麻处，用一寸针，直下针，约二分。灸三壮。

## 90. 中冲

**位置**：在中指之末端，去指甲约二分，左右各一。

**主治**：热病汗不出，头痛如破，身热如火，心脏炎，心内外膜炎，舌肿痛，中风不省人事，小儿夜啼，晕针。凡初中风暴仆昏沉、痰涎壅盛、不省人事、牙关紧闭、药水不入，急以三棱针针此穴出血，可起死回生。

**疗法**：医者左手执病人之全中指，以拇指甲掐病人中指端，指甲之下，用一寸针，直入针，针一分，针后压出血。禁灸。

## 91. 少海

**位置**：肘内廉去肘端五分凹陷中，左右各一。

**主治**：癫痫，项筋收缩、回顾不能，瘰疬，震颤麻痹，肋间神经痛，颜面神经痛，心痛。

**疗法**：令病人屈肘向头，掌向上，肘置案上，医者以手按其肘端内侧近五分之处，如觉酸麻直达尾指者，用一寸针，即直针入穴，如刺对神经必觉酸麻直达尾指，针三分。不宜灸。

## 92. 灵道

**位置**：腕侧后（尺骨边，下三穴同）一寸五分，左右各一。

**主治**：心内膜炎，心痛，急性舌骨筋麻痹，干呕，臂肘部疼痛，骨寒髓冷。

**疗法**：令病者伸手案上，掌向上，医者以手按尺骨尽处之上一寸五分之处，腱之内，用寸半针，直入针，针三分。灸三壮。

## 93. 通里

**位置**：腕侧后一寸，左右各一。

**主治**：头痛，眩晕，神经性心悸亢进，惊悸，扁桃腺炎，急性舌骨筋麻痹，眼球出血，上肢痉挛，月经过多，崩漏，子宫出血，遗尿，声带病。

**疗法**：令病者伸手案上，掌向上，医者以手按尺骨尽处之上一寸之所，腱之内，用寸半针，直入针，针三分。灸三壮。

## 94. 阴郄

**位置**：腕后五分，左右各一。

**主治**：心痛，盗汗，头痛，衄血，眩晕，神经性心悸亢进，扁桃腺炎，急性舌骨筋麻痹，胃出血，恶寒发热，子宫内膜炎，多汗。

**疗法**：令病人伸手案上，掌向上，医者以手按尺骨尽处之上五分之处，大腱之内，用寸半针，直入针，针三分。灸三壮。

## 95. 神门

**位置**：掌后豆骨之端凹陷中，左右各一。

**主治**：癫痫，狂走，痴呆，手臂挛掣，心脏肥大，鼻腔闭塞，产后脑缺血，神经性心悸亢进，扁桃腺炎，失音，失眠，吐血。

**疗法**：令病人伸手案上，掌向上，取其尺骨尽处凹陷中，用寸半针，直入针，针三分。灸三壮。

## 96. 少府

**位置**：在小指本节后骨缝凹陷中，左右各一。

**主治**：心胸痛，小儿疳积。

**疗法**：令病者伸手案上，医者以左手按其第四、五掌骨尽处之间，用寸半针，直入针，针二分。灸三壮。

## 97. 少冲

**位置**：在小指之内侧，去指甲约二分，左右各一。

**主治**：热病烦满，热病后衰弱，膈膜炎，肋间神经痛，神经性心悸亢进，上肢神经痉挛，喉头炎。凡初中风猝倒、暴昏沉、痰涎壅盛、不省人事、牙关紧闭、药水不下，急以三棱针针此穴与各井穴出血，有起死回生之妙。

**疗法**：医者以左手执病人小指第一、二节，以拇指甲掐其小指近无名指之侧指甲上约二分处，用一寸针，直入针，针一分。灸三壮。

## 98. 臂臑

**位置**：肩髃下三寸，曲池上七寸，左右各一。

**主治**：上臂神经痛，不能举手。颅顶部诸筋痉挛，瘰疬。

**疗法**：令病人脱去内衣，垂其臂。量得肩髃直下三寸处，臂之外侧正中，用寸半针，直入针，针五分，针对神经时酸麻直达手上。灸七壮。

## 99. 曲池

**位置**：肘外上臂骨下端之小头，与桡骨上端小头之关节部，左右各一。

**主治**：上臂神经痛，肩胛神经痛，臂肘神经痛，筋缓无力，屈伸不便，手不能上举，半身不遂，中风，胸膜炎，瘰疬，喉痹不能言，瘿疬，癫痫，痂疹，发热，癫狂，鹤膝，遍身癣癞，脑出血，高血压。

**疗法**：令病人屈其肘，手拇指按天突穴，余指按胸前，肘放案上，医者按其肘内上臂骨与桡骨接合部酸麻处，用寸半针，直入针，针五分。灸五壮。针对神经时手部、臂部都感酸麻。

## 100. 手三里

**位置**：曲池下二寸，按之肉起，锐肉之端，左右各一。

**主治**：中风手足不遂，霍乱，失音，齿神经痛，颊颔组织炎，瘰疬，肩背痛，肘臂神经麻痹，颜面神经麻痹，乳痈，肩痛与脐腹俱痛。

**疗法**：令病人屈其肘，肘放案上，在曲池穴下二寸，锐肉之端酸麻处，用寸半针，直入针，针三分。灸五壮。针对神经时手上感酸麻。

## 101. 合谷

**位置**：拇指食指歧骨间凹陷中，即第一掌骨与第二掌骨之接联部微前三分，左右各一。

**主治**：伤寒大渴，脉浮在表，发热恶寒汗不出，头痛，风疹寒热，痧疬，偏正头痛，面肿，目翳，唇吻不收，喑不能言，口噤不开，腰脊引痛，扁桃腺炎，齿痛，产后脉绝不还，喉痹，疥疮，鼻塞，面口舌诸病，疟疾，衄血，多汗，破伤风，急惊风。

**疗法**：令病人相对坐，伸手案上，医者按其第一掌骨与第二掌骨接合部酸麻处，用寸半针，针斜向臂下针，针对神经时如有电直达臂上，针五分，留六呼。灸六壮。孕妇禁针。

## 102. 商阳

**位置**：食指端内侧，去指甲二三分，左右各一。

**主治**：脑出血，颜面组织炎，扁桃腺炎，喉头炎，耳聋，耳鸣，口部诸筋退缩。凡中风猝倒、猝暴昏沉、不省人事、牙关紧闭、药水不下，急以三棱针针出血。

**疗法**：医者左手执病人全食指，令病者动摇不得，在近拇指边指甲上二三分处以爪强切之，用一寸针，直入针，针一分，留一呼。灸三壮。

## 103. 支沟

**位置**：腕后三寸两骨间，与间使穴相对，左右各一。

**主治**：心痛，热病汗不出，上臂神经痛，霍乱呕吐，妇人妊娠不通，产后脑缺血，骨神经痛，常习便秘，限局性痉挛，肋膜炎，暴喑不能言。

**疗法**：令病人伸手案上，掌向下，在桡骨与尺骨尽处中间量上三寸，桡尺骨之间，直入针，针三分。灸七壮。针对神经时，酸麻直达手上。

## 104. 外关

**位置**：腕后二寸，与内关穴相对，左右各一。

主治：耳聋，臂肘神经痛，不得屈伸，五指痛不能握，眼红肿，盗汗。

疗法：令病人伸手案上，掌向下，量桡骨上二寸处，尺桡二骨之间，用寸半针，直入针，针三分。灸三壮。

### 105. 中渚

位置：手之小指、无名指本节后陷中，左右各一。

主治：肩背痛，咽喉肿痛，眩晕头痛，耳聋，角膜白翳，肘臂红肿神经痛，扁桃腺炎，关节炎，五指屈伸不能，热病汗不出。

疗法：令病人握拳掌向下，医者手按第四、五掌骨尽处中间，量上五六分静脉侧，用寸半针，斜向上直入针，针三分。灸三壮。针对神经时酸麻直达臂上。

### 106. 液门

位置：小指、无名指之间合缝处陷中，左右各一。

主治：肘臂部痉挛红肿不能上下，耳聋，喉痛肿，齿龈炎，角膜白翳，惊悸妄言。

疗法：令病人握拳掌向下，医者以手按其第四、五掌骨尽处两骨之间，血管旁。用一寸针，直下针，针三分。灸三壮。

### 107. 关冲

位置：在无名指外侧去指甲二分，左右各一。

主治：热病汗不出，头痛口干苦，喉痹，喉闭，臂肘神经痛，目生翳膜。凡初中风猝仆昏沉、痰涎壅盛、不省人事、牙关紧闭、药水不下，急以三棱针刺此穴出血。

疗法：医者左手执病人第四指一、二、三节，以拇指爪第三节近尾指边指甲上约二三分，用一寸针，直入针，针一分，留一呼。灸三壮。

### 108. 腕骨

位置：在豌豆骨侧之旁侧，即手外侧腕前起骨下陷中，左右各一。

主治：热病汗不出，胁下痛不得息，颈项肿，耳鸣，冷泪生翳，肘臂不能屈伸，惊风瘈疭，五指挈挛，黄疸，手腕痛或无力。

疗法：令病人握拳，拇指、食指放案上，腕骨向上。医者手按第五掌骨与腕骨之间罅陷中，用寸半针，直入针，针三分，留三呼。灸三壮。

### 109. 后溪

位置：小指外侧本节后凹陷中，第五掌骨之前外端，左右各一。

**主治**：疟疾，衄血，颈项痉挛、回顾不能，肘臂痉挛，癫痫，耳聋，翳膜，疥疮，盗汗，汗流不止，局部多汗，腿膝痛，黄疸，腰背痛，手足麻木。

**疗法**：令病人握拳，拇指、食指放案上，腕骨向上，医者左手按其第五掌骨与第五指骨第一节关节部凹陷中，用一寸针，直入针，针三分，留二呼。灸一壮。

### 110. 少泽

**位置**：小指之外侧，去指甲二分，左右各一。

**主治**：头痛，扁桃腺炎，心脏肥大，前臂神经痛，颈项神经痉挛，产后乳闭作痛。凡初中风、猝暴昏沉、痰涎壅盛、不省人事，急以三棱针针此穴出血。

**疗法**：医者左手握病人小指第一、二、三节，以拇指指甲掐其小指外侧近指甲处约二三分，用一寸针，直入针，针一分，留一呼。灸一壮。

## 十、下肢

### 111. 曲泉

**位置**：膝内辅骨下，即膝部内缘之中央，左右各一。

**主治**：膝痛筋挛，膝胫冷，四肢不举、不能屈伸，七疝，肠神经痛，阴股神经痛及痉挛，胸腹部痉挛，四肢神经痛，尿闭，阴门痒，阴门肿痛，子宫脱出。

**疗法**：令病人侧坐，屈膝近贴大腿，不要离开。医者左手按病人膝腘窝上横纹尖与膝盖骨上缘一半处骨罅中酸麻处，用寸半针，直入针，针七分。灸三壮。

### 112. 膝关

**位置**：阴陵泉下约一寸许，胫骨下凹陷中，左右各一。

**主治**：风湿性关节炎，膝关节内侧疼痛、不能屈伸，咽喉痛。

**疗法**：令病人侧卧，屈膝如曲尺，摸得阴陵泉下约寸许，即胫骨尽处下一寸许。用寸半针，直入针，针四分。灸五壮。

### 113. 中封

**位置**：内踝前一寸，微下些，屈足见内踝前下面陷凹处便是，左右各一。

**主治**：膀胱炎，淋疾，全身麻痹，下肢冷却，阴缩入腹相引痛，行步艰难，失精。

**疗法**：令病人置足矮凳上，足趾离凳向上，医者在内踝前一寸微下些陷凹处，用寸半针，直入针，针四分。灸三壮。

## 114. 太冲

**位置**：行间穴后寸半，左右各一。

**主治**：虚痨呕血，腰痛，浮肿，腰引小腹痛，两丸蹇缩，七疝，足寒，大小便难，阴痛，小便淋癃，小肠疝气，行酸、踝痛，女子月水不通或漏血不止，产后出血不止，小儿猝疝，脚痛膝肿，惊痫，喉痹，偏坠，眼朦。

**疗法**：令病人置足矮凳上，足趾亦着凳上，索得大趾、次趾第一节端中间量上二寸骨罅中。用寸半针，直入针，针三分，针对神经时脚面感酸麻。灸三壮。

## 115. 行间

**位置**：大趾、次趾合缝后五分，左右各一。

**主治**：七疝，腹膜炎，肠神经痛，便秘，遗尿，阴茎痛，糖尿病，月经过多，崩漏，小儿急性搐搦，腰痛不可俯仰，膝肿，小腹痛，消渴。

**疗法**：令病人置脚矮凳上，足趾亦着凳上，医者索得大趾、次趾第一节端中间上五分处骨罅中，用寸半针，直入针，针三分，留十呼。灸三壮。

## 116. 大敦

**位置**：大趾之外侧，去指甲二分，左右各一。

**主治**：上腹部及脐部肿胀而痛，肠疝痛，腰神经痛，便秘，遗尿，阴茎痛，五淋，七疝，糖尿病，月经过多，崩漏，子宫脱出，失神，小肠气痛，阳缩入腹，阴囊偏大。

**疗法**：医者左手执病人足大趾第一、二节，在大趾近次趾边去指甲二分处爪切之。用一寸针，直入针，针三分，留十呼。灸三壮。

## 117. 血海

**位置**：在膝盖骨内缘之上二寸，左右各一。

**主治**：腹膜炎，月经不调，子宫出血，子宫内膜炎，肾脏风，两腿疮痒湿不可当，五淋，疥疮，恶毒疮，暗疮。

**疗法**：令病人端坐，足趾履地，脚跟不着地，在膝盖骨上缘量上二寸做标记。将内侧之一半再分为二，取其正中点直入针，用寸半针，针五分，针对神经时酸麻直入小腹，有时亦及脚面。灸五壮。

## 118. 阴陵泉

**位置**：大腿骨下端之关节髁，与胫骨上端之内关节髁间凹陷中，左右各一。

**主治**：霍乱，胸膜炎，喘逆不得卧，胁下满，水胀腹坚，消化不良，腰痛不可俯仰，梦遗，失精，小便不通，遗尿，泄泻，足膝红肿，鹤膝，脚痛膝肿，腔内炎，失眠，淋浊。

**疗法**：令病人侧卧，屈其膝，内面向上，在胫骨尽处，向内侧弯之凹陷中，用寸半针，直入针，针五分，留七呼。灸三壮。针对神经时全腿酸麻。

### 119. 三阴交

**位置**：内踝上三寸，胫骨之后缘，左右各一。

**主治**：胃膨胀压重，食欲减退，消化不良，腹部膨胀，肠疝痛，肠鸣，下痢，四肢厥冷及倦怠，上肢疼痛及麻痹，尿闭，痔疾，遗尿，阴茎疼痛，白浊，遗精，早泄，月经过多，子宫出血，死胎不下，产后脑缺血，男女一切生殖器病，脚气，动脉硬化，高血压，膝神经痛，膝关节炎，难产，赤白带下，睾丸炎，全身水肿，失眠。

**疗法**：令病人侧卧，内侧向上，在足内踝尖量上三寸，胫骨侧边直入针，用寸半针，针三分，留七呼。灸三壮。妊娠不可针，针对神经时酸麻直达小腹。

### 120. 商丘

**位置**：内踝骨下，微前凹陷中，中封穴与内踝之间，左右各一。

**主治**：腹部膨胀，腹鸣，呕吐，便秘，痔疾，消化不良，黄疸，百日咳，小腹疼痛，不可俯仰，脚背痛。

**疗法**：令病人置足矮凳上，在内踝下部凹陷中，直入针，用寸半针，针三分，留七呼。灸三壮。

### 121. 公孙

**位置**：足大趾本节后一寸五分，适当高骨之下，左右各一。

**主治**：心脏炎，肋膜炎，胃痉挛，胃癌，呕吐，食欲减退，下腹痉挛，肠鸣下血，头部及颜面浮肿，癫痫，水肿腹胀，胃痛，胎衣不下。

**疗法**：令病人侧卧，内侧向上，摸得第一跖骨与第一楔状骨之关节内侧，用寸半针，直入针，针四分。灸三壮。

### 122. 大都

**位置**：足大趾本节之前凹陷中，左右各一。

**主治**：热病汗不出，全身倦怠，身重骨痛，伤寒手足逆冷，心内膜炎，胃痉挛，直腹筋痉挛，腰痛不可俯仰，四肢肿痛，便秘，霍乱，小儿痉挛，子宫出血，经量过多。

**疗法**：令病人侧卧，内侧向上，医者摸得拇趾第一节之前，用寸半针，直入针，针一分，留七呼。灸三壮。凡妇人孕后或新产未及三月不宜灸。

### 123. 隐白

**位置**：足大趾内侧端，距指甲内侧约二分，左右各一。

**主治**：腹膜炎，下肢厥冷，月经不止，子宫出血，月经不调，小儿痉挛，腹胀喘满不得卧，呕吐食不下，失神，失眠，脑出血，高血压。

**疗法**：医者左手执定病者足大趾第一、二节，爪掐第一趾（非近次趾边）第二节之末端近指甲处约二三分。用一寸针，直入针，针一分，留三呼，针对神经时酸麻直入大腿。古云禁灸。现有于虚脱时灸之而得痊愈者。

### 124. 复溜

**位置**：足内踝之上二寸，左右各一。

**主治**：脊髓炎，腹膜炎，睾丸炎，水肿病，下肢麻痹，盗汗，汗流不止，腰部痉挛不能俯仰，肠鸣腹痛，伤寒无汗，脚气，疟疾，脉微细不见或时无脉。

**疗法**：令病者侧卧，医者手按内踝上二寸大腿内侧，用寸半针，直入针，针三分，留七呼。灸五壮。

### 125. 太溪

**位置**：内踝之后，跟骨上方动脉陷中，左右各一。

**主治**：热病汗不出，四肢厥冷，心内膜炎，肋膜炎，横膈膜痉挛，咽喉炎，口内炎，喘息，吃逆，子宫痉挛，失眠，腰痛，脉沉手足寒，两足酸麻无力，惊痫风痹，跗关节炎。

**疗法**：令病人侧卧，医者手按其内踝骨后陷中血管侧。用寸半针，直入针，针三分，留七呼，针对神经时，酸麻直达大趾。灸三壮。

### 126. 照海

**位置**：内踝下四分凹陷中，左右各一。

**主治**：喉塞，四肢倦怠，歇斯底里，扁桃腺炎，肠鸣，子宫脱出，月经不调，半身不遂，腹中气痛，便秘，胎衣不下，七疝，癫痫，小便淋涩，难产。

**疗法**：令病人侧卧，医者手按内踝下约四五分内跟骨与舟状骨之间凹陷中。用寸半针，直入针，针三分，留六呼。灸七壮。

### 127. 涌泉

**位置**：足心凹陷中，将五趾屈，观凹陷中便是穴，左右各一。

**主治**：贫血，肺痨，癫痫，男子如蛊、女子如妊，小便痛，泄泻，霍乱，尿闭，腰痛大便难，转筋，足胫寒痛，五趾尽痛，足不履地，小肠气痛，小儿急痫，头痛如破，心脏炎，心悸亢进，子宫下垂，不妊症，急性扁桃腺炎，子宫痉挛，消渴，脑出血，脑膜炎，高血压。

**疗法**：令病人仰卧，伸其膝，在足底下，第一趾第一节与第五趾第一节中间窝陷中。用寸半针，针三分，留三呼。灸三壮。针对神经时酸麻直入脑内。

### 128. 环跳

**位置**：在大转子中，并两足而立，臀侧部有凹陷处是也，左右各一。

**主治**：坐骨神经痛，冷风湿痹不仁，胸胁相引痛，半身不遂，膝不得伸缩，遍身风疹，跛足，脚气，腰痛。

**疗法**：令病人侧卧，伸下腿，屈上腿，微解内裤，医者摸股骨尽处，与髋臼关节上缘间。遂令病人伸大腿，看看是否在股骨之后关节部。如找对，用二寸针，直入针，针一二寸。灸十壮。针对神经时酸麻直达脚趾。

### 129. 风市

**位置**：膝上大腿外侧之正中线，身躯直立，两手垂下，中指尽处便是，左右各一。

**主治**：腿膝无力，脚气，浑身瘙痒，麻痹，麻风，腰痛。

**疗法**：令病人侧卧以手垂直覆腿上，在大腿外侧正中中指尽处。用二寸针，直入针，针一寸。灸五壮。针对神经时酸麻直达脚面。

### 130. 阳陵泉

**位置**：在膝下胫骨尽处之斜向外凹陷中，按之酸麻处是穴，左右各一。

**主治**：偏风半身不遂，脚膝冷痹不仁，脚气筋挛，肋膜炎，肋间神经痛，关节炎，腰痛，颜面浮肿，便秘，腿痛，膝痛。

**疗法**：令病人端坐，置足矮凳上。在胫骨外侧之尽处斜向外弯处之宛宛中，用寸半针，直入针，针六分，留十呼。灸七壮。针对神经时酸麻直达脚面，亦透胸内。

### 131. 阳辅

**位置**：外踝之上四寸，微前三分，左右各一。

**主治**：腰痛，膝关节炎，筋痉挛，全身疼痛，腰部酸痛冷却，不能行立。

**疗法**：令病人侧卧，在外踝上，踝尖量上四寸，胫骨与腓骨之间。用寸半针，直入针，针三分。灸三壮。针对神经时酸麻到脚面。

### 132. 悬钟（一名绝骨）

**位置**：外踝上三寸。左右各一。

主治：脚气，肋膜炎，扁桃腺炎，肾脏炎，腰膝痛，筋骨挛痛，足不收，颈项部疼痛，手足不遂，行路艰难。

疗法：令病人侧卧，在外踝上除踝量上三寸，腓骨前缘。用寸半针，直入针，针五分，针对神经时酸麻直达脚面。灸五壮。

133. 丘墟

位置：外踝之前下凹陷中，胫腓关节之下端，第四趾之直上横纹中，左右各一。

主治：肋膜炎，呼吸困难，肠疝痛，腓肠筋痉挛，脚背痛，腰腿酸痛，痉挛。

疗法：令病人端坐，足置矮凳上，在外踝下微前，胫腓关节下端与跗骨之关节处，用寸半针，直入针，针五分，留七呼。灸五壮。

134. 足窍阴

位置：在第四趾外侧去指甲角约二分，左右各一。

主治：肋膜炎，心脏肥大，口内干燥，乳痛，喉痹，舌强。

疗法：令病人端坐，医者左手执其第四趾第一、二节，在第四趾第三节近尾边指甲上约二三分处，用一寸针，直入针，针一分，留七呼。灸三壮。

135. 阴市

位置：膝盖骨上三寸，微偏外侧，左右各一。

主治：腰部、大腿部、膝盖部冷却及麻痹，不得屈伸。脚气，腹水，子宫痉挛，震颤麻痹。

疗法：令病者端坐，足趾践地足跟不到地，在膝盖骨上缘量上三寸，点记之，把外面之一半，再分为二，取其正中点。用寸半针，直入针，针三分。灸三壮，一说不可灸。针对神经时酸麻直达脚趾。

136. 足三里

位置：阳陵泉下三寸，左右各一。

主治：主泻胃中之热，胃寒，消化不良，胃痉挛，食欲减退，羸瘦，腹膜炎，肠鸣，泄泻，便秘，尿闭，动脉硬化，高血压，四肢倦怠及麻痹，脚气，头痛，眩晕，腰痛，膝弱，不可俯仰，鹤膝，小肠气，四肢肿，腹水，霍乱，气喘，淋浊，肚腹诸病、不通。

疗法：令病人端坐，足置矮凳上，医者手摸胫骨上端外侧阳陵泉骨边向下量取三寸，在胫骨外缘骨侧，用寸半针，针八分，留七呼。灸三壮。针对神经时酸麻直达胃脏，亦达脚面。

### 137. 丰隆

**位置**：外踝上八寸，左右各一。

**主治**：肋膜炎，下肢痉挛及酸痛麻痹，屈伸不便，神经痛，头痛，面肿，便秘，尿闭，喉痹不能言，妇人心痛如刺，哮喘，痰多。

**疗法**：令病人端坐，足置矮凳上，医者取外踝与膝腘窝之一半处，胫腓两骨之间，用寸半针，直入针，针三分。灸三壮。针对神经时酸麻达脚趾。

### 138. 内庭

**位置**：在次趾、中趾之间，脚叉缝尽处之凹陷中，左右各一。

**主治**：月经困难，胃痛，咽喉痛，赤白痢，腹胀，牙痛，霍乱，泄泻，两足酸麻，水肿，喜静恶闻声，消化不良，四肢厥冷。

**疗法**：令病者端坐，足置矮凳上，医者左手摸第二趾第一节与第三趾第一节端中，用寸半针，向上斜入针，针二分，留五呼。灸三壮。

### 139. 厉兑

**位置**：在足次趾外侧去指甲角约二分，左右各一。

**主治**：肝脏炎，脑缺血，精神病，鼠蹊神经痛，腹水，失神，癫狂，足寒。

**疗法**：医者手按病人第二趾骨第二、三节，爪掐第三节外侧近第三趾边指甲发生根部，用一寸针，针一分，留一呼。灸一壮。

### 140. 委中

**位置**：当膝腘窝之正中，横纹之正中，左右各一。

**主治**：主泻全身四肢之热，麻风眉发脱落，疟疾，头重痉挛，腰脊背痛，脑出血，半身不遂，遗尿，尿闭，小腹坚，大腿痛，膝痛足软无力，膝难屈伸，流鼻血，虚汗，盗汗，背疖，咽喉疾患，高血压，脚跟痛。

**疗法**：令病者直立，手执实物以免动摇，或叫人扶定。医者手按其膝腘窝正中，叫病人屈其膝，看看是否在膝后正中，然后令病人直立，如要放血则找得静脉处下针，如不要放血，则在血管外用二寸针，针一寸五分，留七呼。禁灸。针对神经时酸麻直达脚跟亦达背部。

### 141. 承山

**位置**：委中穴直下八寸，委中穴直下与昆仑穴中间之正中，左右各一。

**主治**：全身痉挛，腓肠肌痉挛，痔疾，便血，淋疾，横痃，脚气，小儿痉挛，霍乱，癫疾，腰背痛，膝肿胫酸，破伤风，便秘，膝肿。

**疗法**：令病人直立，手按实物，以免动摇。脚趾履地，足跟离地，则腓肠肌斜向里。医者索得外踝后至膝腘窝之一半正中线左右正中，用二寸针，直入针，针一寸。灸五壮。灸不及针，针对神经时脚跟感酸麻。

## 142. 昆仑

**位置**：外踝之后侧，跟骨上之凹陷中，左右各一。

**主治**：头痛，晕眩，衄血，肩背部痉挛，腰痛，坐骨神经痛，跟骨炎，脚气，脚病，阴门肿痛，小儿急痫，胞衣不下，难产，足转筋，气喘，腿痛，失神。

**疗法**：令病者侧卧，医者手按外踝骨后下凹陷中，用寸半针，直入针，针三分，留十呼。灸三壮。孕妇禁针。针对神经时脚部感酸麻。

## 143. 申脉

**位置**：在外踝正中直下五分凹陷中，左右各一。

**主治**：头痛，晕眩，腰部及下肢疼痛，胫骨部麻痹、酸软，不能坐立伸屈，子宫痉挛，动脉硬化症，癫狂，遍身肿，耳聋。

**疗法**：令病者侧卧，医者手按外踝下五分陷中直入针，用寸半针，针三分，针对神经时酸麻达脚趾。不宜灸。

## 144. 至阴

**位置**：在小趾外侧去指甲约二分，左右各一。

**主治**：妇人横产手先出，服药不效，灸七壮，炷如小麦，下火立产（须加灸独阴穴）。

**疗法**：令病人侧卧，大趾在下，小趾在上。医者手按足小趾第一、二节，指甲掐第三节之外侧近指甲处，用一寸针，针一分。灸一壮，孕妇禁灸。

# 第三节　经外奇穴

## 1. 患门

**位置**：本穴在背部第五、六胸椎之间，去脊外开一寸五分左右。左右各一。

**主治**：本穴为全身虚弱、羸瘦无神、肺结核之特效穴。

**取法**：用毫不伸缩之麻绳一条，令病者直立，以绳之一端，齐病者足大趾之端，沿其足底之中央循后足跟上行，经小腿之后方，直上至膝腘中央委中穴处截断，即以此绳之端，于病者之鼻尖素髎穴处并齐，沿鼻中隔直上，经印堂、上星、百会、脑户、大椎直下，绳之尽处用墨点记（当用绳量时，令病者端坐，手按两膝，不稍移动），复用绳折叠，于鼻中隔下人中穴处起分开沿口角两边，成人字形，即就口角处剪断，又此绳就背部之点墨处，两边平均分开，成一字形，两端尽头即是患门穴，约去脊一寸五分。

**疗法**：本穴皆用灸法。每灸五壮或十壮，间三日灸一次，继续至三十壮止。

2. 四花

**位置**：本穴部位适当第五、六、七胸椎之四围，共四穴。

**主治**：本穴为羸瘦、全身衰弱、肺结核之特效穴。

**取法**：令病人端坐，头直平视。医者以细绳一条环其颈项，后与大椎相平。前与结喉相并。两绳头乃并齐下垂至胸之鸠尾骨尖处剪断。然后对绳移转至背部，绳之中心在大椎者，移在结喉之处。并结喉之绳移平大椎，成一对换方向。而两绳头即就大椎处相并下垂，移在第六胸椎之间。绳头到处，用墨点记。至是取穴工程已尽其半，另以细绳一条，作两折由病者之人中起，分向两端，与口角并齐剪断，即以此绳之中心，就背脊墨点处左右分开，两端尽处，亦用墨点记，仍以此原绳中央就两侧之墨点上下分开，两端用墨圈记，计脊骨左右共有四圈，即是灸点。

**疗法**：本穴亦只灸不针，每灸三壮、五壮或七壮，视其病之轻重增减，间三日灸一回，灸后亦当灸足三里与关元以应之。

3. 骑竹马

**位置**：本穴在背脊第九胸椎之旁。

**主治**：本穴为痈疽疔疮一切无名肿毒之特效穴。

**取法**：以竹片条一根，自病者之臂腕肘中尺泽穴起，量至中指端中冲穴止，截断备用。然后令病者裸其身。骑跨于竹或木之杠上，令两人抬起，病者之足约离地五分上下，腰背挺直。左右使人扶定，即以量得之竹片，沿其背脊下端竖立杠干上，贴近尾闾，上端适在背脊之第九胸椎上下，用墨点记。两旁各开一寸，即是本穴。

**疗法**：本穴用灸法，以二十壮至三十壮为度。

4. 腰眼（一名遇仙穴）

**位置**：本穴在第四、五腰椎之间，外开三寸八分之腰部凹陷处，左右各一。

**主治**：本穴专治肺痨、羸瘦衰弱、肾亏腰痛。

**取法**：病者裸体伏卧，两足伸直，两手掌相叠，上承头额，两肘尖与肩平。如是腰背平直，腰部左右显出二凹陷，即是正穴。

**疗法**：本穴可针四分，灸十一壮。

## 5. 太阳

**位置**：本穴在目外眦角与眉梢之间，向发鬓一寸五分之处，左右各一。

**主治**：对偏头痛、赤眼有特效。

**取法**：以中指或食指按病者之眼梢、眉梢之间，平向鬓发移动，向寸许地，觉有一凹陷者即是太阳穴。

**疗法**：偏头痛宜用针入五分左右，复以艾灸三壮，其痛立止。赤眼单用针法，不须灸。针时即在其部位处之表层，寻觅静脉以针刺出血有大效。如静脉不易觅得者，以棉绳或巾，紧绕其头部，则头部所有之静脉皆兴奋怒张，即可觅得而刺之。法至易也。

## 6. 海泉

**位置**：本穴在舌下之正中，即舌系带之处。

**主治**：本穴为治疗消渴、上吐下泻之特效穴。

**取法**：令病者张口，舌舐上腭不动，即可针得。

**疗法**：本穴单有针刺法。以粗针择定舌下之正中，舌系带之微上，直刺之约一分深。针随刺随出，不稍停留，使其出血一二滴，口渴即止。

## 7. 金津玉液

**位置**：本穴在舌下之表层，即舌系带左右之两条舌下静脉也。在左者曰金津，在右者曰玉液。

**主治**：本穴为治舌部红碎之特效穴。舌肿、口疮、消渴亦能愈。

**取法**：令病者张口，舌尖舐上腭，以箸横其舌下，使舌固定不动，然后施术。

**疗法**：择定舌下两边之最粗静脉以针锋点破之，即流出紫黑色之血，其病即愈。

**注意**：本穴与海泉同在舌下，主治功效大致相同，施术专在刺出血。但宜注意，不能断其血管。故取此二穴之针，针身宜粗，约倍毫针。针锋宜锐，手法要速，一点即出，庶不致误。

## 8. 百劳

**位置**：本穴在项之大椎穴直上二寸，外开一寸，左右各一。

**主治**：对颈项瘰疬有特效。

**取法**：以头部之同身寸法，从大椎骨上向发际量取二寸，向左右各开一寸是穴。

**疗法**：本穴专灸治瘰疬。每灸七壮，过七日再灸七壮，连灸三次病消无形。

## 9. 肘尖

**位置**：本穴在肘外大骨之尖端，左右各一。

主治：瘰疬，疔疮，无名肿毒，阑尾炎。

取法：屈其肘，点取其肘尖之处。

疗法：每次灸七壮至十五壮，三日或七日一灸，累灸至百壮。

### 10. 中魁

位置：本穴在手中指第二节骨尖上，左右各一。

主治：五噎，膈气，翻胃。

取法：以中指屈而取其第二节之尖。

疗法：灸五壮或七壮。

### 11. 大小骨空

位置：大骨空在大拇指第二节骨尖端微前，小骨空在小指第二节骨尖端微前，左右各一。

主治：目内障，流泪，眼癣，翳膜。

取法：拇指弯曲，取其第二节骨尖，稍上一分。小指亦弯曲，同样取其第二节骨尖，微上一分。

疗法：灸七壮。

### 12. 痞根

位置：本穴在背脊第十二胸椎旁即胃仓穴之外侧，左右各一。

主治：治痞块之特效穴。亦能治常习性便秘症。

取法：取准第十二、十三胸椎之间，外开三寸五分。以腰围之同身寸法（中指弯曲法）推算之。

疗法：痞块在右，灸右穴十四壮，在左则灸左穴十四壮。

### 13. 神聪

位置：本穴共计四穴，在百会穴之左、右、前、后，各相去百会一寸。

主治：头风目眩，风痫狂乱。

取法：以百会为中心，向前一寸为前神聪，向后一寸为后神聪，向左或向右各开一寸为左右神聪。

疗法：头风目眩，属于上虚，宜各灸三壮至七壮。风痫狂乱属于阳盛，宜针二分。

### 14. 夹承浆

位置：本穴在承浆穴之两侧各开一寸，左右各一。

**主治**：急疫，唇疔，瘟疫，面颌肿。

**取法**：承浆穴横开一寸取之。

**疗法**：针二分。灸二壮。或以三棱针点刺出血。

## 15. 发际

**位置**：本穴在前额之正中，适在神庭穴下五分，眉心之直上三寸。

**主治**：晕眩头痛经久不愈。

**取法**：从眉心直上，发际边线点取穴。

**疗法**：前额痛或如重压不舒者，灸三壮。

## 16. 印堂

**位置**：本穴在两眉之中间，俗名眉心。

**主治**：专治小儿急痫（呕吐、背反张），久年头痛欲呕，产妇脑缺血，眉心痛。

**取法**：两眉之中间，鼻正中之上方。

**疗法**：急性之呕吐、背反张，以三棱针刺血。慢性者灸五壮，炷如麦粒。

# 第三章 疾病各论

## 第一节 呼吸系统病

呼吸系统分为鼻、咽、喉、气管、肺及胸膜。

### 一、鼻病

1. 急性鼻黏膜炎/鼻感冒

【症候】本病初起，多在咽部。初觉灼热干燥，轻度之咽下困难。有觉全身违和怠倦者，有发轻热者，然大都一二日即退，病稍进，即由咽上入鼻腔，下至于喉、气管、支气管。

其侵入鼻中者，时时作嚏，黏膜红肿，鼻管狭窄，有闭塞者，因是呼吸、发音俱起障碍，凡 m，n，ng 等之鼻音之字，发音不正，此谓之闭塞性鼻音。黏膜分泌旺盛，涕泪交流，初时量甚多，薄如水浆，继则渐稠而黏，终则厚而黄，色如脓。此白血球（白细胞）增多故也。

【预后】哺乳儿罹此者鼻腔闭塞易遭窒息。针灸治疗预后佳良。

【治疗经过】施术一二次，即能痊愈。

【治疗】

（1）经穴。

主要经穴：合谷、风池、迎香。

次要经穴：上星、风门。

（2）治疗技术。医者诊断定病人为鼻黏膜炎后，令病人对坐，伸手案上，取合谷穴，消毒后，左手大指甲强切经穴使感酸麻，然后斜针向上刺入，如感酸麻，则用雀啄术凡二三分钟久，刺此穴毕再刺彼手之合谷穴，手法同前。休息十数分钟后再刺风池穴，法使病人端坐，低头，医者左手扶病人颈上，中指掐风府穴，大指切风池穴，针斜向中间入，五六分深，即感酸麻能达头顶，亦有达鼻中者，乃用雀啄术四五分钟久，拔针后再刺彼端之风池穴，手法如前，如疾患初起，即获痊愈不用再治矣。

倘次天仍未痊愈，除照第一天办法施术外，再刺风门、迎香、上星三穴，或灸上星穴五六壮，当可痊愈矣。如仍未愈，再治一次可也。

戒吸烟，省谈话，避辛辣饮食物、秽浊空气等。

【治疗原理】鼻因某种原因而致发炎，故充血、肿胀、分泌增多、鼻腔闭塞，兹刺合谷、风池穴，用雀啄术，凡数分钟久，刺激力及鼻，鼻内即发生变化，立即使鼻塞全除、充血消散，再经过二三小时，肿胀消退，分泌物减少直至乌有了，病即痊愈。

【治验例】广东中医药学校胡铿先生，于民国二十七年（1938）三月二十七日介绍保元国医学校学生李子航先生来学针灸，胡君称日来觉微热，头重，头痛，鼻内觉痒，鼻腔闭塞，分泌稀薄如水之鼻液，此等伤风症候，颇感不舒云。见鼻内发赤，为之刺合谷二穴，用雀啄术凡三分钟久，病即霍然。

## 2. 慢性肥厚性鼻炎

【症候】鼻中甲、鼻下甲肿胀肥大，其甚者鼻下甲与鼻中甲相接，空气出入之道为之壅塞，鼻黏膜带暗赤色，中下鼻甲往往作息肉状之隆起，用鼻镜后检法，自咽头腔窥之，则见全鼻甲肿胀红赤，鼻下甲后端作乳咀状，或覆盆子状。肥肿甚者，黏膜反作黄白色，或灰白色。

本病之自觉症状为鼻道壅塞，不能鼻息。呼吸之气由口出入，嗅觉变差，声音变调，鼻分泌物大抵皆增加，间亦有减少者。

寻常鼻呼吸之际，吸入之空气，干燥者湿之，寒冷者温之，使之入肺而不为害。空气中之细菌尘埃，皆匀留于凹凸不平之鼻腔黏膜，使吸入之空气，清净无毒，入肺而不为害。一罹本病，鼻道闭塞，吸气由口而入，鼻道防御机能完全废绝，以致喉腔及深部气道易发炎症，而生种种副产病。

炎症波及欧式管（咽鼓管），则发耳聋重听；副鼻窦化脓者，往往生黏膜鼻茸，向中下鼻甲间之沟膨隆而出。又咽扁桃体等，往往生同样病变。

有神经病素质者，一罹此病，往往头痛郁闷，睡眠不安，生支气管喘息等症，本症一去，诸症亦随之消散矣。

【预后】佳良。

【治疗经过】视症候之轻重而定，大概施术七八次即可治愈。

【治疗】

（1）经穴。

主要经穴：通天、上星、风池。

次要经穴：合谷、迎香、天应、风门。

（2）治疗技术。医者诊断定病人确为肥厚性鼻炎后，令病人对坐，刺二合谷穴，使感酸麻直达臂上。继刺风池二穴，亦须刺至酸麻，如能酸至头顶或鼻中则更妙。休息片刻后，用姜垫灸二通天穴及上星穴。灸上星时须灸五六炷，灸至如有气达鼻孔中为有效。如病人不感疲倦，再刺迎香二穴。

次日依上法施治，侧重灸通天、上星二穴，如甚顽固则风池、风门亦须灸治。倘治五六次仍未大效，则用姜片燃艾灸鼻上肥厚处使感充血，效力更大。但勿灸至起水泡，起水泡不雅观，且恐伤鼻骨也。

【治疗原理】鼻因某种原因而致充血郁血、肥厚增殖、呼吸障碍、嗅觉变差，兹刺合谷、风池二穴，刺激力影响及鼻腔，灸通天、上星二穴，使有气直达鼻中，鼻必发生变化，肥厚增殖当能消散，再以姜垫艾绒灸鼻本部，使感充血，则鼻血行旺盛，障物得以排除，从而呼吸畅通、嗅能恢复，理甚浅显也。

【治验例】广州国立法科学院伍锦扬君患鼻腔闭塞，呼吸障碍，声带鼻音，嗅能减退，凡数月之久，屡医不愈。因而购读拙著《针灸医学大纲》，知针灸擅医是病，乃于民国二十五年（1936）九月十四日一连来治四次，施术二次后好了七八成，施术四次后病即霍然，伍君感针灸伟大，特来研究针灸，现已治愈病人不少云。

3. 萎缩性慢性鼻炎

【症候】萎缩性慢性鼻炎又名臭鼻症，为带黏膜干燥进行之慢性鼻黏膜炎。鼻黏膜本身萎缩，其表皮呈强度之角质化倾向，黏膜层消失，因而分泌亏丧，形成胶状黏液，再干而成硬痂，附着于黏膜上，特殊的臭气——本病的特征——主要即出于此种痂壳，其附着于黏膜上如此牢固，往往非至出血不能撕而脱之，在别的例，又见黏膜上痂壳附着之处尚有微量流动的黏液，此病变再进一步则侵上砌成鼻腔壁的骨，尤其下甲骨，致结果成一极宽的鼻腔，其壁上附着痂壳，且不罕见黏膜表面大部分被痂壳盖覆者。

在较重的例，此病变不仅以鼻内腔为限，亦侵上鼻咽腔及欧式管，后者因黏膜萎缩而变宽阔，又此黏膜病变还能蔓延及咽腔口部，再进而及下咽头、喉头和气管，在此也一样结成痂壳，不特刺激起极讨厌的咳嗽发作，却亦能大碍空气通过。

【预后】针灸治疗，预后佳良。

【治疗】

（1）经穴。

主要经穴：迎香、上星、风池、合谷。

次要经穴：通天。

（2）治疗技术。医者诊断定病人为臭鼻症后，令病人对坐，置手案上，医者左手大指甲按病人大、食二指掌骨间接合部，酸麻处即合谷穴，随即用酒精消毒，消毒后医者之左手大指甲按合谷穴，余指压实病人之手，勿使动摇，左手持针，斜针向上刺入，如感酸麻（如有气般直上臂间则效，否则无效），则针略提起复插入，如雀之啄饵然（名雀啄术），凡一二分钟久。针此手之合谷穴后，再针彼手之合谷穴，取穴姿势与手法同前。继令病人靠墙端坐，头靠墙上，勿令动摇，左手甲按病人鼻孔旁五分迎香穴处，消毒后，针斜向鼻方入，病人如感酸麻直透鼻孔时，针亦略提起复插入，使鼻感酸麻凡一二分钟久，刺此迎香穴后，再刺彼迎香穴。略休息三五分钟后，乃令病人背医生坐，略低头，在风府穴旁开各一寸两风池穴上，针斜向颈正中入，如刺对神经，病人神经又健全，当感酸麻直透鼻孔中。如用雀啄术凡二三分钟久，则鼻孔黏膜必起极大变化。至此医者乃切大肉姜片约一分厚，上垫焚着之艾绒，在通天穴、上星穴上各灸五六粒，使病人感有气直达鼻孔中，第一日手法便算完毕。

次天按上法施治，当逐渐生效，如欲病人速愈，用姜垫焚着之艾绒灸臭鼻之上，病人如感热即移上移下，不使起水泡，收效更快。

【治疗原理】用针刺、艾灸而能把病治愈者，因其刺激之经穴能影响到鼻孔中，刺激之手法，能发生兴奋之作用，可使鼻黏膜鼻部之神经逐渐苏醒、活动，血行从而旺盛，逐渐恢复其机能——萎缩者回复，消失者再生——继续分泌黏液，湿润黏膜表面也。事实上如是，理论上亦如是吧！

【治验例】龙川老隆镇怀安西药房主人德医邓怀德医师，在老隆行医三十余年，以其学识渊博、经验丰富，治愈病人不可屈指数，故无论老幼，皆识其人。今年春余自香港返，承家父之介，认识邓医师，与论针灸。邓医师极端赞成，随问臭鼻症能否治愈，余谓此症当可治愈。邓医师乃谓伊患臭鼻病凡二年，常流臭液，讨厌之极。用西药洗涤，已见减轻，但未能根治云。乃按上法为邓医师治疗，二次后即感有效，六次后病乃霍然。邓医师深佩针灸治效之伟大，竟忘其已六十有二之高，而潜心研究针灸，又命其第三子永兴研究针灸，更将怀安西药房免租供余作诊疗之用，又介绍许多顽固病者来医。针灸治疗之获在龙川风行，实获邓医师之力不少焉。

4. 鼻衄

【症候】血多从偏侧鼻腔而出，大抵在鼻软骨中隔之前下端，而其量不同。本病若只为鼻黏膜之出血，则不呈何异状，若为头痛等之脑症因心神爽快而衄血者，则发时血量必多，甚时呈贫血症候，来时颜色苍白、眩晕、耳鸣、头重、全身倦怠，以致稍稍失神。

【预后】针灸治疗，预后佳良。

【治疗经过】施术一二次，即可治愈。

【治疗】

（1）经穴。

主要经穴：少商、上星、囟会。

次要经穴：合谷、经渠。

（2）治疗技术。第一法，灸上星穴或囟会穴七壮，即可止血。如止血后再发，再灸一次，即可根治。

第二法，用灯心草一条，一端蘸茶油或花生油，燃着火，在少商穴烧一下，即行除去，鼻血立止。唯须记着左鼻孔流血烧右少商穴，右鼻孔流血则烧左少商穴（因神经交叉）。两鼻孔均流血则烧两少商穴。

第三法，用灯心草蘸茶油，烧经渠穴一下，鼻血亦可止。

第四法，大蒜一枚，捣烂如泥，左鼻流血贴右涌泉穴，右鼻流血贴左涌泉穴，亦可止血。

【治疗原理】兹以大热的火力在大指少商穴刺激一下，或灸上星、囟会各五六壮，反射到鼻腔内之神经（嗅神经、筛前及后神经、鼻后上及下神经），使血管收缩，而血止流矣。

【治验例】香港学员邝杨修君，患鼻衄病十余年，中西医术治疗俱未见效。余嘱其流血时照第二法施治，只治一次即获根治。

5. 黏液性息肉（鼻息肉）

【症候】主要症候为鼻闭塞，在天气潮湿时尤甚。病人常自述其恒患伤风。渗出液似水，但兼有鼻副窦生脓者则其质为脓。若鼻闭塞甚重，发言每带鼻音。且由口呼吸，头也常痛。

【预后】佳良。

【治疗经过】视症候之轻重而定。轻者施术三两次可愈，症候重者施术二十次度亦愈。

【治疗】

（1）经穴。

主要经穴：合谷、风池、上星、天应（患处）。

次要经穴：风门、迎香。

（2）治疗技术。医者诊断定病人为鼻息肉后，先在合谷穴消毒，斜针刺入至感酸麻，用雀啄术五分钟久，如能影响至鼻则收效极快。次刺风池穴，亦须刺至感酸，亦用雀啄术五分钟度。然后灸上星穴，灸至鼻中有所感觉。倘症候甚重，则鼻上亦须以艾绒姜垫灸之，至感充血。倘一边骨大一边骨小，则先灸骨大一方，待消散后方灸骨小一方，使病人感觉生效，忍耐求治。

次日照旧施针，酌灸风门、风池、上星穴，鼻上天天灸治，但勿灸至起水泡，起水泡令人怕也。倘症候初起不久，三五次即可治愈，即虽甚重，施术二十次度亦当告愈也。

【治疗原理】据平常刺针经验，刺合谷、风池、风门穴，可能使鼻塞立通，灸上星穴能如有气直达鼻内。兹鼻息肉经数度的针灸，又或直接灸鼻上，则热力内达，血行旺盛，炎症肿物，为一再刺激而消散。鼻因某种原因而致闭塞生息肉，一再直接、间接刺激之，而使它消散，恢复原状，亦属平常的事焉。

【治验例】广州黄黎巷十号梅柏林君患息肉病凡二年。初觉鼻塞呼吸受阻，常流如水之液，微带血色，久之鼻内有灰色略透明而反光之物，日夜呼吸不通，乃改用口呼吸，久之鼻骨胀大，左方更大，屡治不愈身体甚瘦。闻余虚名乃于民国二十七年（1938）五月七日踵门求医，余按上法施术七次后，每晚通三两次，施术九次后，鼻骨之左方缩小，施术十九次后鼻骨缩小如初，两鼻孔全通，鼻水停止，诸症如扫矣。

## 二、副鼻窦病

副鼻窦即上颌窦、额窦、筛窦、蝶窦等是也。

1. 急性上颌窦炎

【症候】轻者只觉颊部有紧张或压迫之感觉，重者则发剧烈之头痛，影响至前头部，又发高度之头痛，时或并发齿痛。又因鼻腔黏膜肿胀，致起呼吸困难、嗅觉减退，通常颊部并无变化，然有时亦略见肿胀，鼻腔内流出多量之脓性分泌物，致入口处糜烂发赤者亦有之。病人体温上升，全体极觉困倦，且有时抑郁。上颌窦孔始终闭塞者甚少，倘有之则颊肿、红及水肿，如不治疗，脓肿必穿破。

【预后】佳良。

【治疗经过】视症候之轻重而定，大概施术五六次即可治愈。

【治疗】

（1）经穴。

主要经穴：合谷、神庭、风池、迎香。

次要经穴：通天、上星。

（2）治疗技术。医者诊断定病人为上颌窦炎后令病人对坐，在合谷穴处消毒，左手爪甲强切合谷穴，斜针向上，使感酸麻，用雀啄术五分钟久，然后刺风池穴，医者左手扶病人颈上，次指掐风府穴，大指切风池穴，针斜向中间入，如感酸麻时用雀啄术亦五分钟久。休息片刻后，刺迎香穴，令病人头靠壁上以免动摇，医者大指掐穴上，斜针向鼻方入，须刺至酸麻直达鼻内，方用雀啄术。刺毕灸上星、神庭各五壮，第一日手法完毕。

次日如只愈了四五成，则照上法再治一次，如功效不多，则加灸通天二穴。二次未愈，再治二三次可也。

【治疗原理】上颌窦因某种原因发炎，而致刺痛、肿胀、分泌增加，兹刺两侧合谷穴头痛即止，齿痛亦止。刺风池、迎香二穴，酸麻直透副鼻窦内，用雀啄术数分钟久即是制止炎症、遏止分泌物、打散肿胀、降低热度、恢复嗅觉，此种症候一一铲除，而病告愈矣。

【治验例】广州湛塘街七十三号二楼卢培基君，于民国二十六年（1937）四月十一日到余泰康路针灸医学院称：近来鼻内不绝漏出脓性分泌物，颇臭，鼻内似肿胀，致呼吸不畅，有时头痛。吃药甚多，未见有效。余按上法为之施术四次，脓性分泌物乃逐渐减少，嗅能亦恢复如初焉。

## 2. 前额窦炎

**【症候】** 最特殊之状为额窦部头痛，其痛弥漫于额窦全部，似不关于神经分布之区，故与眶上神经痛有别。倘在病灶之上轻击之，常有定处触痛。皮微红而水肿，上睑亦肿。头痛或极难忍，在额窦孔闭者尤甚。其痛寻常为间歇，按定时发作，起于上午。日间渐次减轻。此为额窦炎之特殊症状。如炎越过卡他期，其孔开时，脓将由额窦管流入鼻内，于鼻中道之上部显出，钩突有时水肿，黏膜亦或充血。倘液溢流出甚易，症状即减轻。但窦孔闭塞者脓肿必致穿破，或破在外正在眼内眦之上，或破入眶内而致眼球突出与移位。

**【预后】** 佳良。

**【治疗经过】** 施术五六次，即可治愈。

**【治疗】**

（1）经穴。

主要经穴：合谷、风池、头维、神庭。

次要经穴：列缺。

（2）治疗技术。医者诊断定病人为本病后，令病人对坐，先取合谷穴，刺至酸麻，用雀啄术，继刺列缺穴，度得腕后一寸五分，桡骨一边爪之酸麻处，向桡骨边下针，但勿刺到血管，以免流血，致病人骇怕，如病人感酸麻，亦用雀啄术数分钟久。刺此手之合谷、列缺二穴后，继刺彼手之合谷、列缺穴。休息片刻久，再刺风池二穴，须刺至酸麻直达鼻腔内。然后灸神庭五六壮，第一天手法便算完毕。

次天症候如已减轻，照上法酌量增减之，神庭穴则每次都灸五六壮。病人如能忍受五六次的手法，病必获愈。

**【治疗原理】** 针灸治疗利用神经之径路，由很远或甚近之刺激，影响到病灶，病灶一再受刺激，种种症状陆续消散。即如此病，刺合谷、风池穴止头面诸疼痛，灸神庭穴灸至如有气直达额窦内，一再如是，炎自退，肿随消，恢复原状，病即痊愈矣。

**【治验例】** 香港兴隆街一号马悦心女士，三十一岁。患额窦炎凡三年，额窦部剧痛，痛时鼻流脓水甚臭。由上午八时起至十二时止，十二时后痛止。头晕，心慌，屡治不愈，苦闷殊甚。民国二十七年（1938）十二月三十日踵门求治，余按上述方法为之施术，施术二次后，痛少减，脓水少，施术四次后，诸症如扫，三年之痼疾，竟获根本痊愈。

## 三、喉病

### 1. 急性卡他性喉炎

此病或系自发，或兼上部呼吸道之普通性卡他炎症而发。

**【症候】** 喉觉痒，吸冷风则痛。干咳，声音初则变粗，不久言语亦痛，终则失音。成人患之呼吸不增急，唯小儿则常有呼吸困难，或间发作，若兼患水肿或炎肿，则气促益甚。

用喉镜检查之，喉黏膜肿胀。声带红肿，涩而不光滑，动力大减。喉内有黏性渗液遮盖。全身状轻，罕发热，且病人不甚苦，有时病较重，咳嗽甚辛苦，吞咽则痛，且呼吸困难甚。

【预后】佳良。

【治疗经过】施术二三次，即可治愈。

【治疗】

（1）经穴。

主要经穴：少商、合谷、中渚。

次要经穴：委中。

（2）治疗技术。医者诊断定病人为卡他性喉炎后，令病人对坐，先在合谷穴消毒，斜针向上入，使感酸麻直达肩臂，用雀啄术二三分钟久，再刺中渚穴，即令病人握拳，掌向下在第四与第五掌骨骨缝后五分度消毒，在静脉与骨之旁，直入针，如感酸麻亦用雀啄术三五分钟久。如手法适合，当即止痛止痒。休息片刻后再刺彼手之合谷、中渚穴，手法同前。倘症候沉重，而致气促、呼吸困难，必当刺少商穴。法以左手四指执病人大指之上下面（神经在旁面不可固执方能使刺激力升上）不使移动，大指甲切甲后二三分之旁面，使感酸麻，以减少刺痛。消毒后即用一寸针直刺入约一分钟久，最后用手压出血数滴。如病人为大人能感觉如有气直达喉内，则刺两少商穴后，病必痊愈矣。

次天如尚未愈，除照第一日施治外，加刺委中穴，令病人直立，扶定固体物，或叫助手用手扶持，在膝腘窝内消毒后用二寸针直刺入，如酸麻达于脚面，则针拔出些，针头斜向上，如感酸麻，则酸麻直达脊内而转入喉，刺此足之委中穴后，再刺彼足之委中穴，都是用雀啄术凡四五分钟久。如手法恰到好处，急性卡他性喉炎即可治愈了。倘仍未愈，再治一次可也。

戒吸烟、剧谈，避刺激性气体及污浊空气。

【治疗原理】针灸治疗之快愈，因刺合谷、中渚、少商，偶一刺对神经必感酸麻直上肩臂及喉，喉一受适当之刺激，发生变化，立即痛止、痒除、肿胀气促、失音继之消灭而病告痊愈矣。

【治验例】九龙红磡雾街一二一号三楼陈十妹五岁，于民国二十八年（1939）一月十三日起，觉喉痒，吸冷风则痛，干咳，初则声音变粗，久之说话亦痛，终则失音、气促。十八号蒙学员庄树民君介绍来治，余按上法为之施术后，痛即止，咳嗽减，翌晨再治一次即获痊愈焉。

2. 慢性喉炎

【症候】喉部有灼热、瘙痒、干燥等异常感觉，因之常发謦欬及咳嗽。咳声嘶哑粗糙，咳痰量少如黏液，间有微量血液，因声带肥厚，且分泌物集积而喉肌尪弱，故声音嘶哑，其程度既由疾病之轻重而不同，即同一病人，亦由时间而异。轻症者晨起声音清朗，发言稍多，则声嘶哑，然呼吸障碍及疼痛等，则少见也。

**【预后】** 针灸治疗，预后佳良。

**【治疗经过】** 施术七八次，即可根治。

**【治疗】**

（1）经穴。

主要经穴：天突、合谷、中渚、委中、天应。

（2）治疗技术。医者诊断定病人为慢性喉炎后，先刺合谷穴，使酸麻直透喉部，继令病人握拳置案上，取中渚穴，斜针向上，使酸麻透入喉，刺此手之合谷、中渚二穴后，继刺彼手之合谷、中渚穴，手法同前。再摸得天突穴，针向胸部直下，约一二分深（不可向颈直刺入，恐伤咽喉管），务使酸麻透达喉部，果尔，则病人极感舒适，效力乃大。继切一分厚姜片，燃艾绒如指大置姜片上而燃之，置喉部上觉大热则移至上下，使皮肤潮红而不感剧痛起水泡，连续五六次，方能收疗效。倘病人有耐性，连续来治七八次，病可痊愈。

**【治验例】** 重庆民族路八十二号年丰绸布号函授学员陈莹玖君患慢性喉炎病多年，中西医师治疗甚久，但不见效。余到渝后陈君请余为之针灸，余按上法施术八次后，所谓全治难望的慢性喉炎，便获根治焉。

### 3. 水肿性喉炎

**【症候】** 呼吸困难加重甚速，故不出一二小时状即危殆。呼气时作响若蝉鸣，声嘶而渐失。用喉镜检之，会厌肿甚，以指扪之，或可扪觉。或以舌板压舌，则见披裂、会厌皱襞之肿最甚，几至相合。有时水肿处在声带之下。

**【预后】** 佳良。

**【治疗经过】** 视症候之轻重而定，施术一二次，即可治愈。

**【治疗】**

（1）经穴。

主要经穴：少商、天突、风府、太溪、合谷、液门。

次要经穴：委中、尺泽、天应。

（2）治疗技术。医者诊断定病人为水肿性喉炎后，先刺合谷二穴，使酸麻直达臂肩上，用雀啄术三五分钟久。然后令病人握拳掌向下置案上，在小指、无名指第一节起始部合缝处（液门二穴）直针刺入至感酸麻，用雀啄术二三分钟久，再以左手执病人大指之上下面，大指甲切甲侧二三分处（少商二穴），用一寸针直刺入，至感酸麻剧痛，然后用手压出赤血。至此则呼吸当顺，刺痛可止。不止，再刺风府穴，以大指甲切颈部正中线入发际一寸处，斜针刺入至感酸麻直达喉中。倘仍呼吸困难，乃以针紧缚在笔杆内，不至滑上滑下，令病人开口在肿痛处刺出恶血（天应），再在太溪穴静脉内刺一针，放出血少许。又令病人仰其首，头靠墙壁，在天突穴处，用最幼毫针刺入一二分深，使感酸麻，则水肿性喉炎当可消散矣。万一一次未愈，次日，按上法再治一次可也。

**【治疗原理】**兹用强刺激力刺激合谷二穴、少商二穴、液门二穴、风府一穴，据治疗经验，必能影响入喉，使起收缩作用，而使水肿消散，再在肿处刺针，则等于用水蛭泻血。喉因受针之一再刺激，收缩复收缩，水被排泄净尽，病即痊愈矣。

**【治验例】**针灸杂志吴启贤实验报告："周王氏，五十余岁，忽患喉痹肿痛，咽已闭塞，汤水不能下咽，危在旦夕，其子媳慌张甚，求救于余，随即刺少商穴出血及液门二穴，不久，立消十分之三四。外嘱其子将苎麻剪碎，放在杆烟筒上，吸之，以麻烟熏喉（如吸草烟），不逾两小时久，即痛止肿消而愈云。"薛立斋治一男子，咽喉肿闭，牙关紧急，汤饮已难下咽，针不能入。先刺少商二穴，出黑血，口即开，更针患处，饮清咽利膈散一剂而愈。

### 4. 喉结核

**【症候】**初期自觉症候多不著明，只喉部有黏液附着之感。常发謦欬。发声易疲劳而乏音响。病势进行则咳嗽粗烈，发声障碍，初则声音涸浊不清，次则声音著明嘶哑，终则声带生溃疡，又发两侧披裂软骨骨膜炎，致声门不能闭塞，而完全失声，喉部疼痛，咽下尤剧，而放散于耳部。疼痛剧烈，则咽下障碍，因常并发声门水肿，故屡有呼吸困难。常发喘鸣，吸气时尤甚，病人常倾头部于后方，扩大喉部入口，以图呼吸之安静。喉部下降，呼吸数减少，呼吸辅助肌痉挛收缩，此皆与肺组织破坏，而呼吸数增加、呼吸浅表、无喘鸣，同时呼吸辅助肌活动、吸气前鼻翼扩张等之呼吸困难不同也。

**【预后】**如非严重，针灸治疗尚可治愈。

**【治疗经过】**施术二十余次，当可治愈。

**【治疗】**

（1）经穴。

主要经穴：天突、合谷、中渚、委中、哑门、少商。

（2）治疗技术。医者断定病人为喉结核病后，先刺合谷穴，使酸麻直透咽喉，再刺中渚穴，针斜向上，使酸麻向上。然后令病人仰头，左手大指抓天突穴，针向胸部下针，必须使酸麻到达喉部，方用雀啄术。如无发热，则用姜片垫艾灸天突穴三壮。如有发热，则加刺委中、曲池穴。最后刺哑门、少商穴。

倘兼有肺结核者，如病者颇健，再刺列缺、风门、肺俞、大椎穴，无热灸肺俞穴三五炷，有热不灸。如病者不健，又兼患肺结核病，第一天治喉结核，第二天治肺结核可也。病人倘可忍受针灸手法，又耐心求治，当可治愈。

**【治验例】**重庆民生路一百六十六号西医汪济舟医师之子永生君患肺结核兼喉结核病，咳嗽、痰多、不易咳出、失声月余，盗汗、轻热，经校医及检验所断为肺结核、喉结核，乃辍学回家休养。蒙牙医沈迪安先生介绍往治二十余次，每天刺合谷、列缺、中渚、天突、风门、肺俞、哑门穴，五六次后加灸肺俞穴共十壮，症候乃逐渐减轻，唯声音尚未完全复原。治疗时第一、二次检验有结核菌，第三、四次检验，俱无结核菌云。

### 5. 喉部良性新生物

**【种类】**

（1）乳头状瘤，此为喉肿瘤中最多者，男子多，而与年龄无关，形如疣状，或花椰菜状。基底甚广或有茎，常发于声带之前部，多发而有再发之倾向，发于小儿者，其发育迅速。

（2）纤维瘤。比较多见，有茎肿瘤之所谓喉息肉，多属于此，常发于声带，大如豌豆或樱桃，富血液，色白或微褐，质硬固或柔软，表面平滑或分叶，常役喉部者尤易患此。

此外间有脂肪瘤、血管瘤、腺肿、淋巴脓肿等发生。

**【症候】** 因肿瘤发生之位置、大小而不同，微细者全无症候，然大多声音嘶哑变调，发咳嗽声，较大者有呼吸困难，而疼痛及咽下困难不显著。

**【预后】** 针灸治疗，预后佳良。

**【治疗经过】** 视症候之轻重大小而定，小者、日子少者易愈，大者、日子久者施术三四十次亦可治愈。

**【治疗】**

（1）经穴。

主要经穴：天突、合谷、中渚。

（2）治疗技术。医者诊断定后，先刺合谷、中渚穴，继刺天突穴，然后捻麦粒大艾绒三四炷，直接灸肿瘤处（或先用姜垫灸），如不觉障碍（如发热、声嘶）则第二天灸治共灸十壮。灸治久之仍不全消，可加麝香一分，分十艾绒内直接灸治之，迨针灸够力量时，新生物可全消散也。

**【治验例】** 重庆林森路聚兴诚银行范叔渊先生于声带之前部患乳头状瘤，形如疣状，基底甚广，如鸭蛋大。某西医定为瘤，须开刀，某西医定为甲状腺肿，可服药但不能灸。但范君坚信余能用针灸治愈，故不断来治凡四十八次。果不失望，竟获治愈。

## 四、气管及支气管

### 1. 急性气管及支气管炎

**【症候】**

（1）胸痛。单纯发炎之支气管炎极轻，或竟不觉任何病苦。唯重笃之气管炎，则颈部与胸骨上以及背骨部，每觉疼痛，且有类似创伤之感。

（2）咳嗽为支气管炎之重要症候。盖蓄积之分泌物，刺激气管之分歧点时，每发剧咳。而咳嗽之强弱，与夫发炎部之面积及炎势之程度并不一致。缘个人感应性不同，故咳嗽之强弱有异也。

（3）咳痰。此痰乃由发炎黏膜之分泌物与渗出液而成。其量与性状，颇有出入，分泌物多者，名湿性炎症，少者名干性炎症。干性炎症分泌物，少而黏厚，而湿性炎症，则常咳出多量之黏液脓性，或浆状黏液性痰。其在初期，大都咳出少量之厚痰，至末期则咳出多量之脓性痰。前者名曰生痰，后者名曰熟痰。单纯支气管炎所咳出之痰，与从结核性空洞排出之纯脓性，或脓性浆液性痰，容易区别。试用显微镜检查，本症病人之痰，无特异之变化，有时不过混有少量之血液，而嗜饮者之重笃支气管炎，则血量较多，名曰出血性支气管炎。

（4）呼吸困难。普通无此症候，唯炎症侵及毛细支气管，则往往发强度之呼吸困难。

（5）病理学的症候。可见气管黏膜充血，且有异常之分泌物覆蔽，若炎症深入支气管，则非出他种的检查法，不能证明。

（6）视诊。轻症不见有任何变化，重症则有呼吸频数及呼气延长等。

（7）打诊（叩诊，下同）。平常无变化，且炎势波及支气管全部，则肺之境界下降，呈急性肺水肿现象。

（8）听诊。仅在气管及大支气管发炎，殆无变化。倘炎症势已波及小支气管，分泌物积蓄，则可听得肺泡呼吸音中，混有支气管性杂音，即干性支气管炎发生念鸣音、飞箭音、呻轧音、吹笛音等干性杂音。凡此杂音，皆因支气管为黏膜肿胀，又分泌物拥滞而狭窄，空气通过狭窄之支气管通道时所发之音也。分泌物积蓄极多者，则发湿性啰音，或小水泡音。

（9）全身症状。沉重者感全身不快、食欲减退、头痛及微热等，小儿有热至三十九摄氏度以上者。

（10）合并症。轻者有急性鼻炎与喉头炎。重者或并发支气管肺炎。

【预后】针灸治疗轻者良，重者多数亦可治愈。

【治疗经过】视症候之轻重而定，大概施术八九次即可治愈。

【治疗】

（1）经穴。

主要经穴：合谷、列缺、肺俞、风门、天突、大椎、太渊。

次要经穴：丰隆。

（2）治疗技术。医者诊断定病人为急性气管及支气管炎后，当检查有无发热。有热者只针不灸，无热者，可用灸治。令病人对坐，手置案上，在合谷穴处消毒，左手爪掐合谷穴，斜针向上，使感酸麻，用雀啄术二三分钟久，即拔出，再在太渊、列缺穴处消毒，即令病人掌向上，左手爪甲切太渊穴，直针刺入，但须小心勿刺到血管，以免流血，如感酸麻，亦用雀啄术至五分钟久。然后令病人掌向侧，尺骨贴案，桡骨在上，在列缺穴处，贴桡骨入针，直刺入，如刺对桡神经，病人必感如触电般，如有气直透胸里，如病人体魄强健，可用雀啄术五六分钟久，但身体软弱者用雀啄术一二分钟久即须拔针。休息十分钟后，再刺彼手之合谷、太渊、列缺三穴，手法同前。再事休息后，令病人脱去内外衣反穿之，端坐，低头，两手交叉，攀在肩上，在大椎穴上直刺一针，刺对神经时酸麻直达全脊，再在第二胸椎下、第三胸椎下各旁开一寸五分之风门、肺俞穴各刺一针，必须刺至酸麻，达透肺脏及气管、支气管，用雀啄术三五分钟久，方能发生功效。倘病人不感疲倦，又无发热乃在风门、肺俞穴上，用姜片艾灸三五壮，第一日手法便算完毕。

次日，症状如减轻，除刺合谷、列缺、太渊穴外，再刺背部风门、肺俞二穴，俱须刺至酸麻，如触电般，方能使症候消散。万一照旧一样，则再刺上列各穴外，天突、丰隆穴亦须针治。先令病人坐椅上，头靠实物，在胸骨尽处凹陷中（天突穴），用最幼之毫针，刺二三分使感酸麻入胸内，如无发热，再灸二三壮。然后令病人侧卧，在外踝至膝腘窝之一半外面、胫腓二骨之间直入针，亦感酸麻，直透上下。如病人忍耐求治五六次，病必获愈。

又令病人，有热时安卧为要，胸、腹、背部等用湿温布缠覆之，每日三回，每回二三时，亦有大效。室中空气，常使湿润。以大量热饮料如牛乳、红茶之类予之，覆以厚被，使之发汗，亦能减轻病势。

【治疗原理】气管与支气管发炎，黏膜发红而充血，咳嗽痰多，或发高热，兹刺大椎、风门、肺俞三穴，使感酸麻，直透胸里，如手法适合，病者多可感极舒服。如无发热再加灸治，热力直达总气管与肺脏，当可使疼痛止，红肿充血逐渐消散。再刺合谷、太渊、列缺三穴，影响到气管、支气管，病者多发汗、退热，如是者凡三五次，则种种症候，皆从而消灭，而病痊愈。

【治验例】广州泰康路顺益新街八号邓师母，患咳嗽、痰多、气促，气管炎病甚久，吃药甚多，未见有效，以为无痊愈希望了。但见隔邻林约翰君肋间神经痛病竟给我一次治愈，自信气管炎当能治愈，乃于民国二十三年（1934）九月十八日踵门求治，余为之刺合谷、列缺、太渊、肺俞、风门、大椎六穴，并在风门、肺俞穴灸五六壮。过了两礼拜邓师母再来，据称针灸确治得咳，自针灸至今，完全没有咳，且日前两手酸软，不能拿两斤重物行走，针灸后，手竟觉有力，在果栏买十余斤食物，很自然地拿回家去，并不觉艰难，这真出人意料之外云。

2. 慢性支气管炎

【症候】老人之慢性支气管炎而兼肺气肿或痛风或心病者，其要状有数端，呼吸急促费力时即发作，如登山升梯则气促是。然此非慢性支气管炎之故，乃肺气肿及心弱等患所致也，不痛。咳嗽因天气及时令而分轻重。夏季无恙，每至冬季则重而恒定，或仅早晨作咳，或仅夜间作咳，痰极无定，干性炎症无痰。然此病大概多痰，而皆属黏液脓性或全属脓性，或有患此数年痰稀而似水者，罕发热，人或健康，仅延为肺气肿及支气管扩张之患。此病多不可治，病人夏季渐愈而不咳，冬季则复作。

【预后】用药疗治，罕能断根，得痊愈者甚少。针灸治疗，十之八预后佳良。

【治疗经过】视症候之轻重、病人之久暂而定，一年内者七八次手法可愈。十余年者，大约须施术三二十次。

**【治疗】**

（1）经穴。

主要经穴：太渊、肺俞、风门、乳根、中脘、丰隆。

次要经穴：合谷、膏肓、天突。

（2）治疗技术。医者诊断定病人为慢性支气管炎后，令病人对坐，取合谷穴，刺至酸麻，用雀啄术三五分钟久。然后刺太渊、列缺穴，均用雀啄术，以极酸麻、直达胸里方生功效。刺此手毕，再刺彼手之合谷、太渊、列缺穴，手法同上。休息片刻后，令病人脱去内外衣，反穿之，端坐，低头，取风门、肺俞二穴，二穴以刺至酸麻直入胸内，觉豁然开爽为止。再在风门穴灸五六壮，使火力直达气管。灸后，令病人穿回衣服，休息一下。

如病人颇健，症候又沉重，已有数年之久，则令病人仰卧，在乳下一寸六分肋间，灸乳根二穴五六壮，再在丰隆穴上刺一针，须使酸麻直透大腿上为是。

按上法治疗数天，如功效甚微，当加针天突、膏肓、中脘穴，间用灸治。如病人知服药已无效，确信针灸能治愈之，耐心求治，当可治愈。

禁吃烟，少饮酒，自鼻咽喉疾病来者，治其鼻咽喉，则本病自愈。务使常居新鲜空气之内，不可幽闭室中。丰裕之家，务使其四时避地，冬则就暖地，春初秋末，则就温和之处，以疗养之。

罹本病者，易受风寒，宜以毛织里衣衣之，以防感冒，硫黄温泉浴亦好。温牛乳一立特（升），每日分四回饮之，常奏奇效。

**【治疗原理】** 兹据治疗经验，合谷、太渊、列缺、风门、肺俞、膏肓等穴，不论针还是灸都能直接、间接影响气管与支气管，刺激久之，支气管必发生变化，分泌异常停止，脓痰日少，内部舒服，咳嗽停止，即获痊愈矣。

**【治验例】** 香港长沙湾南路三三四号二楼周活民先生患慢性气管炎甚久，咳嗽痰多，胸部翳塞，痰多时鼻亦不通，精神困顿，颇感辛苦。吃药注射，功效不见。民国二十八年（1939）九月十六日踵门求治，为之刺合谷、列缺、风门、肺俞四穴，据病人六月二十四日再治时报告，竟痊愈七成，再依上法，施术二次，病即霍然。

### 3. 支气管哮喘

**【症候】** 发作或突起，无预兆。或先觉全身不安，喉头上肿，感觉异常，欠伸、打喷嚏、流涕等，为其前驱。其发作多在夜间，以胸中苦闷压重而起，有时且感胸痛，面状苦楚，皮肤苍白，且出冷汗，而呼吸困难甚，其特异者，呼气时发显明之吹笛性杂音，病者常努力呼吸故，其补助肌概形紧张，而其最著症状，为延极长之呼气嘘声，此呼气困难，为哮喘所特有。通常较吸气约延长二至四倍。故呼吸数比常人稍减，本症发作剧时，病人因呼吸困难甚，致不能平卧。或起床直立，或营跪坐呼吸，此时宜打开窗户，并解松衣带，以舒其呼吸。

发作时的症候：打诊正常，或略带低而鼓性，即发所谓匣音，肺下界常低下一二肋间腔，是不单为真正肺气肿之症候，在哮喘发作时，亦现此急性肺气肿之征。此际如以爱克司光线（X线）检查，可洞见横膈膜之低降，与其运动区域之缩小也。

听诊在呼吸时，到处可听得吹笛与呻轧音，而肺泡呼吸音，殆不能听到。至支气管闭塞处，则全无呼吸音，只略闻低小之呼气的笛声而已。殆发作将毕，则此类杂音，次渐减低，时或听得湿性啰音，殆发作过后，间歇时，而能恢复正常之呼吸音者甚少。大都尚可证明其带有支气管炎性杂音，并吸气微弱、呼气延长等。

咳与痰，在发作甚短者，殆不见，然大概于其发作将终时，每排出少量黏痰。

脉搏在发作时，大都频数，体温普遍不上升。然发作时长，亦有高至三十九摄氏度内外者。至每次发作之久暂，本无一定，短者数小时，长者数日，或亘星期。大概回复与增恶、交相反复不已，此外间歇时间，亦无一定，短者仅数日，长者隔数月或数年，始发作一次。

【预后】药物治疗，只可暂时制止，未能根除。针灸疗法，确有良效。

【治疗经过】轻症四五次可愈，年久症重者二十次手法，总可治愈。

【治疗】

（1）经穴。

主要经穴：合谷、列缺、天突、风门、肺俞、膻中。

次要经穴：丰隆、大椎、巨骨、气海、灵台。

（2）治疗技术。医生诊断病者确为支气管哮喘后（不论发作时与否），医者与病者对坐，先针合谷穴，用斜针，斜向上，针入后病者如觉酸麻，如有气升至肩时，用雀啄术三五分钟久。倘是气喘时针治，病者即觉呼气顺些。继针列缺穴，用直针由上直下，亦须针至病者感觉酸麻时，用雀啄术五六分钟久，刺毕左手二穴后，继针右手合谷、列缺穴，手法同上。略休息片时后，叫病者脱去内外衣，反穿之。端坐，低头，即针大椎穴，继针风门、肺俞穴，病者多感酸麻直透胸里。针后用艾绒如箸头大放在姜片上，先以手压风门、肺俞穴上，如感极酸处，以爪强切之作标记（大多只风门、肺俞穴处方感酸麻，其余各处不感酸软）。第一日只灸最酸处之左右各一点，姜片放在酸处，不移动，点火燃着指头大艾绒，如感痛不能耐时，即以匙盛去艾灰，再捻第二炷而燃之，至灸至里面觉热（十五六炷）且感舒适，虽灸至起水泡不惜。此法颇剧痛，但非如此，不易痊愈也。

次天依旧刺合谷、列缺、大椎、风门、肺俞穴，手法同用雀啄术，以病人能耐不致晕针为度，昨天灸至起水泡处，以针穿刺之，放出黄水，不能再灸，乃以手掐他处，于感酸麻处捻艾绒如指头大垫姜片灸之，亦以里头感热、觉舒服为止。再刺气海、丰隆二穴，刺气海穴酸麻直达生殖器，亦达胸内，刺丰隆穴酸麻直达上下，亦能疏散脓痰、制止气喘也。

第三、四日，再刺合谷、列缺、风门、肺俞、大椎、气海、丰隆等穴，酌灸膻中、气海、大椎、天突、灵台等穴。

第五日依旧刺合谷、列缺等穴，因风门、肺俞、大椎、气海、膻中已灸治起水泡，不能再灸，乃令病人直立，脱去内外衣，以长竹四五尺度齐病人脚底竖起，在胸骨剑突处，墨识之，即以竹置病人脊间于墨点处，爪切之，作一标记。然后令病人坐椅上，屈其腰，在标识处，连灸七炷，病人必觉有气直达肺内，如症候不久，当可痊愈矣。

又平时在药店取白芥子三两、轻粉三钱、白芷三钱，研细末，贮瓶中备用。病人到治时，取其少许，放在铜勺上，加真正蜂蜜糖捣匀，火煮热，摊厚布上，即在身柱穴上，姜擦微热，贴上，喘时用布包电灯胆烫之，翌晨更换，能助呼吸困难减退。病者如有经济，可开下列验方与服：细辛、青木香、麦冬、青皮、杏仁、甘草、麻黄、茯苓、枳实、干姜、柴胡、黄芩、陈皮各三分，贝母、白芷各四分，半夏、远志、五味子各七分，桑白皮、桔梗各一钱，生姜三片。加水三合，煎成二合，一日三回，食前服用。连服三五剂可也。

治疗时与治疗后，早晚切勿受寒，背部尤为要紧。出汗后即须换衣，觉冷即须加衣，倘不小心而致感冒，病会再发。

灸点起水泡，须小心保护，勿令外皮脱下。如有细菌进去，必致化脓。

【特效方】一个蟹浸干净之尿中一百天，取出煨灰（新瓦）冲白粥食，效。

【验方】香橼（不是佛手）一个，放入鸡肉内，以酒炖烂，食一二次，奇效。

【治疗原理】针灸治疗是以针艾刺激病人之神经系统，使之起反应。以手法之不同，而起兴奋、制止、诱导等作用。病人经一而再，再而三四五针灸的刺激，尤其是针灸风门穴、肺俞穴，病者立觉痉挛发作减轻，呼吸困难缓解。迨针灸数次后，则痉挛发作全止，支气管黏膜肿胀全消，而病痊愈矣。故针灸治疗为原因疗法，亦是对症疗法。兹一再用针灸刺激之，可以缓解支气管黏膜之神经性肿胀，制止哮喘之发作，其理甚易明也。

【治验例】高第路八四号雷欢，二十二岁。自幼即患哮喘病，计凡二十年。每逢咳嗽，即继发哮喘，不分天冷天热，发时有时三五日，亦有一个月久。屡治无效，痛苦万分，承光汉中医学校许锡乐君介绍，于民国二十五年（1936）十月二十六日来治，余按上列方法为之治疗五次，气喘即止，自后不再发作云。

## 五、肺脏病

### 1. 卡他性肺炎

【症候】其症候颇不一致，屡以突然高热、咳嗽、呕吐、食欲不振、脉搏频数、呼吸促迫、手足厥冷青蓝色等而发生，主症约有以下各项。

（1）咳嗽。为主要症候，但无定型，间有呈百日咳样咳嗽者。

（2）发热，一般为弛张热，朝低夕高，亦偶有呈稽留性者。

（3）呼吸频数。有时呈鼻翼呼吸，小儿呼吸数，每分钟有超过九十次者。

（4）肤色青紫，脉搏频数。

（5）胃肠障碍，食欲减退，有舌苔，排泄不良性大便，乳儿常合并吐乳。

听诊有散在性支气管呼吸者，及多数小水泡、捻发性水泡音，号泣时支气管声亢进。打诊有浊音。

诊断时，见体温急速上升，呼吸促迫，脉搏频数，咳嗽不已，痰量不多，为黏液脓性，便须想到本病。

【预后】初起病时，极易治愈。

【治疗经过】视症候之轻重而定。

【治疗】

（1）经穴。

主要经穴：太渊、列缺、大椎、肺俞、风门。

次要经穴：尺泽、委中、曲池、合谷。

（2）治疗技术。医者诊断定病人为卡他肺炎后，依次在列缺、太渊、尺泽、曲池四穴处刺针，以病人感酸麻、发出大汗为效（当用巾抹去汗）。休息片刻后，再在大椎、风门、肺俞三穴处刺针，亦以病人感甚酸麻、胸里觉舒服方停止，用雀啄术。如病人不感疲劳，再在两委中穴处各刺一针，酸麻直透背脊，尤妙。

次日热已减退，咳嗽亦减，则只刺主要穴，次要穴间日方刺。病人如忍耐受针，当可治愈。

注意本病不可灸治，灸治则于病人不利。

【治疗原理】据治疗经验，刺激太渊、列缺、尺泽三穴，能间接影响到肺部，使压迫症状减轻，分泌物容易咳出。刺大椎、曲池、委中三穴，往往能发大汗，热度得以减低。刺大椎、风门、肺俞三穴，直接影响到肺，呼吸常获顺利，咳嗽乃减。经二三次手法，肺内之各种障碍，排除净尽，病即痊愈也。

【治验例】余第四子德明在香港居住时患麻疹，当即请光汉中医学校同事某君诊治，数天后转患肺炎。高热、呼吸困难，状甚凄惨。因服中药未效，自己又未治过麻疹后肺炎病，无从下手。内子问某老女西医，据称有特效药，注射五天可痊愈。乃到该西医处留医用西药治疗。惜药无功效，儿子之辛苦未减分毫。内子乃携之返家，余为之刺大椎、肺俞、风门三穴，呼吸即感舒畅些，再刺一次，热度减低，刺第三次后，病霍然愈。方悔不先用针刺疗法，致使儿子辛苦七八天，花了数百元药费也。

2. 肺水肿

【症候】病起骤突，胸感不适且痛，呼吸急，不久即困难。急咳不止，涎沫状痰甚多，有时染血色，或由口鼻两处涌出。面色青白，冷汗满面，脉搏微弱，心动亦微弱。胸之全部显鸟鸣或水泡鸣，或在数小时内即致命。或缠绵十二小时至二十四小时之久乃渐退去。曾见一人病至两年半内发作至七十二次之多。此复发类或伴心绞痛而起。

诊断时见有高度胸内苦闷，呼吸困难，颜面苍白，突于夜间发生高度呼吸困难者概须想到本病。

【预后】本症颇危，往往因呼吸困难，脉搏细小，病人陷于昏朦，至窒息而死。针灸治疗可以治愈。

【治疗经过】视症候之轻重、患病之久暂而定，大抵施术十余二十次，当可治愈。

【治疗】

（1）经穴。

主要经穴：列缺、太渊、风门、肺俞、大椎、天应。

次要经穴：合谷、肾俞、阴陵泉、关元、内关。

（2）治疗技术。医者诊断定病人为肺水肿后，令病人对坐，在合谷穴消毒，然后斜针向上使感酸麻，用雀啄术四五分钟久，再刺太渊、列缺、内关三穴，同用雀啄术。休息四五分钟后再刺他手之合谷、太渊、列缺穴（如只一边有水，只刺患边之经穴），手法如前。继令病人解去内外衣，反穿之，两手交叉攀肩膊上，使椎骨开，乃刺大椎、风门、肺俞三穴，以酸麻直达胸里为妙。休息片刻后（如病人已感疲倦，则停止施手法），令病人直立，以竹由地起直齐脐中，在脐心处墨记之，然后以竹置于脊中，亦由地起，在背脊墨记处，以爪切之，作一标记（命门穴）乃令病人端坐，弯腰，在标记外一寸五分处肾俞穴上，直针刺入使感酸麻，直透腹内，再令病人仰卧。在脐下三寸关元穴上直刺一针，使酸麻直达生殖器，再刺阴陵泉、三阴交二穴，第一日手法完毕。

次日依上法酌量施治，如病人可多受刺针，则每穴用雀啄术久些，以上各穴一一刺过。如病人感疲倦，不能多刺，则每日只刺主要穴，次要穴隔一二天刺一次。如病人有耐心求治，当获治愈。又脊骨如见有瘀点处，当刺一针，用雀啄术。

【治疗原理】兹刺太渊、列缺、风门、肺俞、大椎等穴，直接影响肺脏，使起收缩作用，排除水肿；刺激阴陵泉、肾俞、关元三穴，使肾脏恢复其机能，小便多且长；刺内关穴使心脏强壮，等于用强心药。故病人来治数次，则疼痛减除，胸内感舒服，再刺二三次则小便流出含有蛋白之浆液性液体。再继续若干次，诸症如扫，病即霍然矣。

【治验例】香港七姊妹商务印书馆龚祖洪君，患肺水肿凡五六年，每逢胸内苦闷、呼吸困难时则请西医放水，计已放过三四次，每次千余毫升。近又复发，凡数星期，左肺剧痛，呼气最惨。脱衣，久坐，其痛难言，小便黄且短，脊上起瘀点，在某医院用X线照视，知又患肺水肿，以放水非根本办法，乃于民国二十八年（1939）十月六日来治，余按上法为之施治，立即止痛。第二次刺针后，小便比较长。第三次施术后，刺痛全除。第六次，小便内见有蛋白，如前放出之水所凝结者一般。病人喜出望外，谓全治后，当把前后X线片、本人相及其治疗经过登报鸣谢救命大恩云。

### 3. 肺结核

**【症候】**肺结核之初起症候，概为潜进性，或隐或现，而无特异症候。初期之肺结核，往往为顽固之支气管炎所遮蔽。而多数病人信为感冒，而不介意，有因食欲不振及诸种胃症而为胃炎者。在妇人及处女，常生贫血与月经不调诸症，而视为萎黄病者。然本病之特征，在病人之羸瘦日甚，此乃通常支气管黏膜炎及萎黄病所无者。又易发疲劳，往往因奔走劳动而致呼吸促迫，傍晚则发三十八摄氏度左右之轻热。又常发干性短咳，此际或咳出少量黏液性脓性痰，或竟毫无咳痰。迨至咳痰中混有数条血丝，始震骇求医。

本症既过初期，则各种症候均甚显明（第二期症候）。视诊上，其一侧之锁骨上下窝陷没，病侧半胸之呼吸时上升颇极微小。打诊上，患侧肺上界之音，较低于健侧，斯乃肺尖萎缩之征。病肺尖，打诊音甚弱而浊，听诊上可得不定性呼吸音。若肺组织大部分发生浸润，则可闻支气管呼吸音。啰音甚多，且为湿性有响性啰音。当此时，他侧之肺尖尚健全者甚少。欲知其病机之进行与否，则视其啰音之蔓延如何。若啰音蔓延，则为结核性支气管周围炎之症候。

小空洞（即结核性支气管溃疡）之症候（第三期症候）不能彰著，空洞增至胡桃大，而又为浸润的无气性肺组织所封锁者，始克诊之。若空洞在肺之深部，而又为含气肺组织所围绕，则不能借打诊以证明之。唯得于该部分听取啰音而已，如得于肺尖闻继续常存之多数大水泡性啰音，则可推想其有空洞。盖肺炎之支气管狭小，断无发生大水泡性啰音之理。至于空洞浸润之无气性肺组织所围绕，而此浸润又达于肺之表面，则该部可诊得鼓性啰音及支气管呼吸音。其啰音为有响性。胸震荡亦常强盛，然此等症候，非空洞之所固有，即如无空洞之肺炎性浸润，亦有之。含有空气之大空洞，其浊音不著，而鼓音甚明。

咳痰，凡本病病人之痰，多为脓性黏液性，非若支气管炎及支气管扩张之痰，脓与黏液融合细密。盖其由空洞而出之脓，本甚稀薄，为流动性，一旦向上，通过支气管，为黏液所包裹，而分别凝聚，或为脓性线条，或为球形，或为货币状块，空洞之脓，除含有结核菌外，又常多他菌，其重要者为酿脓菌，对于混合传染，关系尤大。

血痰、咳血，肺结核各期中皆有之。往往为单独之小血线，混于脓性痰中。或由数回短咳，而排出数食匙以上之泡沫状鲜血。凡病人因大量出血而致生命危险者，不恒见。然屡次咯血，因此而发重态贫血者，往往有之。

肺结核病人，初期所起之血痰，曰初期咳血。其预后非必不良，盖病人见此，必生恐惧，因而乞治，往往能受根本疗治故耳。当大出血时，其血液一部，窜入肺下叶，于是下部生浊音，及捻发性水泡音，二三日后，即被吸入，吸收之际，往往发热，脉亦加数（咯血热）。又大出血后，往往诱起急性粟粒结核。

热候，疾病进行时必有热，病机停止，热亦随之而解。结核蔓延愈急者，热亦愈高，如急性经过之奔马性肺痨、干酪状肺炎、粟粒结核，其热往往似伤寒之稽留型。然寻常肺结核之热，常为间歇性。热之升常在午后，往往恶寒，至夜则热降。热降之时，往往发汗。此即谓之盗汗。升降甚者，谓之消耗热，此种热型最易耗铄病人体力。

【经过】种种不一，有越数十年者，往往于小儿时代感染结核，经二十年、三十年而后始发现，或竟有发病数月而死者。

经过缓慢之肺痨，其纤维性结缔组织之新生，范围甚大，而肺尖萎缩，其锁骨上下窝，陷凹甚深。胸壁亦陷没，多数血管为之荒废。而肺循环径路范围日蹙，右心室因此肥大，而第二肺动脉音强盛，遂呈郁血症候。

急性经过之肺痨，其疾病初起时，即甚狞猛，病灶增大甚速，全身病状，亦颇重笃，高热赓续不退，大抵一年或半年，因衰惫状态而死，此名曰奔马性肺痨，或开花性肺痨，大抵发于二三十岁壮年。又有取慢性经过之结核，于中途忽罹流行性感冒，或传染支气管炎，转而变为剧症者。

最危险症者为肺结核性之肺痨，所谓干酪肺炎是也。其始起也，或战栗，或咯血，数日后，肺下叶部发生浸润，范围甚大，打诊之可得大部浊音，听诊后支气管呼吸音，及有响性水泡音，体温稽留不退，排出透明之痰，色或赤或绿。干酪肺炎病人大抵一月或数月之内，速陷衰弱而死，然亦有再被吸收而复原者。

至于小儿结核之经过，与大人不同之处甚多，大人之结核多发于肺炎，生成大部浸润而渐向下方蔓延，小儿反是，其病灶散在全肺，为多发性，其浸润病灶，又多各个孤立，故乏明了之浊音与支气管呼吸音，唯得以听取湿性啰音而已。此外则小儿结核，有迅速扩布于身体他部之性，其腹部脏器浆液膜淋巴腺等及支气管腺、肠间膜腺，往往肿大成块，可于颈部腋窝及他部皮下，触知小硬块之淋巴腺结节，脾脏亦往往肿大。

老人结核多属慢性。

【预后】本病如能早期诊断，施以适宜疗法，可以完全治愈。

【预防】第一，病人隔离。第二，勿随地吐痰，病人之痰须严密消毒。第三，牛乳须灭菌后再用以哺喂小儿。第四，行海水浴、日光浴、冷水摩擦等，以增强个人之抵抗力。

【治疗经过】视症候之轻重，病人忍受针灸之刺激如何而定，大概施术三十次，总可治愈。

【治疗】

（1）经穴。

主要经穴：肺俞、大椎、风门、膻中、列缺、太渊、尺泽、四花。

次要经穴：膏肓、腰眼、合谷、天突、阴郄、足三里。

（2）治疗技术。本病侧重灸治，但针治亦不可少。医者诊断定病人为肺结核后，当用检温器检查有无发热，如有发热，则只用针刺不用灸治，退热后方用灸治。灸治后又发热，则停止灸治，只用针刺。先刺合谷、列缺、太渊三穴，刺激力不可太大亦不可太久，太大太久必致晕针。休息片刻后，令病人脱去内外衣，反穿之，两手交叉攀肩膊上，低头，使椎骨开，先刺大椎、风门、肺俞三穴，必须刺至酸麻直达胸内方有功效。如无发热，各灸三五壮，以充血为度。休息后再刺足三里二穴，使胃口大开。如病人甚瘦弱，则第一次手法便算完毕。

次天依旧刺合谷、太渊、列缺、大椎、风门、肺俞等穴，如无潮热，改灸膻中、天突或膏肓、腰眼穴各五六壮。如有盗汗加刺阴郄二穴。咳吐脓血，加刺尺泽、足三里二穴。

又本病须施术三二十次方能痊愈，医者在治疗之前，先须预算若干天可愈，而把主要、次要经穴分配一下，太渊、列缺、合谷、大椎、风门、肺俞等穴，天天须针刺，其余须灸治者则轮流用之（患门、四花、气海、丰隆、乳根等穴，亦可灸治）。针治后，针须另外放开，暇时用水煮过，方可刺第二人。倘病人耐心求治，又尚未至不治之时，当可治愈。

病人宜增加营养（随病人之嗜好，变换其食品），常居新鲜空气中，时或静卧椅上，时或徐徐散步。夜间睡眠中，当开放门户，或卧于风所不到之处，衣服须温暖，以防感冒。饮酒及房事，固当严禁，吸烟与多谈，亦不可不戒。节制其娱乐与交际，竭力以维持其健康生活。

【验方】上海名医丁福保谓取棉花根，洗去污泥，晒干，再将其根剪短，约半寸许，每日称半斤（重症则用一斤），用水五六碗煎一小时，煎至三饭碗，在食前一时，作三次分服（每次服一碗），其余渣可用水三碗，煎至一碗，每夜临卧服。连服二月，可以治愈。唯服此药宜守四种规则：一终日安卧，不许运动；二卧室中之空气宜日夜流通，不许关窗；三饮食物宜滋养充足，尤宜细嚼缓咽；四终日心气和平，宜抱乐观主义。此外又宜每日将身体揩拭干净云。

【治疗原理】兹针灸只用一针一艾，全不用杀菌药，而确能根治肺结核，其理由安在？

一则针治能退热、止痛、止咳、止血、止汗。

二则灸治能使白细胞增加，食菌作用增强，连续施灸三二十次，肺结核菌安得不死灭？

【治验例】余以针灸治愈肺病者计凡十六七人，以本病须二三十次手法，有被传染之危险，故凡非坚决信仰、诚恳求医者，不与施术，因此本病之治验例比他病为少。兹录出一案如下：民国二十五年（1936）八月军事委员会军令部广东陆地测量局曾君丕海来所称："余患咳嗽稠痰，痰中带血，潮热盗汗，胸背郁痛有年，中外医术治疗，俱未见效，请某西医检验，则断为肺结核初期，该医生谓本病不易根治，须认真调养，方有希望云。"余恐病人不甚深信针灸确能治愈肺结核，乃请先购阅《灸法医学研究》一书，然后为之施术。经余施术十九次后，诸症如扫。曾君嗣往海南岛服务，前年十二月回省，仍有一二声咳，曾君恐病尚未痊愈，特请医院医生检验，并照X线片，据医生云："据相片论，前曾患肺结核病，但结核病现已痊愈云。"曾君喜出望外，即加入函授班，研针灸年余矣。

## 六、肋膜

### 肋膜炎

【症候】本病初期，大多为轻度之恶寒发热、呼吸迫促、咳嗽、胸腹刺痛、皮肤苍白、食思减损、身体倦怠，因渗出物之性状，区别为干性肋膜炎及湿性肋膜炎。干性肋膜炎，其纤维素性之物质，沉着于肋膜面，患侧之卧位不能取，打诊上有抵抗，听诊上有磨擦音。湿性肋膜炎之渗出物，呈液状而贮留于肋膜腔内，患侧之胸廓膨大，心尖搏动，压于健侧，病人横卧而打诊于患侧，其渗出物之部位呈浊音，听诊上证明有幽微之呼吸，其渗出物至呈脓状时，则热度高腾，而其他诸症，一般剧增，此之谓化脓性肋膜炎，其甚时脓汁破皮肤而向外方流出。或者肺脏狭窄，俄然从口腔咯出。

【预后】针灸治疗，预后佳良。

【治疗经过】施术十余次，当可治愈。

【治疗】

（1）经穴。

主要经穴：内关、支沟、阳陵泉、风门、肺俞、天应。

（2）治疗技术。医者诊断定病人为肋膜炎后，先刺内关、支沟穴，使感酸麻，然后刺两阳陵泉穴，使酸麻直透胸内，休息片刻后，解开内衣，刺风门、肺俞穴，又最痛处、最不舒服处亦可刺一针，使感酸麻，散其郁积。如果病人忍耐来治十数次，当可治愈。

【治验例】重庆刘去非君患浆液性肋膜炎甚久，屡治不愈，颇感苦闷。最后到医院治疗，据医师诊断右第四、五肋内有积水，此病只可休养，无药能治云云。民国三十三年（1944）二月二十七日刘君到余诊所诊治，热度不高，脉搏频数，患侧之呼吸运动微弱，常有胸痛，由患侧胸廓放散于背部，因渗出液之压迫，而呼吸感困难。余按上述方法施术二次，疼痛消除，再治三次，病乃霍然。

# 第二节 传 染 病

1. 疟疾 / 间歇热

【症候及经过】疟原虫入人体，在血中发育达定度后，现固有之症候，在生桑葚状芽孢时，恶寒战栗。芽孢离血球时则发热。自裂体性芽孢初入人体至发热之距离时间为隐伏期，约九至十七日。凡患疟者大抵先之以寒战继以发热，越若干时间发汗而退热，发作反复数次后，则现脾肿。本病全经过分为隐伏期、发热期、间歇期，在发作后虽已不见发作，然未加以治疗，或虽治疗而不完全者，则见再发。由于残存之裂殖芽孢增殖而起，或由于处女生殖而起。此种情形以三日疟为最多，次则为热带疟（恶性疟）型。再发症之疟型及其他临证症候，皆与第一次同。唯频次再发之际则热型变为不规则，病人衰弱而陷于疟疾恶病质，再发之动机，不外乎体内外之刺激，如天气变动、日光直射、暑热、酷寒、感冒、过劳、负伤、分娩、外科手术、预防注射、月经、精神刺激及染有伤寒等之际往往见之。

【预后】无论何种疟，患疟多久，依法治之，病无不愈。

【预防】预防扑灭疟疾之方法，有如下述：

（1）公众的，第一为灭蚊，力以杀灭孑孓为要义。又对于病人须用适当的治疗，以期绝其祸根。

（2）个人的，宿舍宜在楼上，张纱窗及纱门，最低限度为用蚊帐，不得已时且有在外出中用手套及覆面等之必要。在流行最盛之地带，须用间歇服用奎宁预防法，唯不可每日服之（非唯中毒，且其效果渐减）。

【治疗经过】施术一二次，即可根治。

【治疗】

（1）经穴。

主要经穴：大椎、间使、后溪、膏肓。

次要经穴：脾俞。

（2）治疗技术。第一法，医者诊断定病人为疟疾后，请病人于发病三四次后，又发作前三小时来治。至则令病人脱去内外衣，端坐，低头，两手交叉攀左右肩胛，在大椎穴上，直刺一针使酸麻直透心里。然后置一分厚度姜片于大椎穴上，捻箸头大艾绒灸之，灸至不能耐时，以匙除去艾炷，再捻第二壮而燃之，灸足七粒后除去之。敷以疮伤自护膏，可免起水泡。穿衣后，令病人对坐，掌向上，在桡尺骨尽处量上二寸，尺桡二骨中间使穴处，直针刺入，使感酸麻，然后令病人握拳置拇、食二指于案上，在第五指第一节与第五掌骨之间关节部（后溪穴）直针刺入，使感酸麻，再刺彼手之间使、后溪二穴，手法便算完毕，如手法适合，疟疾可以治愈矣。倘年久症重，针灸未到恰到好处，依上法再治一次可也。

第二法，疟疾发作时，病人请往治疗，医者可令脱去内外衣，端坐，低头，两手交叉攀两肩胛上，摸得第四胸椎下旁开三寸膏肓穴处，直针刺入，如感酸麻甚，影响全身，则寒热立退。不退再刺十指头出血，病亦可愈，再于疟发前三小时刺大椎（灸七壮）、间使、后溪三穴，病亦获愈。

第三法，久年患疟屡治不愈，可灸两侧脾俞穴各七壮，连灸三二次，必获治愈。

忌食生冷腥秽之物半月，否则有复发之虑，刺疟疾必须三四发后方刺之，一发即刺，每多失败。

【验方】

（1）花槟榔五钱，煨草果、常山、柴胡各一钱，以水浓煎，一日三次分服，连服数日，治疟神效。

（2）白豆一合，酸醋一碗，煲熟出味，饮汤，呕吐后即愈。

（3）一人患疟甚久，诸药不效（吃奎宁本可治愈），后煲狗肉吃一二次，竟愈。

【治疗原理】本病之原因为疟原虫，故西医投以特效药奎宁或称金鸡纳霜以杀灭之，称原因疗法。惜特效药仍有些不效者，因此本病来治者仍众。针灸不用服药，而病无不愈者，盖针治能疏通其神经，灸治能发生免疫物质，扑灭病原体，或中和病原体所产生之毒性物质也。此非假设如是，而由于治疗所得的正确结论，并有显微镜可以实验之也。

【治验例】惠阳罗山患疟疾凡三年，病发无时，但每月总有一二次，吃发冷丸不知几许，总不见根治，望之见恶病质。以常于派送公文时半途发作，不能预备，极感辛苦，及闻病人王渭恒连发冷三十八天经余一次治疗，立见痊愈除根，乃于民国二十四年（1935）四月二十日将要发冷前一小时踵门求治，经余针灸大椎、间使、后溪三穴后，即不见发作，隔两天再治一次，自后便不再患疟疾矣。

### 2. 瘈咬病／恐水病／疯犬咬（狂犬病）

【症候及经过】此病之症候分三种：

（1）前驱症候期。在此期内，被咬之处显刺激、疼痛、麻木等状。病者精神阑珊、头痛、厌食、急躁不安、不眠，且有一种身临危境之感觉。全身之感觉每过敏，灯光稍亮及声音较大即厌恶困苦。喉部或充血，此时或显咽下困难之初状，声音变作沙声，体温及脉搏皆略增。

（2）急躁症候期。此期内之特殊性状为病者非常急躁不宁及感觉之过敏达于极点等，无论何种传入性刺激如声、光、风等，甚或言语稍响亦能激发凶烈之反应痉挛，人类患此病时，此为最困苦之症候。发痉挛之处以口及喉为最剧烈。痉挛发作非常痛苦，且兼呼吸困难剧烈之感觉。此则纵使喉门开通时或已施气管切开术后，亦或如是。病者一欲思饮，喉肌及提舌骨诸肌随即发剧烈之痛痉。因此病者怕见水，于是乃有恐水病之名。此等痉挛之发显或与狂状相伴。在痉挛发作之间歇期内，病者安静而其精神亦不昏乱。在此第二期内，体温大概上升，亦有不发热者。病人对于看护者无加害之思想，痉挛发作剧烈尤自惧，偶然伤害他人，然间有狂状凶恶者，喉及咽之肌收缩时，病者或出怪声。此期约经一日半至三日之久而逐渐入第三期。

（3）麻痹期。兽类中有不显第一期及第二期之症候而在病起时即麻痹昭著者。此期大约不过六至十八小时之久。病者安静，痉挛止歇，终则人事渐不省，心之动作渐益弱，迨后则动作停止而死。

诊断时以生黄豆与食，凡不觉腥而觉甜者，为有毒之证。

【预后】西医书谓本病发作后预后绝对不良，几无治愈者。但照所列法治疗，如病人尚生存，仍可治愈。

【预防】注意犬类，如有本病嫌疑者扑杀之。

【治疗】第一法，在中药店买地榆一斤，以十斤、八斤水煮出味，病人渴时随时给饮，饮完，而病告愈。

第二法，蛇犬咬人之救星已成丹：奎濂珠一钱，上西黄一钱，大红玛瑙一钱，上腰黄二钱，大红硇砂一钱，大梅片一钱，当门子一钱，白硝二钱。

上药八味，共研细末，装入瓷瓶（或小玻璃瓶），应匀装一百小瓶，先用蜡封口，再用火漆加封，勿令泄气，勿受潮湿，用时分男左女右，将药点入眼潭（即近鼻梁之眼角），点后闭目仰头，使药性下行，轻者点三次即愈。重者或速服一小瓶，用温开水送下，孕妇忌点（按：孕妇点服此丹，恐有堕胎之虞）。

第三法，取吃饱血液之臭虫七个，取七个碗各盛大半碗冷开水，先置七臭虫于第一碗水中，待游水一分钟后，挑至第二碗水中，亦得游水一分钟久。至第七碗水游水一分钟后，医者洗净手放出七臭虫之血于水中，丢弃臭虫。取此第七碗之半碗水与病人饮，病即霍然。此法为菲律宾学员陈孟泉君的友人秘传陈孟泉君者。余不自秘，公之全体学员。

【治疗原理】按地榆为止血收敛要药，功能止吐血、大小便血、久痢、妇女崩带、除恶肉、疗金疮。未有列出能主治癫狗咬病。兹用地榆一斤煮水大量与饮，而能治愈癫狗咬，想是该药经肠胃吸收入血，中和毒素，直至乌有，因手头药书未有列出地榆之化学成分，自己未有仪器化验，故未详知。但治愈疾患是事实，有该病来治，照法施治可也。

【治验例】上海《通问报》载某医生擅医狂犬病，唯须病者先备三十金，缺一不可然后给药。某平民忽患是症，既至急躁症候矣，因家贫甚，不能备资，邻人怜之，共捐得十金，要求该医生减赠，一再要求，均不允许。邻人忿甚，共缚该医生，置病人旁，强该医开方，否则逼与病人偕亡。该君开列方后，要求邻人解其缚，众恐其方有诈，不许，嗣见病人服药后，精神以次清醒，诸症候全消，乃解其缚。邻人见此方甚灵验，应公开示人，以救世之患是症者，乃投登上海《通问报》，并附述得此方之来由，又刷印千数百张分赠友朋。兴宁李道华先生见而剪存之。数年前往某墟见群众拿枪逐一人，拿得后缚之于大树下，问之行人，获悉某君患瘦咬病，已至急躁症候期，李君命病人家人购地榆半斤煮三四斤水与饮，饮后清醒不少，是晚病人家人再求李君给药，李君嘱再购地榆半斤再煮水与饮，而病告痊，病人家人喜出望外，购大帮礼物酬谢李君云。

3. 亚细亚霍乱／亚细亚虎列拉（霍乱）

【症候及经过】潜伏期一至三日，亦有少至数小时及至七八日者，从其轻重及经过，区别如次：

（1）单纯性霍乱泄泻见激烈之急性肠炎症状，即不痛及无里急后重而泻下多量之薄便，伴以食欲不振、渴、疲倦等感，有时起呕吐，无尿，轻度腓肠肌痛。此种轻症霍乱，名之曰单纯性霍乱泄泻。在本病流行时有多数人发生之，然不致转重，经旬日而治愈，但亦非无泄泻数小时及至一至三日后更移行于重症者，此则可以称之曰前驱泻。

（2）轻霍乱。症候略较前者为重，全身倦怠，食欲不振，呕吐极烈，大便略带米泔水样物，脉频数细小，四肢冷厥，尿量减少，并见腓肠肌之痛性痉挛，声音嘶哑。然上述各症，旬日间即消灭，亦有一度治愈之后又有反复之同样发作者。本症与重症霍乱殊无划然之境界。

（3）重症霍乱或霍乱发作。此则以突然之重笃症状起始，或先有若干日或若干小时之前驱泻。如有前驱泻者则分为二类：以前驱泻为第一期，称之曰泄泻期，而第二期则为冷厥期或假死期。第一期速移行于第二期，急起强度之全身萎弱感，诉心悸亢进，迷晕，恶寒烦渴，食欲消失，舌及口腔黏膜干燥且有裂创，有白色厚苔，泄泻频数，一小时有十次以上泻出多量之薄便，并无腹痛及里急后重，初虽尚含胆汁，其后则无，为无色水样混有灰色絮片，所谓米泔水便，无臭，在短时间中有达于数公升者。但亦有全无泄泻者，其数小时中因中毒而死，此之谓干霍乱。泄泻之稍后或同时，频发呕吐，初尚混有食渣，其后则纯为胃肠渗出液而多少混有白色米泔水样物，含存本菌。病者呕吐频作，体内水分损失极大，乃起剧渴，舌干燥被苔，示发绀。腹部通常虽扁平柔软，然有时陷没且示抵抗。腹痛通常并无存在，即有之亦极轻。病症进行，病人呈特异颜貌，盖以吐泻之故，体内水分缺乏，因而皮肤皱缩，眼眶陷没，颧骨及鼻梁突出，即所谓霍乱面貌。此外见手足厥冷，四肢末端及口唇发绀，体表温度下降（甚至仅三十二摄氏度），而且直肠内则呈高温（三十九摄氏度）等。内外体温之著差，为预后不良之兆。又因心脏衰弱之故，心音及脉搏微弱，重症者在数小时候后已不能触知脉搏。血压下降，血液浓稠，胸内苦闷，心悸亢进，呼吸困难而浅表，声带干燥而声音嘶哑（所谓霍乱声）。尿利减少或全闭，即使排尿其尿亦极浓厚。其他尚有中毒症状，即痛性痉挛（所谓霍乱痉挛），以发于腓肠肌为主，有时亦见于趾、股、腕及手，由于自发性或由于些微动机而起，存续数分时后消失，寻又再作。意识上虽多少有无欲状态，但至死清明，少数示兴奋，每有谵语。反射机能一般减退。如斯厥冷期症候袭来之后，其约半数在二至三日中死亡，重症者自发病至死不过一至十小时，所谓电击性霍乱。唯如为比较轻症者则耐过此假死期后幸得移于恢复期。吐止便稀，渐有常粪，心力复而脉以强，浸假而发绀及四肢之冷厥去，乃至于利尿通爽。唯此际暂时间犹有身体疲劳及脉搏不安定等情形，然不久亦即消失也。亦有于既经脱险之后，经过数日，再发上述各症，因而死者。亦有起霍乱伤寒者。

（4）霍乱伤寒或昏迷期（第三期）。轻重不等，续于霍乱发作或在霍乱脱险之后忽而袭来，此际发高热，诉头痛，四肢痛及全身萎弱感，有时略见兴奋，然不逾时而意识消失入于嗜眠状态。脉初虽强盛整调而略频数，然寻即微弱，再现发痈。呼吸深而且有杂音，虽有泄泻，但不如厥冷期之甚，其性状与为普通大便。有时四肢发生红斑及玫瑰疹等所谓霍乱疹。肾炎特甚，有时死于尿毒症下。若是者或幸而复常，或因而致死。

【预后】甚危险，往往初时甚轻，而渐次沉重，其死亡数，平均在50%以上，唯流行之末期，较初流行时之死亡数稍减。其死因据谓本病之起尿闭者大约57.2%死亡，不尿闭者唯47%死亡而已，故利尿为本病之生死机关云。又老幼、嗜酒、虚弱、吸鸦片者多易致死。病初起急速，体温低、皮色深绀及血比重高者其结局不佳。脑力虚脱速者，病愈险恶。针灸治疗，如未断气，尚可治愈。

【预防】先图侵入之防止，可及地早期察知第一病人且须有细菌学之确证，厉行海港及舟车船只乃至飞行检疫。不幸既有病人存于本区，速将病人及疑似者隔离（五日），厉行一切消毒。

吐泻物之消毒以石灰乳或5%石炭酸（苯酚）水为最妥。至于个人预防方面则在流行时须特别注意胃肠之卫生法。稍有胃肠方面之欠缺，立须医治，一切饮食物均须煮沸。器具须用沸水或稀盐酸洗涤，戒多用凉饮，尤以不适当之疑有含菌凉饮为然。

【治疗经过】治疗一二次即获痊愈。

【治疗】第一法，医者诊断病人确为霍乱后，叫病人家人扶起病人，端坐，脱去上衣，屈其双肘，与脊平，略向后，取如拇指大之竹或木，横穿两肘，即在脊上竹木之底面，以爪甲切之作一标记，如病人不能坐则令其侧卧。如病人先吐后泻，则先灸竹之上一点，凡七八壮，后灸竹之下一点五六壮；如病人先泻后吐，则先灸竹之下一点七八壮，后灸竹之上一点凡五六壮。随即再取老姜约半斤，洗净，擦为姜汁，即叫病人仰卧，闭眼，在其两眼之四周及鼻梁上下、眉间，以姜汁连渣敷之，觉醒热不能耐时除去之。后再敷一二次，病即痊愈。

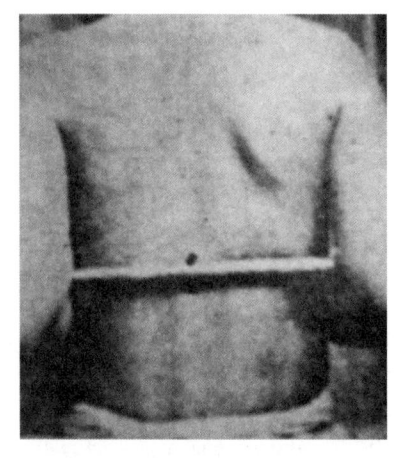

第二法，针委中、曲泽、中脘、足三里穴，灸神阙、气海、中脘穴。吐者加针内关、内庭穴。泻者加灸天枢、左章门穴。转筋、手足厥冷，加针承山、悬钟穴。以盐填脐中，大艾炷灸之，不计壮数。

欲吐不得吐、欲泻不得泻针委中、十指头出血，另以盐一撮放刀上，用火炙透，以半温百沸水和服，服后必吐，上得吐下便泻矣，病即轻一半。如饮后将盐汤吐去，可再冲再服。

第三法，单泻不吐，灸神阙、关元、天枢、水分等穴，一齐起火，不得先后（两三人帮手灸），吐者加灸天突穴。病亦可愈。

第四法，令病人脱去内外衣，屈其双肘，与脊平，略向后，取如大指大之竹或木，横穿两肘，即在脊上竹之上端，爪切之作标记，竹之下，脊骨左右，亦爪切之作一标记，然后取灯芯蘸油，燃着，在作标记处之三点，各烧一下，病亦可愈。

【验方】樟木二层皮一握和米一撮，在锅内炒至焦黑色，用水煮出味，与饮，有奇效。

病者宜卧床，暖其身体，给以单纯之食品如沸乳水、茶等，热水不妨多饮，忌食米类食品，尤忌食姜，食则恐不可救治。

【治疗原理】针灸不用药物，只在脊间或中脘穴灸数壮，竟能把不治之症根本治愈，说来好不入信，而事实如是，屡治屡验，必有其理在，据日本西医之检验，灸治能：第一，增加白细胞；第二，增加白细胞食菌之作用；第三，增加免疫体之产生机能。想霍乱菌一遇灸治，立即全体被扑灭也。他日针灸疗养院成立，集霍乱病人而疗治之，检验之，当可明其究竟焉。

【治验例】民国二十五年（1936）冬，广州东山神道学校教授梅国芳牧师到处所聚谈，盛称灸治之灵。据称："二十年前家母患霍乱，呕吐二三十次，泻四五十次，面貌瘦削，不能动弹，婶母谓此病吃药无效，唯有灸治可痊。遂令人扶定，照第一法灸治，复舂姜汁敷眼之四周。将要敷眼时，余极力反对，谓敷后目将盲，期期以为不可。婶母谓平常人姜汁一到眼则眼痛，本病病人不然，反觉凉快，敷之果然。只用此法治疗，未服药而愈，现家母仍健在，微乎灸，骨早碎矣云。"余闻此言，默识之，待有机会，即拟一试。民国二十六年（1937）一月二十日，光汉中医学校学生容叫之君请余往治其兄秀山君之霍乱病，谓伊兄患病已二天，一日夜泻数十次，吐十余次，吃药未效，颇危险。余谓君可照第一法试治之，容君以从未用针灸治病，此病又危笃，强余往治。至则见容秀山君现霍乱颜貌，问以前是否如此瘦削，容君云，此一二日吐泻太多次落了容，原甚肥胖云。令容君扶病者，以第一法灸治之，灸下一穴三四壮后病者疲甚，不能耐坐，乃令伊仰卧，加灸中脘穴四五壮，敷眼之四周以姜汁而别。嗣据光汉中医学校学生刘季孙报告，容君秀山之病，一经灸治，即获痊愈云。故余以后治霍乱病俱用第一法，以其简便有效，无治不愈也。

### 4. 麻风癞／大麻风（麻风）

**【症候】**

（1）结节性麻风。当结节呈显之前，每发红斑区，其界限昭著，且常感觉过敏，此一类有时名曰斑点性麻风，其后则患处积色素。有时此等表面之变异稽留而不生结节，则此区失感觉而麻木不仁，色素渐消，而皮变白，曰白麻风。大抵其后必发结节，名麻风瘤，此乃真皮之深层为小圆细胞所侵，致皮起凸团，小如豆，大至数寸。其色依皮而有新旧之分，初起或红或红白，旧者浊黄或黑棕色。病起之时，或有感觉，唯其后则麻木。结节上无毛，其质略坚，与下组织之相连不甚紧，扪之可动，形为椭圆，后则合并而成为无定形之阔团。面生结节时其结节或丛密或融合，形容大变，眉额为病所易侵者，即见其凸而大，鼻广，颊大，唇厚而高，外耳厚而垂，甚丑，故称为狮面。

结节常发之处为首、背、臂、股之外侧及腹股沟等处。生于面、臂、手者形稍凸。生于躯干与股者，形稍扁而广。生于腿及足者，则广而无界。色微黑，多溃烂，间时发热而生新结节，亦有因并发疹热病及丹毒等而暂消者，然其痕仍在。最常之秩序，即其中软化而消，唯余滑圆形之瘢，或软化生溃疡而出黄色黏性脓，脓干痂结，下面之溃疡仍延开，要之此疡久或可愈，而恒留无定形之凹瘢，若延及鼻中隔，则软骨烂而鼻端塌陷，鼻孔即出臭液。倘喉、会厌、咽、舌、口等受累，则呼吸甚难，且嗅、味等觉俱失矣。

眼先后受侵，其病组织自结合膜延及角膜，或入眼前房，更有在虹膜及睫体（睛围）等处先起者。逾时除听觉之外，其他诸觉之功用皆失。皮之各处生溃疡，因结节而溃，或因麻木而受损。颈及腹股沟之淋巴腺因受侵而肿，或生脓而成漏。腹因肝病而变大，肠患蜡样变致泻。若神经受累则增神经性麻风之患，如神经痛、神经麻痹，组织因失神经之司养功而变等是。指趾烂脱，或曲而萎缩，骨或枯灭，致手足变成无用之屈肢。身之烂处作山羊臭。终则惨状毕呈，可怖可怜，幸病人多未及后期，未至力竭，患并发病而逝。

（2）神经性麻风，又名麻木性麻风。麻木性麻风之先期为生斑，或重或轻，或不显，与结节性麻风同，唯麻木性麻风之斑期历时甚久。皮之一大部发斑，或含色素或色白不等，斑皆广阔，最常见者为环斑，边红而略凸，血管充血，中央略白而麻木，无汗，有似汛布之钱癣。此斑疹或时发时消或恒定，或蔓延而经历多年，始显麻木性麻风之特别状及重要状，有一表状，即手足膝股后面等处之皮突发大疱，小若豆，大若蛋，多少不等。数日疱破结痂，痂脱则存微白或麻木之斑，其边含色素而有界限，该处少成溃疡。神经受累重，其状更显，如神经大痛，又若蚁行，感觉过敏，或麻木等状，淋巴腺增大。有时发热，不豫。各状中以皮状为最显，或进或退，或恒定，唯神经之症状则益增。又皮肌骨因失神经之司养功而状甚显。际此期在肱骨内踝处扪尺骨神经，则觉变粗，他如腓深神经、臂正中神经及桡神经等亦然。初肿之时，扪之痛而其所司之处或感觉过敏而急痛。此患渐退，神经肿亦微消感觉过敏及神经痛均减，唯显麻木瘫痪，肌萎缩及神经营养功能损失等。神经先后变为纤维组织，神经纤维消灭，而其营养功能益失。亦有不发神经疼痛、感觉过敏、皮斑等状而仅显麻木者。麻木性麻风在足、臂、股、肘、面等处显麻木最早，躯干则缓且罕。麻木之处，与该有病之神经所司之处不甚符合，盖非只神经干受损，即神经支亦为菌所害也，有时菌初生于皮，损害神经末梢之后，则延传至神经干。患麻木处多显于身之左右相对之部位。患处之麻木，初起时感觉尚不全失，或时觉时失，且麻木处或甚浅，重按之则觉，既则渐深，以致全麻木，斯时虽焚之或亦无觉。皮麻木进行时，其下肌萎缩而无力，唯共济运动机能不变。如肘与掌侧骨间肌萎缩而无力，指则弯曲作爪形手，或他不规则状，小腿及足亦萎缩，步履艰难，股、肱、胸、面等处之肌亦因之而然。

病处之肌受累先后不同，轻重不一，故该处多变形，如面神经受累则肌萎缩而显麻木性，麻风之状与结节性麻风之成狮面者不同。上睑下垂，下睑外翻，眼不闭合或不能动，初时多泪，后则不然，结膜发干，致角膜生溃疡成膜而瞽，鼻黏膜溃烂，鼻中隔消灭，鼻尖塌陷，口唇瘫痪，致流涎难语，口黏膜萎缩，龈缩骨露，牙脱，舌与口之黏膜皆麻木，嚼肌萎缩，难言语及饮食。

臂腿麻木处之皮历久则萎缩腺灭，毛脱，皮薄而紧，或至于裂，指及趾之甲罕脱，唯粗涩，或薄或成小沟。手足生溃疡，甚至穿关节，致指及趾断，或指及趾骨围生脓肿，侵害骨衣而骨脱落，或有干坏疽致指及趾断，或骨干消瘦，而指及趾变短，甚至甲连掌跖骨，跖处常生穿通性溃疡。麻木性麻风之进行，较结节性麻风为缓，结节类之期均计仅八九年，而麻木类之期则约有十八年，且有延至四十年之久者。其致死之故罕因本病，实为他病，如泄泻、慢性肾炎、肺痨、肺炎、支气管炎等患所致。

（3）混合性麻风。如上所述患结节性麻风者之显神经受累，患麻木性麻风者之生结节以及两患同起者皆称为混合性麻风。

【预后】针灸治疗，曾经治愈有例。

【治疗经过】视症候之久暂、轻重而定，施术三十次左右，当可治愈。

【治疗】

（1）经穴。

主要经穴：大陵、委中、曲池、血海、天应及患处上下左右之经穴。

次要经穴：合谷。

（2）治疗技术。医者诊断定病人为麻风后，在合谷、大陵穴上消毒，刺至酸麻，用雀啄术数分钟久。然后令病人大指爪天突穴，余指扶胸内，肘置案上，在曲池穴上直刺入针，亦用雀啄术。休息片刻后，再刺彼手之合谷、大陵、曲池穴，手法同前。如面起红斑，范围甚大，则患处左右之经穴，如颊车、听会、迎香、地仓等穴，俱宜针刺，再在起红斑处，用乱刺术（勿刺着骨）放出恶血，用棉花除去之，再在红斑处，用姜垫艾灸治，以肌肉充血、感热为止，但勿灸至起水泡，有失美观，如手脚有麻木处、起红斑处，亦取患处左右之经穴针治之，亦用雀啄术，兴奋其神经，用姜片烧艾灸治之。委中穴每次刺出恶血少许。血海穴亦须刺针。大陵、曲池、血海穴，每次灸五六壮。

用过之针，须用水煮沸凡十五分钟，方可刺第二人。医者之手，如有伤口、倒刺，施术前应先包裹以免传染，有血之棉花，应随即焚烧之，病人如吐有痰涎，宜用石炭酸（西药）消毒。

**【治疗原理】** 针灸不用药物，只用针灸，而能根治者，以针兴奋其神经，刺激久之，神经麻木得回复其机能，在患处放出恶血，可减少麻风杆菌之数量。用艾长期灸治之，凡二三十天，可使循环旺盛，废物得以排除，组织得营养，白细胞增加，抗毒能力强大，麻风杆菌日渐减少，直至乌有也。

**【治验例】** 广州惠爱东榨粉街三十四号张氏，患麻风病凡十月，据称初觉右面麻木起斑，即先后请二中医诊疗，服丸药百二十元无效，乃延西医检验，断为麻风，嗣入某院留医，医为之注射大枫子油四星期久，亦未见效，闻佛山某女医擅以灯心火治麻风，请烧至三千炷火，亦无效。适有友自北方返，谓"本病尚未发现特效药，谓能用药根治者，是骗子也，北方有用针灸治愈者，盖请针灸专家治之"，病人乃于民国二十七年（1938）五月五日到治，则见其面之右方完全麻木，且起环斑，边红而略凸，血管充血，无汗，右额瘫痪，不起皱纹，眉毛脱落不少，右耳肿胀，扪之则痛，灯心火痕甚多，右手臂亦麻木，有孕已七月。余依上述方法为之施术，三次后，环斑除，红色退，六次后耳消肿，额起皱纹，二十五次后麻木全除，毒症如扫。学员现任九龙培道女中国文主任刘公铎先生见针灸如此神效，不胜惊奇。

### 5. 白喉

**【症候】** 隐伏期二至五日，由部位不同而异厥症候。

（1）咽白喉。一般以全身违和、发热、头痛及难咽起病，但小儿有时不诉此种主征。故遇有病儿勿忽咽喉之检查。咽肿胀，扁桃体上有灰白色点状或腺状伪膜，有时及于悬雍垂甚至达咽后壁及硬腭，与黏膜紧贴而难剥除。颈部尤以下颌角之淋巴腺肿胀，每并发淋巴腺周围炎，自颈至面皆浮肿，惹起郑重之难咽，全身症候益重，面苍白，不安，食欲不振，体温不正，每示高热，大抵在十日内递降，脉一般较体温为频数。口唇有时生疱疹。心第二音亢进，第一音混杂音。往往有轻度脾肿，尿中混蛋白质者不少。轻症之局部变化，局于扁桃体及其邻部，无全身症候，数日而愈。最轻症则局限于扁桃体窝，每易误为腺窝性扁桃体炎。重症则腺害部扩延，全身症候亦笃。

（2）鼻白喉。续发于咽症者多危险，原发性局限于鼻黏膜者或仅为渗出性化脓性炎症或更生伪膜，乳儿之酸性涎液能妨本菌之繁殖，故患鼻症而不患喉症者甚多。在休息时每喷出伪膜小片，因鼻呼吸困难而行口呼吸，分泌颇盛，初为浆液而后为腐脓性，每混血液，鼻外及鼻下皮肤被刺激而剥离成溃疡。

（3）喉白喉。多续发自咽，单独者绝少，初似普通喉炎，喉轻度之声音嘶哑，次则进而起犬吠样咳嗽，次以咳嗽之故而闻笛声样吸气。呼吸虽未频数，但以补助呼吸肌紧张故次第增加而病儿呈不安状态。面苍白，进而全身发绀，此由于机械的喉狭窄及喉肌麻痹之故。喉狭愈甚，杂音益增，其吸气如锯声，此际喉降于下方。诊断上最重要者，在颈部之下方及上腹部特以胸廓侧下部之吸气的陷没，此由于吸气不充分而起。如伪膜幸而咯出，一时脱险，然如再度生成时则诸症又现。倘治疗不当而病势更炽，则狭窄更甚。呼吸由频数而浅表，驯致昏迷，脉数弱不正，遂发痉挛，终以不救。且此际大小支气管内腔有纤维脓性物质充满，故虽行气管切开术而无可挽回也。

【预后】昔年白喉病之死数，居30%～50%，自注射白喉血清即白喉抗毒素之法发明后，则减至10%～12%，但白喉之发为疠病，其流行时之症候轻重不定。致死多由喉受累，或染脓菌、心力猝衰竭、肌瘫痪、尿毒症等之故。有时在恢复期发支气管肺炎而殒命。

【预防】最要之法，对于凡患白喉或疑为患白喉者，宜使隔离，衣服与一切接近之器物，宜用法灭绝传染毒，即喉中为患甚轻，亦当详用验菌法检查，在白喉之恢复期亦然，因其病似痊愈，然过六星期至六个月或仍能于其咽觅出白喉菌，并须知家有患白喉之小儿，则其余未病人亦能携带白喉菌，又其家之猫犬亦为携带之媒介，故不宜使之与病人接近。至于设立隔离院，尤为预防之本。凡人曾与患白喉者周旋，应用抗菌药漱口，疗白喉之医士与看护者应特穿长衣，头戴帽子，口鼻蒙以纱带或纱罩，出病室后，应用升汞溶液盥手涤面。致因患白喉死者，须用濡于升汞二千分之一之溶液之布裹之，从速埋葬。

【治疗经过】施术二三次即可治愈。

【治疗】

第一法

（1）经穴。

主要经穴：合谷、少商、颊车、风府。

（2）治疗技术。医者诊断病人确为白喉后即严格消毒，先针合谷、颊车、风府三穴，使感酸麻。后针左右少商穴，因少商穴剧痛，若先针此穴，则病人不继续与针他穴也。针用比较粗的毫针，针少商穴后须放出血，拭干，针风府穴须斜针，向正中斜入，且不可刺太深，亦不可太剧烈，恐针到延髓发生危险。一次未愈，再针一次可也。每次针毕，针用水煮沸凡十五分钟久。

第二法

（1）经穴。阳溪。

（2）药物。大蒜头。

（3）用法。大蒜头二三粒捣烂置阳溪穴上，盖桂圆壳，以防拭去。久之剧痛。三四时后必起水泡，乃将大蒜头除去。水泡勿令破，破则恐防腐烂。

**【治验例】**

（1）徐有琴君年三十四岁，患白喉，身背寒热，误用柴胡羌活发表剂，未经一小时之久，咽喉肿闭，茶水不能下咽，大有性命之忧，经美国医院看过，以及全市中西名医，莫不束手无策。后请余治疗，因系知己之交，不顾效验与否，即针合谷、颊车二穴，各针七分，立时热减能咽水，次日能进稀粥而愈。（山东沂州刘鸣九）

（2）病人郭女士，年二十六岁，以电话邀诊，未示症候，故不知其为喉症，亦未带血清。病者二日来怕冷发热，头痛，喉痛，咽喉黏膜有散在性细小义膜甚多，拭之不去。扁桃体微有红肿，亦有义膜散在，脉一百一十至，热三十八点三摄氏度。未尝检查细菌，但以余视察可认为白喉，当时以未带血清，距离远往返不便，故即以第二法一试。告以翌日症候不退者，再须注射血清处置，时在上午十一时左右。翌日上午十一时往诊，则诸症全去，仅有极少数细微义膜，精神亦已恢复。其效之速，实足惊异。除当时注射Omnadin（非特异性脂蛋白制剂）之外，未尝用其他药物，然Omnadin未尝有如此之效。（《诊疗医报》第九卷二期六二页，编者述）

## 6. 赤痢/菌性痢疾/杆菌赤痢/赤白痢（细菌性痢疾）

**【症候及经过】** 经二至七日之隐伏期，继以食欲不振、腹部不快感、全身违和起始，乃示本病特有症候，即混有血液及脓汁频次泄泻、腹部里急后重等。有时并无前兆，在健康生活中，突起本病之定型症。

总之本病以局部症候为主，全身症候较伤寒为轻，在重病者亦有呈一般重笃症状之可能也。其时颜面憔悴，眼球缩没，脉搏细速，皮肤冷厥，声音嘶哑，肌肉疼痛，速陷于衰弱而死。

本病大抵取一旬乃至一月之经过而治，但其后每多在长时日内粪中尚含有少量黏液，因食事不卫生及感冒等，有起再发或再燃者，亦有溃疡未全治而移行于慢性者，但此情形较慢性者为少。如有并发症时，则经过迁延，自不待论。轻症者则肠症候轻微，越三数日而走治愈之途。然亦有留肠之过敏状态而荏苒者。

慢性痢疾由急性症转成外，有最初即为慢性者，此际肠障碍存续年余而食事不卫生及感冒等，即现稀薄血便及里急后重，再甚者则致全身衰弱。

**【预后】** 因流行性质、土地关系及时令而异。一般吉，唯衰弱者及童叟则凶，呕吐与吃逆为恶征。针灸治疗可以根治。

**【预防】** 用水以清洁为要，当小心勿食寒凉，若有患痢疾者切不可与同居，驱除苍蝇更不可怠。

**【治疗经过】** 视症候之轻重而定，大抵施术三五次即可治愈。

**【治疗】**

第一法，针灸。

（1）经穴。

主要经穴：天枢、气海、关元、足三里。

次要经穴：中脘、合谷。

（2）治疗技术。医者诊断定病人为赤痢后，取最幼的毫针，严格消毒，先针足三里穴使感酸麻，以止疝痛，继针天枢、关元穴，复以艾绒各灸五六壮，以热力直达腹内为止，如病者能耐灸治，往往只治一次即可痊愈。

第二法，往中药店购鸦胆子（苦参子）五十粒，嘱药店去油和饭为丸，计算每丸有原鸦胆子若干，给病人三四粒，冷开水吞下，大抵大人可吞原鸦胆子三四粒（多则头晕，中毒），小儿减半。服一次如不痊愈，再服一次必瘳。

第三法，小儿患痢，针灸不易，可购德国爱儿杜方丸服一二瓶，极效。此药一则治痢，一则开胃，味亦不恶，小儿喜作饼仔食之。

第四法，用西药灰锰氧（高锰酸钾）麦粒大二三粒（不可加多）开水服，亦可治愈。

一般疗法须卧息，注意腹部之保暖，着用腹带，用炒盐入袋时时在左骼凹处温烫，用流动食，在初期可使之饥饿一二日，以后给予粥食、饴糖、藕粉及半熟鸡蛋，牛乳虽为适当之食品，然有时反促进肠动，故宜加斟酌，即其他饮食，亦宜温用，盖冷用亦能激起肠动也。饮料可用大麦茶、米仁茶及葡萄酒等。不可用新鲜之蔬菜及水果。迨病症减轻，大便已复为粥状时，食物可稍更改，用厚粥、厚粉汤等，渐进而用面包、肉片、嫩鸡肉等，至粪便为常态时，乃移行于普通食，然仍须注意勿使多食脂肪性及植物纤维性食品。

**【治验例】** 惠阳第七教导团张我忠君患赤痢数天，每天泻黏液粪便七八次，恶寒发热疝痛，有里急后重之苦，倦怠非常。民国二十四年（1935）六月二十二日踵门求治，经余按第一法针灸后，是晚痢即减少，第三日即完全停止，而病痊愈矣。

### 7. 鼠疫/黑死病

**【症候】** 隐伏期二至五日，但由吸入肺内者，则在二日以下。以突然之寒战、发热、眩晕、呕吐而发病。前驱症不著，至多有全身倦怠、食欲不振、头及骶骨痛等。意识一时被侵，无欲瞢眬，或呈苦闷不安及恐怖之状。热突升至三十八到四十摄氏度，甚至四十二摄氏度，略弛张，多数病人在四至五日死亡。死前体温激降，死后体温多上升。幸而获治，则热转弛张而渐次下降。心脏及血管之症候最显，为传染病之第一位。心音弱而不纯，并有杂音，脉频数，初期充实，示重复脉，厥后小而不规则。面初潮红而后苍白，眼球陷没而硬固。舌干燥而被苔，恰如布以石灰之状。肝与脾恒肥大，现蛋白尿。白细胞增多，并起异形红细胞症，红细胞大小不均及多杂性。此外尚有局部变化，分为次述三型（但亦有为移行型而介在两型之间者）。

（1）腺（淋巴结）鼠疫，即鼠疫腺肿。由小皮肤创侵入，通过淋巴道，起淋巴管炎较少，至一日或一昼夜后，起腺肿。少数则在初染局部生若干初期脓疱。其感染场所为股腺、腹股沟腺、腋下腺、颈腺等。初发腺肿，往往有胡桃大。由此进行，更于全身各腺，起继发性腺肿，有达于拳大者，奇痛，周围皮肤平滑发赤，每现浮肿，多数化脓破溃，每杂有链球菌等二次之感染。此型在本病中最多，约十分之九。

（2）肺鼠疫。由于直接吸入而起者，来出血性支气管肺炎，所谓鼠疫肺炎，大部分取死之转归。在第二日已咯血，痰量多，为稀薄黏液性，含有鼠疫杆菌。此型好袭肺弱者，从而肺痨病人易并起此病，益见危重。鼠疫肺炎与他种肺炎之异点，为有脾肿及早期血痰。本型极少，约占百分之一，每续发于腺症。

（3）皮肤鼠疫。即鼠疫痈，鼠蚤刺肤而本菌侵入，侵入部无恙，但由淋巴行及血行之徙移，而生他部之皮肤症。先生血性内容之水泡，翌日化成脓疱，浸假而成溃疡，溃疡面中央坏死而发黑，周围作青红色隆起，自发痛较少，易于出血及自溃，并得证明含有多数之本菌。此外尚有各种表在性皮肤出血。本型较少，约占百分之三。

（4）其他。侵入眼结合膜，则起眼鼠疫。

上述各型，皆易起所谓继发性鼠疫败血症，有高度脾肿及多夥腺肿，来肺及皮肤之变化。至于原发性鼠疫败血症，则腺及皮肤变化较少，主为疲惫虚脱及心脏衰弱症状，不数小时而死。约占百分之三。

【经过】种种不同，所谓电击样鼠疫，仅数小时即死。肺症及败血症，亦至多苟延二三日。腺及皮肤症较慢，取数日之经过，亦有治愈者，颈腺患之者则非常危险，因有早期窒息死之虞也。本病经过后，可长期免疫，二次以上者较少。

【预后】预后凶。退热后数日他腺忽又再病人，不救。

【预防】海港检疫，杀鼠除蚤，病人须隔离，其用具、衣服须严密消毒或烧毁之。病人死亡后，须从速掩埋或火葬。个人方面着眼于除蚤及护肤，涂油类于全体，御口罩，勿接近病家。

【治疗】

（1）经穴。尺泽、委中、太阳、百会、涌泉、大椎、中脘、合谷、上星、神门、支沟、大敦、窍阴、少泽、少冲、厉兑、隐白、商阳、少商、至阴、关冲、中冲。

（2）治疗技术。中冲、关冲、少商、商阳、隐白、少冲、大敦、尺泽、委中、太阳皆刺出血，百会针二分，涌泉、大椎针五分，中脘针一寸。

兼吐衄血者加针合谷、上星，昏厥者加针神门、支沟，发疮者于肿毒处用三棱针刺出血。以鸡子清，调黄柏、乳香细末敷之。饮白菊花金银花水。针毕，针与用具用沸水煮沸十五分钟，拭干然后放入针筒。

【治验例】河南遂兴魏世兴云：民国二十二年（1933）初春，敝处鼠疫盛行，沿门阖户，传染极速。死亡十之四五，大概口鼻出血者多危，腹痛吐泻者次之，发疮者最轻，余依照上述方法

施术，病即霍然。计施治百人，无一不活，亦可谓为鼠疫针治捷法云云。（《针灸杂志》一卷专载五十二页）

8. 流行性感冒

【症候】潜伏期二三日，无前驱症候，突发恶寒战栗，继之以热，体温达38～40摄氏度，常头痛骨痛，四肢及骶骨部疼痛，身体怠倦，食欲不进，脾脏稍肿，并眼症候、呼吸器障碍等。

【预后】强壮者苟无并发症，则极易耐过。而虚弱衰老、原有心肺神经病者，则预后不良。然统计上本病之死亡数，不过百分之一内外。

【预防】传染极易，除清嗽口腔及御口罩之外，无法预防。此外以一般隔离消毒之原则、菌液之预防注射为效不确，其用于治疗时亦然。

【治疗经过】施术一二次即可治愈。

【治疗】

（1）经穴。合谷、列缺、委中、曲池、风池、大椎、内关、足三里。

（2）治疗技术。支气管炎性流行性感冒与神经性流行性感冒，如针合谷、列缺、风池、委中、大椎等穴，针刺之力最适合，仅针一二次即可治愈。至胃肠性流行性感冒，除针合谷、风池二穴外，须加针内关、足三里等穴，注意其营养，予以富滋养易消化食物。虽轻症在发热中亦须卧息。在卡他症强时可服以热茶，蒙被而卧以使发汗。此外在颈部及胸部，用温湿布。在恢复期后，宜多卧息。勿早期离床。

【治验例】民国二十五年（1936）冬，香港流行性感冒病流行，友人陶某寓广州文德南路，因事来港，致被感染，恶寒战栗，继以发热，头痛背痛，四肢骶骨部俱感剧痛，疲倦万分，食欲不进，吃药数剂未见有效。余遂往访，治针合谷、风池、委中三穴，只施术一次，病即告愈。

# 第三节　循环器病

吾人通称循环器者即血液循环之器官，心脏及血管是也。心脏为循环之原动力，血管为其补助，二者不可缺一也。

## 一、心脏

1. 心绞痛/狭心病/心痛病

【症候】病发作之现象：当劳动或情感盛烈之际，病人之心部突发极惨苦之痛，一似其心在压器内被榨，其痛放射上达于颈，而又下射至臂。指及心处并或有发麻之感觉。脸色青白，甚或色若死灰，大汗如注者亦不少。痛发作之一阵或历数秒钟，久则一二分钟，如发作甚重病人自觉顷刻将死。病发作时有两种情况，一为痛，二为惨苦及顷刻将死之感觉，烦躁及忧虑皆非常沉重。病者当发作至极端之际，或倒地即毙。或晕去不复再苏。

至于病发作时其心之情况，则大有异同。其搏动或平均不乱，脉压常增加，然最可异者，有时虽病势极重，而脉状不过略有变更。发病之后或患嗳气，或下清尿甚多。病者自觉精力耗竭，或经一二日或数小时之久则无恙。呼吸困难非常有之状，唯兼一种支气管性哮声者则不少，其哮发生或甚骤突，病人因之气促。有时病发作一次即死，或屡发多次始死，或数星期病发作一次，此则可至一年或更久始死。

此外则有一慢性类，病之发作无定期，病人之生活几常处苦境，毫无自由乐趣，凡一动情、一用力，皆可激发此病。然亦有病发作时极重，屡发至数月或二年之久，而能完全治愈者。

心绞痛之胸外症候：病发作之际，其痛常上射至颈而又转射至左臂。若系心及主动脉之病，第一、二、三、四各脊神经所辖之处俱痛。有时第五至第九脊神经管辖区亦痛。其痛或起于左臂，或起于颌、前齿或一精腺。有时其痛虽留在此等远处，而病发作则心绞痛之各种症候全备。其痛或自左腿或左胸肌发起，此外又有在膈下发作者，特名腹性心绞痛，此则易误认为胃痛。

心绞痛之肺症候甚奇特，病况与急性肺气肿相似，肺内作哮声，且胀气。急性水肿或随起，兼咳出稀薄之血色液甚多。血压或极高，大脑症候不常见，不省人事者或有之。兼患暂时单瘫或截瘫及无语言能者亦时有之。

【预后】激发此病之情况甚重要。情感虽能激发此病，尚不十分重要。凡因劳动而起之心绞痛，常较自起或情感激发者为危险。心及血管之有病系判断结局之第一要点。血压极高，动脉硬化沉重，瓣膜病以及心肌软弱之征等，关系非常重大。又凡心绞痛多数无明显之征，即使冠状动脉病势已蔓延，而心声仍清，脉搏仍无恙，此宜注意。妇人所患心绞痛之兼血管舒缩神经受扰状者大概不危。

心绞痛病死之状况有三类：

（1）其死也骤突且系单独之心痛所致。病人未死前生活功能之停顿，急转直下，一发不可收拾，并始终并发气喘。

（2）因连续之发作，致心渐弱而死。

（3）因心机能渐衰，兼患呼吸困难而死。

【预后】针灸治疗，预后佳良。

【治疗经过】视症候之轻重、患病之久暂而定，大概施术五六次，当可根治。

【治疗】

（1）经穴。

主要经穴：间使、巨阙、灵道、内关、足三里。

次要经穴：少府、隐白、独阴。

（2）治疗技术。医者诊断定病人为狭心病后，先在少府、灵道、内关、间使四穴处消毒，随即一一刺针，以感酸麻直达肩臂为度，俱用雀啄术凡三五分钟久。休息片刻后切姜片垫间使、巨阙穴上，各灸五六壮，灸时宜请一人为助手，同时燃艾绒，俾艾炷熄后，即有焚着之艾绒接续灸之，效力方大，艾绒大如大指，压低约半分厚，间使、巨阙各灸五六壮后，疼痛当可停止矣。万一仍未止痛，当再刺足三里、隐白二穴，再以大艾炷灸足三里及独阴穴各五六壮（间使穴可灸十四壮，痛可立止）。

止痛后不久，病仍会发作，发作时（当减轻些）当再为施治。此次施术比前次容易见效，仍须照旧法施术，直至完全停止，方获根治。倘病人甚弱，痛止后休息数天，再刺一二次，更为妥当。

又病人长期休息，极为重要。而种种减少悸惧及刺激之源之协助事项亦当施行。凡足以引起病以发作之原因，皆当避免，食物宜简单，肠道宜常开通。

【治疗原理】兹刺正中神经，用适当之刺激力，影响到心脏，灸巨阙、间使，各灸五六壮，直接、间接刺激之，神经一而再受大热的强刺激，当然能够缓解疼痛，制止痉挛。迨施术五六次后把发作之原因铲除去了，病便不再见发作。

【治验例】广州德政路拾桂坊六号邝耀生君患狭心症凡六年。初每年发作一二次，后每年五六次。民国二十六年（1937）三月二十八日病人旧病复发，心脏部剧痛，放散于左上肢，如钻如灼如割，心如绞缢，颜面苍白，冷汗，有死的恐慌。屈身伏卧，用手强压心脏部以求止痛，复吃药丸，完全无效。承学员邝寿民之兄耀云先生介绍往治，施术一小时候久，疼痛全止，即可安睡，但醒后又复痛，唯无初起之剧。病人以为针灸只可治标，拟易他种医术，唯耀云先生坚信针灸确能根治，并忠告病人此次疼痛减轻，即是针灸之效，乃再延余施术，是次施术十分钟久，即获止痛，再经三次手法即达根治目的焉。病人感谢无既，二月后乃自动登《国华日报》鸣谢。

## 2. 神经性心悸亢进

【症候】本病为心脏器质之变化，其器能亢进，能自觉心悸之频数。本症发作时，胸际窘迫，呼吸不利，有不快之感，尤每因轻微之运动及精神之兴奋，即心悸亢进，脉搏多充实而频数，时时不整，又病人觉大苦闷时呈颜面苍白，或潮红，发作的持续时间，短则四五分，长则一二时，诸症全消。

【预后】药物治疗，极难根治，针灸治疗，预后佳良。

【治疗经过】视症候之轻重而定，大概施术六七次，即可治愈。

【治疗】

（1）经穴。

主要经穴：内关、间使、神门、通里。

次要经穴：大椎、风池。

（2）治疗技术。医者诊断定病人为神经性心悸亢进后，令病人伸手案上，在神门、通里、内关三穴上消毒，然后一一刺过，俱以感酸麻，俱用轻雀啄术数分钟久，休息片刻后，再刺风池、大椎二穴。如病人颇健，则肾俞亦可刺针，神道穴可灸数壮。病人如忍耐求治六七次，医者按上法施治，当可获愈。

**【治疗原理】** 刺大椎、内关、通里、神门、风池等穴，由很远反射到心脏，心脏之交感神经一再受适度之刺激力，自易制止其过度兴奋，恢复其正常状态也。

**【治验例】**

（1）重庆大渠沟三十三号陈家禄君患心悸亢进病八年，心脏部能目击其跳动，脉搏百二十余至。中西医师治疗又在家中休养四年，未见痊愈。民国三十二年（1943）九月来所诊治，施术四五次后，跳动减少，治疗十余次，病乃霍然。

（2）灸法医学研究载：44岁之男子，选腰部以下、脊柱两侧，合计十一点，各灸七壮，使每月连续施灸一星期，则每月血色素量（血红蛋白）增加，第一回检查时为90%，第三个月超过100%，终示106%之高价，而红细胞数及血色素指数，亦与血色素之量俱增。本例初诊时，脉搏不整，有结滞状，时在90至以上，自灸治后过一星期，则现奇迹之功效，如不整脉已全治，心悸亢进亦去，脉搏数亦恢复正常云。

## 二、血管

### 高血压症

**【症候】** 病者以中年男子为多，大抵系体质强健、营养佳良之人，往往有多血质，甚或有卒中体质，即胸廓广大而短，颈短头圆，身体肥胖者。又往往有烟癖酒癖之人。初起之征多为轻度呼吸之困难，在疾行或登楼时特为显著。对于无论什么事都没有充分之考察力，自制力消失，精神不能专注，记忆力薄弱。时或更有胸部压迫之感，乃至心悸等。又有初起轻度之脑症状，失眠、头痛、眩晕、耳鸣、精神易倦等者。此外更有若干病人则初起腹部症候，如胃部或肝部之膨胀、便秘等（但亦有血压持续地亢进，达200毫米汞柱以上而毫无自觉的症候者），肩部和头部强硬而不活动。

**【预后】** 药物治疗，极难根治，针灸治疗，预后佳良。

**【治疗】**

（1）经穴。

主要经穴：委中、涌泉、足三里、隐白、三阴交、阴陵泉。

次要经穴：曲池、合谷。

（2）治疗技术。此病只用针治，不能用灸治，如用灸治，则火上添油，血压更高，会发生危险。先令病人直立，手扶实物，以免酸麻时动摇。在膝腘窝之正中消毒后，直针刺入。如酸麻落脚跟，则拔针凡半斜针向上刺之；如酸麻直透背部，则用雀啄术三五分钟。后令病人仰卧，屈其膝，在足三里穴处，针斜胫骨外边下针，刺至酸麻，亦用雀啄术三五分钟久。倘病人不甚健壮，刺此四处后，第一日手法便算完毕。

次天如症候减轻，则依上法再刺一次。如不甚见效，病人又可多受针，则除刺委中、足三里穴外，加刺涌泉、隐白穴。法以左手执病人足趾，在涌泉穴处直刺一针，如刺对神经，病人颇不易耐。如血压甚高又手法适合，血压当如升降机之降下。再拿病人之足大趾全趾，爪切内侧甲侧，直针刺入，病人必觉甚痛，如刺对神经，酸麻直透脑髓，使血压下降极易。苟病人软弱甚，则刺激力宜弱些，强大恐受不起也。万一仍未痊愈，三阴交、曲池、环跳等穴亦可选用。

又令病人注意，使生活规律，限制肉类、香料及饮料，咖啡及酒类应禁食，烟类亦须限制。大便须通利（病人有时因排便努力，引起脑出血而死者）。精神安静更为重要，医生须予以安慰，对于血压增高不必隐密，但须向其解释，万勿过虑。对于神经性者可行转地疗法，但高山（1500米以上）则不相宜。

【治疗原理】兹刺委中、足三里二穴，由胫骨神经、腓骨神经反射到心脏及血管，刺涌泉、隐白二穴由内足跖神经反射到血管，立能制止亢进，而使血压恢复正常，比较用药及一切疗法，功效伟大而且快捷。

【治验例】香港神召会牧师彭祖先生，美国人，其夫人患高血压症凡十五年，屡治不获根治，深以为苦。坚道浸信会女传道李重爱女士与彭师母善又与余相识，问高血压症能否治愈。余以三年前在惠州治梁医师半身不遂症，施术五次后，美国西医验得梁医师血压降了15毫米汞柱，乃答曰能。民国二十七年（1938）十二月十日，李女士乃同彭师母来治，据称西医检验患高血压病经有十五年，常患头痛，极感不舒，前两天曾眼花两小时云。乃在其膝下刺了委中、三阴交二穴，左右共四针。翌年一月二日闻李女士说，彭师母自施术后，头痛即除，不感有病，施术四日后经西医检验，血压降了3毫米汞柱云。

## 三、脾脏

### 脾肿

【症候】脾脏徐徐增大，重达一至三千克，质地硬固，表面平滑，被膜肥厚而憋着，其静脉蜿蜒屈曲而硬变。贫血渐次而起，全身倦怠，心悸亢进，检其血液则见红细胞及血红素均减少。

与本病相似者为胃癌（胃底之肿疡）及肺肿（左面增大者）时有误认为脾肿者。

【预后】药物治疗，极难消散，针灸治疗，预后佳良。

【治疗经过】视症候之轻重而定，大概施术二十次，当可治愈。

【治疗】

（1）经穴。

主要经穴：左章门、天应、天枢、脾俞。

次要经穴：足三里。

（2）治疗技术。医者诊断定病人为脾肿后，令病人解去内外衣，向右侧卧，屈肘，在侧腹部肘尖尽处，适在肋骨下章门穴上直针刺入，使感酸麻，然后在针口处用姜垫穴灸七八壮。然后摩肿之边缘，用笔圈记，在正中刺一针，如不能刺入，则用温灸器燃艾灸全脾肿处约一小时久，以感热滚为度。倘可刺入，则针置于内，燃艾绒于针柄上而燃之，贴肉处垫以厚纸，以免皮肤受伤。迨病者感热不能耐时除去艾炷，再燃第二炷艾，如是者七八次，则最内一层以热力直达，容易消散。再刺脾俞、天枢二穴，酌量灸治数壮，第一日手法便算完毕。

次天再刺章门、脾俞、天枢、足三里四穴，再在脾之上下或左右一点，用姜垫穴灸治，或刺针入穴在针上灸七八壮，如病人能耐烦求治，病必获愈也。

【治疗原理】本病多由疟疾而起，疟发时脾脏肿大，疟愈时未能消散，而渐伸张，兹刺章门、天应、天枢三穴，刺入肿处，再加灸治，常见灸处充血，内部感热，施术久之，内部发生变化，脾肿大因而消散，恢复常态，而病告愈矣。

【治验例】广州永德里粤安旅社林羡欣君，十七岁，患脾大病数年。症候自左胁下至右胁下，结块如拳头大，长一英尺（1英尺≈30.48厘米），坚硬如石，针不能刺入，面黄肌瘦。经中外医生长久治疗，未能消散。承刘玉棠先生介绍，乃于民国二十四年（1935）七月十五日起，一连来治十八次。第一、二、三次治疗，肿大处针未能刺入，乃施用温灸，温灸五六天后针可能刺入，外面似柔软些，但内仍旧坚实。直至治疗十六天后，腹内雷鸣，每早起床后乃连续泻水三次，而脾肿告痊。

# 第四节　神经系统病

神经系统分为中枢神经及末梢神经二部。

## 一、脑髓疾患

### 1. 脑贫血（短暂性脑缺血发作）

【症候】因疾病发生之状态及经过可区别为急性与慢性二者。

一急性脑贫血。急性脑贫血，多由血管痉挛所致。其初心脏部有苦闷之感，心悸亢进，继则颜面苍白，四肢厥冷，重听冷汗，耳鸣，视力障碍，晕眩，恶心，呕吐，至于卒倒，此名失神。持续约数秒或数分钟后徐徐觉醒，或竟致于死（神经性卒中）。失神中反射机能消失，瞳孔散大，脉搏细数不正，呼吸浅表，盖失神之原因于精神因素及疼痛者，以脑血行急受障害故也。（脑血管收缩，或心脏机能障害。）

二慢性脑贫血。于各种贫血及反复之出血后发生，其症候与急性症相似，而发生较缓，如头痛、晕眩、作呕、耳鸣、重听、眼花闪发、弱视、不眠、记忆力减退等症，有时于急剧起立时失神卒倒。

三类似脑水肿。小儿罹急性肠卡他强剧下痢时或发此症，本症之初，为刺激症状，如颜面潮红、眼球射光、直视不安、恐怖不眠等症，其后入麻痹期，颜面苍白、皮肤厥冷、囟门陷没、眼睑半锁、瞳孔散大而反应消失，项部强直，或发痉挛昏睡而死。

【预后】佳良。

【治疗经过】急性脑贫血，施术一次即可治愈，慢性脑贫血施术三五次当可痊愈。

【治疗】急性脑贫血时使病人平卧低其头部，使血液易输入。慢性脑贫血以宁静精神为最要，须警戒急剧之起立，而多予以营养物。

（1）经穴。

主要经穴：少商、列缺、中冲、风池、风府、合谷、百会、神庭、内关。

次要经穴：足三里。

（2）治疗技术。医者诊断定病人为急性脑贫血后，用一寸针，在少商、中冲穴各刺一针，用雀啄术，随即压出血少许。倘病人仍未觉醒，再刺内关、列缺二穴，仍在百会、神庭穴上捻箸头大艾绒直接灸三壮，至此病人必醒，醒后休息若干时后，看症候如何然后酌量施治。

慢性脑贫血病，如头痛头晕则刺合谷、列缺、风池三穴，灸百会、神庭二穴；头晕作呕，刺内关、足三里二穴；不能安眠，记忆力减退，刺合谷、风池、列缺、足三里等穴，间亦可用灸治。病人如决心求治，施术三五次，必可治愈。

【治疗原理】脑因某种原因而发生贫血，颜面苍白，四肢厥冷，恶心呕吐，至于卒倒。此时医者在手之最感刺痛处少商、中冲二穴，用雀啄术刺二三分钟久，并放出血少许，病人受此强剧刺激，血管痉挛必即解除，意识必即回复。再在神庭、百会穴上直接灸二三壮，病人受大热的刺激，无论如何昏迷都必苏醒，血液必即流通，而病即告痊矣。

至于慢性症，刺合谷、列缺、风池三穴，能使混沌之脑筋清醒，刺内关、足三里二穴可使恶心呕吐不发，神经受针之几次刺激，解除贫血的因素，疏通血行之障碍，病之获愈，尚有何疑？

【治验例】惠州象岭巷十七号赵瑞园女士，患脑贫血病五阅月，颜面苍白，流冷汗，四肢厥冷，心悸亢进，心窝觉苦闷，而发恶心呕吐，头晕头痛，不能起坐，眼花闪发，精神倦怠，中西医生治疗，吃参药约千元，未见有效。以为无痊愈希望矣。民国二十四年（1935）一月十七日，其子由广州返，特请余针治，当余到时病者谓此病恐不治，盖治疗数月，全无功效，想当以此辞世也云。余为之针合谷、列缺、内关、足三里后，头痛头晕作呕减轻，施治三次后病竟全治。是年三月九日，余探惠阳何其钦先生，何先生说："赵女士的病，曾请通城中西医治疗过，又吃参药千数百元，一治再治一补再补，不见有效，兹经先生针了三次，并无用药，而告痊愈，针灸治疗真奇妙快捷，令人莫名其妙云。"

2. 脑充血

【症候】急性脑充血时，眩晕、疼痛、痉挛发作而卒倒，人事不省，颜面潮红，瞳孔缩小，颞动脉及颈动脉搏动强盛，脉搏强大，呼吸深大而发鼾声。

慢性脑充血时，头重头痛，眩晕不眠，眼花闪发，耳鸣，恶心呕吐，精神过敏，或缓慢，或异常。有时运动麻痹而知觉异常。或谓凡颈短而肥者，易发脑充血，盖此等体格，于多食少运动者见之。

静脉性脑充血，其症候与动脉性者无大差，唯于后者则见脉搏动旺盛，于前者则静脉过于充盈，呈蛇行状，颜面呈紫蓝色。

【预后】佳良。

【治疗经过】施术四五次，即可治愈。

【治疗】多血者则节减食物，为适当运动，易上冲者则慎房事，节烟酒，避身体精神之过劳，若脑充血既发作时，则命其安静高举头部。若慢性充血时，则使精神安静，调整便通，禁吸烟饮酒，取易消化之食物及新鲜空气。

（1）经穴。

主要经穴：合谷、曲池、委中、涌泉、隐白、列缺。

次要经穴：中冲、大椎。

（2）治疗技术。医者诊断定病人为脑充血后，如症候非重，则先刺合谷、列缺、曲池、风池、大椎等穴，俱用雀啄术，三五分钟久，当可使充血减轻，热度降低。倘针后病人不见减轻，则中冲穴须刺出血，涌泉、隐白、委中等穴，均须用雀啄术，三五分钟久，则症候未有不感轻快者。倘刺后不久，仍感充血，依法治疗三二次，当可根治，禁灸。

【治疗原理】充血者，一部分之血量，因输入增加，或输出减少，以致血液充满之状态也，医者施以冰囊，或贴用水蛭，盖欲使血液减少症候减轻也，不幸冰囊取去后，充血依旧。兹刺合谷、列缺、曲池、中冲等穴，刺激力反射到脑部，血管立刻起收缩作用，血液向下方奔流，病者即感凉快，如属轻症即可痊愈。倘症重者，刺激四肢之末端最剧痛之隐白、涌泉或委中、大椎等穴，施用诱导技术，调整血管之收缩、扩张神经之机能，使恢复血管之正常状态，故一经治愈后，即达根治目的焉。

【治验例】广州西关福德里曾汉文牙医馆曾恩章先生，于民国二十七年（1938）四月十五日忽颜面潮红、灼热，颈动脉搏动著明，脉搏百二十至，头痛，头部如千斤压住，非常紧张，如要爆裂，眼华闪发，不能睡眠，心悸亢进，心如要裂开然，因吃药二日未见功效，特请余为之治疗。余针刺数针后，头痛、压重如升降机之降落，即感舒服，可以安睡入觉，惜病者迷信炮天雄及其他热药，致病反复数次，最后谢绝一切药物，针了数针后，脑充血便不再见。曾君五内铭感，逢人来镶牙都赞针灸治疗非常伟大云。

3. 脑出血/中风/卒中

**【症候】** 本症可分数期，然各期非必完备，如前驱期或隐或现也。

（1）前驱期，头内充血、眩晕头痛、眼花闪发、耳鸣不眠、言语涩滞、精神兴奋、半身之知觉运动障碍及偏侧蚁走感觉，是即脑髓内小出血之症也。

（2）卒中发作，病人猝然人事不省而昏睡卒倒，运动知觉及反射俱废绝，除呼吸及心动外殆与死者无异，往往有即死者，是名电击中风，其昏睡中，颜面潮红，颈动脉及颞颥动脉强烈搏动，呼吸深长而发鼾声，脉搏紧张，瞳孔散大，或左右不同而反应缺如，有时或发呕吐及便失禁，若昏睡持续时则呼吸疾速不正，时呈Cheyne-Stokes氏呼吸（潮式呼吸）现象，喉头及气管之黏液积聚而发喘鸣，呼吸时颊部陷没，眼球角膜亦混浊，体温先降后升，遂至于死，亦多有数度发作，渐就恢复者，盖出血歇止，病灶收缩，其崩坏之内容渐渐吸收，附近之压迫减退，则病人自醒。然醒后渐就恢复，而再被中风侵袭，至于死者有之。当病人人事不省时，欲诊知其身体何侧陷于麻痹颇属难事，然大抵患侧之上下肢弛缓软弱，其皮肤对于外界刺激，无反射运动，试提举其上肢或下肢而放掷之，则不麻痹侧之肢，必渐渐坠下，麻痹侧者急剧坠下如死物然，于此可推知其麻痹侧也。

卒中症候有徐徐显出而非急发者，其初仅精神异常及偏侧上下肢萎弱之感。后乃陷于人事不省而完全麻痹。所谓缓慢性卒中发作是也。

（3）炎性反应发生于卒中发作后第三四日，即出血灶周围之炎性现象也。此时体温升进（二摄氏度以上），脉搏频数，发汗头痛，谵妄嗜眠，辗转床上，如此持续至一二日间。发作期及炎性反应期虽为脑出血之主征，然时或缺如，仅轻度之神识障碍，或绝无障碍而即呈坠废症候。盖发作状态有种种轻重不同者，因出血之范围迟速多少位置有不同也。

（4）坠废症候。卒中反应症候渐退，则此症显著，若出血在内囊附近，则他半侧运动麻痹，此名脑性偏瘫，如颜面神经、舌下神经、四肢之麻痹是也。舌下神经麻痹则舌挺出时，因健侧之颜舌肌偏胜故倾斜于麻痹侧，四肢麻痹中，有较上肢为甚。且因斜方肌麻痹，而偏侧肩胛骨下降；因胸肌麻痹，而一侧呼吸运动微弱，腹壁之势力作用减退，其麻痹筋肉因废用之结果，遂成不动性萎缩。其麻痹肢厥冷塞白，或现浮肿，患侧之臀部初现潮红，继生水泡，而变坏疽者有之，是名急性恶性褥疮。本病常见共同运动症，其麻痹侧之肌肉，虽不能为随意运动，而于喜笑、啼泣、喷嚏时，则现不随意的运动，如触动其健康侧，则患侧亦随之而动。试举其肱或屈曲其股关节，则足亦向背面屈曲，故麻痹发生后，某部常现一种异样之不随意运动。所谓偏瘫后半身舞蹈病，即属于此。上下肢之运动麻痹尚能恢复，则其上肢常较下肢为迟，且恢复程度亦不及下肢为良。

（5）继发性短缩症候，此症候由有脊髓椎状体经路之续发变性，故其手指屈曲而牵缩，上臂向胸廓内转，前臂回前而屈曲，下肢则伸展而牵缩，足尖向下方回转（微偏内方）。步行之际，赖骨盆之回转运动，以下肢向外方划圆方能前进。半身不遂性麻痹之恢复期，大概于发病后半年以内见之，唯脑动脉硬变未消失时，则有再发之虞。内囊附近出血时，其知觉机能略有障害，或毫无障害。然中风发作之后，或见知觉脱失者，因出血灶之压迫知觉纤维故也。若知觉纤维被刺激时，则发生知觉过敏及知觉异常症。但内囊最后部出血时，则完全半身知觉脱失，与运动性半身不遂常相并发也。

【预后】剧烈之出血每迅速致命，而尤以其破裂入脑室者为然。

偏瘫之随内囊损害而起者，例如豆尾核动脉硬化破裂之结果，常持续不退而随成挛缩。内囊之豆状核后部受累时或显偏身麻木，继则发偏身舞蹈病及手足徐动症，尤以视丘受累者为然。无论何种脑出血，以下所述各症状皆系危兆：①昏迷持续或增重至第二三日；②发病而体温下降后二日内骤然升高。病发二三日后之反应期内体温度常升高，苟至第三四日温度渐降，而知觉回复，系一佳兆。速成褥疮系致命之征。尿内若多含蛋白素及糖，系恶症候。

知觉复原而病者渐愈时，则必以瘫状如何为注念之问题，然此非数星期之久不能决定。若损害轻微，则或完全退去。若至一月之久，尚持续不退，则必有若干瘫状恒久留存，终则晚期强硬，逐渐发显。

瞳孔散大、面色苍白、口噤遗尿、目停口开、痰声如锯，如见一二，均属不治。

【治疗经过】视症候之轻重而定，轻症脑出血，刺一二次即省人事。轻症面神经麻痹施术三五次，即可治愈。半身不遂症，施术二十余三十次，当可治愈。

【治疗】

（1）经穴。

主要经穴：委中、曲泽、百会、水沟、地仓、颊车、听会、曲池、合谷、肩髃、环跳、阳陵泉。

次要经穴：昆仑、悬钟、太溪。

（2）治疗技术。发作时之处置：使病人静卧于广阔闲静之室，避强烈之光线，抬高头部，置冰囊于出血部（推测）。若脉搏充实（计其脉搏），颈动脉强盛，心悸亢进颜面潮红者（检其温度），速于委中、曲泽穴用三棱针刺出血，压之使出血，则脑之出血可以减少，如稍觉人事即应止其出血。止血之后，再用普通三倍之艾绒于委中洼处，两面共灸之。无论如何重症（除了死病）均可施灸一回而苏生也（不出血不效）。

万一仍不省人事，则刺少商、商阳、中冲、关冲、少泽、少冲等穴，压出血少许。再在百会、隐白、大敦、涌泉、水沟等穴各刺一针。俱用雀啄手法。

口噤不开、痰涎上壅、不省人事、四肢瘫痪、便溺不觉，宜刺少商、商阳、中冲、关冲、少冲、少泽、隐白、大敦、厉兑、足窍阴、至阴、涌泉等穴，先手后足，每穴约半分至一分之时间，末一次取涌泉留针强刺十分钟，如见眼活痰平为有效。或灸颊车、地仓、百会等穴。

颜面神经麻痹者针灸地仓、颊车、听会三穴，斜左者治右面（因右边麻痹），斜右者治左面（因左边麻痹）。灸治时姜须用干水者，且不可时时更换姜片，若更换姜片，则热中感冷，不易见效也。

半身不遂症针灸肩髃、曲池、合谷、环跳、阳陵泉、昆仑、太溪、悬钟等穴（侧重灸治），初灸时不可多灸，缘病人血压高，易感不快。迨灸治后病人不感血压高，乃逐渐增加壮数，如病人有耐心肯耐痛，可以根治（怕痛者用太乙神针灸之）。

手指挛缩者针灸大陵、曲池、尺泽、肩髃等穴。

膝与大腿挛缩者，针灸环跳、阳陵泉、风市、阴市、膝眼等穴，针委中等穴。

**【治疗原理】** 脑因某种原因而至卒中，中西医法都以止血救死为主旨。查卒中发作，病人人事不省。昏迷卒倒，知觉及反射俱废绝。兹以三棱针刺委中、曲泽二穴，病人之神经忽受此强刺激，当然能够醒觉，再放出血，下面出血，血向下流，脑中当可起收缩作用减少溢血。再在知觉极灵之少商、商阳、中冲、关冲、少冲、少泽、水沟、隐白、大敦、百会等穴，用强的刺激力，一而再，再而三，恢复脑之作用，而有知觉，而省人事自在意中。至省人事后而有颜面神经麻痹或半身不遂、手脚挛缩等症，在该神经主干之经穴上，针之灸之，兴奋其机能，旺盛其血行，日积月累，当然能令症候日轻，而恢复原状十之八九也。

**【治验例】** 香港轩里诗道八十四号四楼江师母患脑出血病在医院留医数月，以半身不遂、久未治愈，乃回家居住，改延中医治疗，亦未见效，其戚某在南洋某埠，见友人之患半身不遂者，竟给针灸医生治愈，乃函之江师母延针灸医生治疗。民国二十七年（1938）十二月五日承学员李道华君介绍往治，知患半身不遂已十一个月久，按摩电疗已经数月，左手不能上举，手已挛缩，指可伸直，左脚无力，不能动弹，膝已挛缩如曲尺，起坐需人。为之刺肩髃、曲尺、合谷、尺泽、大陵、环跳、阳陵泉、委中、悬钟，兼用灸治。施术二次后脚能提起，能自动作。施术四次后能坐一小时久。六次后，能企立起，再治十余次，当可完全治愈。惜病人神经日灵敏，感痛怕痛，不肯继续治疗，只治愈七八成而已。（按：本症初针不甚觉痛，刺若干次后，脑筋日健，病人多怕痛而停止治疗。）

### 4. 不眠症

**【症候】** 不眠症为疾病之一，或单独而起，或由于其他疾患而起，辗转不寐，心烦焦急，或睡眠时间不足，一睡即醒，或虽就眠而酣睡之程度甚浅，精神困顿，久久患之，则体量虽不减少，而脑量减少，足使中枢神经衰疲，以至于死。

**【预后】** 针灸治疗，预后佳良。

**【治疗经过】** 视症候之轻重、患病之久暂而定，初起者施术一次即可痊愈。久年之病人有十次八次手法，当可根治。

【治疗】

（1）经穴。

主要经穴：隐白、阴陵泉、三阴交、神门、内关。

（2）治疗技术：医者诊断定病人为不眠症后，如为初起者，病人又健康，则用一寸粗针，刺阴陵泉、三阴交、隐白、神门四穴，俱以病人感酸麻、直透入脑，方生效力。如久年之病人，体质又软弱，则用幼毫针刺上述四穴，当用弱的刺激力，且不可刺太久，刺二针后休息一下，否则恐病人受不起而致失神发汗，不能安眠。又病人如心悸亢进，则加针两侧内关穴，用置针术或轻雀啄术。

尚有一点极关紧要，刺失眠症须在晚间睡眠的时候，先令病人办妥一切杂务，如饮食、沐浴等，刺针后即静静休息，收效方大。倘刺后又坐车坐船、饮食谈天，功效等于零。

另可刺肝俞穴（第九胸椎之下，旁开一寸五分）二三分深，刺至酸麻时，针尖向上捻动十五息，二三日即愈。

本病只用针刺，不用灸治。

【治疗原理】兹以比较粗的毫针刺左右手足隐白、三阴交、阴陵泉、神门四穴，用雀啄术数分钟久，反射的影响入脑，当能使大脑皮质之兴奋性减低而疲惫欲睡矣。

【治验例】广州某西医，因酷嗜"竹战"（打麻将），精神过劳，乃患不眠症。尝十二三日未能安眠五分钟。自己治疗无效，乃至某同学之私家医院留医，但留医四日后，亦无片刻的安眠，且心悸亢进，曾致失神。承其兄要求往治，余按上述方法为之刺隐白、三阴交、阴陵泉、神门、内关五穴，左右共十针，是晚［民国二十二年（1933）十二月十七日］即安睡六小时方醒。自后每晚都能安眠。两个月后又受某种刺激，依然失眠，又十数日不能安睡，再请余针治，余再按上述方法再刺十针，是晚已安眠六小时，略休息数月久，精神便恢复如初，自后不再患失眠矣。

## 5. 脑水肿

就头部形状、智力薄弱、四肢痉性萎弱等可诊定之。

【预后】多数患儿因血压增进而幼年夭折，其徐徐发育达于高龄者甚稀。针灸治疗，可以治愈。

【治疗经过】视症候之轻重而定，施术十次左右，当可治愈。

【治疗】

（1）经穴。

主要经穴：委中、少商、合谷、商阳、中冲、曲泽、尺泽、曲池。

（2）治疗技术：此病只要针刺，不用灸治。医者执病人手指，在少商、商阳、中冲、合谷穴处消毒，然后以一寸针直刺入，用雀啄术一二分钟久。休息后，再刺曲池、曲泽、尺泽、委中四穴，手法同前。

**【治疗原理】**兹刺合谷、少商、商阳、曲池、尺泽、曲泽、委中等穴，据治疗经验常能反射入脑，发生制止作用，脑受一再刺激，液体向他处排除（小便多且长），病即获愈矣。

**【治验例】**民国二十五年（1936）秋，广西怀集苏佐仁先生（时在香港）携其子来治脑水肿病。据称发病已数月。初在香港某医院留医未见有效，忽忆针灸擅医危症，特来求治云云。余按上法为之施治，是晚小便凡十余次，翌晨头消了如放水一般，次日再依法刺针，苏先生称次日有事要回怀集，不能再求医，可否教他施治，以便自行针刺。余赐他针一支，并解说针刺法，苏为之刺一二日，见病人水肿日渐消散矣。其后苏先生改乘车返怀集，其妻与子仍旧乘船，船上五天未有施治，水肿不消而反胀大。待回家后，再行施治，功效不见，迁延个多月后竟致逝世，惜哉。

## 二、脑膜疾患

### 1. 流行性脑脊髓膜炎/刚痉

**【症候】**潜伏期一至四日，前驱症候甚少见，有时在一二日间诉全身违和、倦怠及头痛，多数突然发作，来剧甚之头痛（特于枕部）及颈部强直，或先有呕吐为始，次则恶寒（少数兼有战栗）。而发热达三十八九摄氏度，意识涸浊，谵妄。本病症候，可别为自脑脊髓而来之局部症状及由毒素而起之全身中毒症状，唯为非定规的。

（1）一般脑症候。剧头痛，多数局于枕部，有时亦放散于额及颞，又屡诉晕眩及郁压感。炎及脊髓膜时则因刺激而起深部颈肌之紧张，所谓项强直，如高度时则头部深陷入于枕中，自动、他动均莫能使之前屈，同时伴剧痛，所谓颔首强直症，反之头部左右回旋则受阻较少。更进则兼有脊柱伸肌之痉挛而致角弓反张，且沿脊柱有压痛。除初发期之外，经过中如有呕吐，则为脑内压亢进之兆。意识障碍，由轻度之无感觉而进于谵妄，遂至昏迷，有时亦有呈躁狂状兴奋者，此外意识始终明了者亦有之。

（2）脑神经症候。眼症候即瞳孔左右不同，反射减退至消失，斜视，眼球震荡症，以及上眼睑下垂等。面神经障碍，故面肌痉挛而示固有颜貌，三叉神经领域之咬肌痉挛时，则起牙关紧闭及齿咬切。听神经障碍，则起耳鸣及重听，侵视神经则来视神经炎，此外有见徙移性眼炎及虹膜脉络膜炎等，少数嗅觉减退。

（3）脊髓神经症候。往往见知觉神经过敏，特甚于下肢，轻压其肤，已诉疼痛，有时且及于深部（肌肉）之知觉过敏。运动性神经之刺激症候，即四肢（尤以下肢）肌肉起收缩，他动之屈其大腿向股关节，次伸展小腿于膝关节时，有抵抗及疼痛。伸肌紧张而致之角弓反张已述于前，此时全身后弯如弓状，甚至仅以头及骶骨部支于床上。四肢时见轻度痉挛，腿反射初亢进而后减弱，皮肤反射大抵亢进，但其情形皆不一律。其次轻搔皮肤时，该部立呈红条，甚至隆起于皮表，长时间不消失，倘更进而侵及脑皮质或脊髓实质时，则起半身不遂、截瘫、言语障碍及局部痉挛。

（4）全身中毒症候。起面部及口唇之疱疹，无轻重之别，全部病人三分之二有此，其他有见麻疹样发疹、玫瑰疹、出血斑点、糠状落屑等。恒有高度发汗及关节肿痛。热型无定或弛张或间歇，有时在死前现过高热达四十一摄氏度以上。

（5）其他各器官障碍。脾肿恒见之，但不甚。消化障碍，除呕吐外，有食思不振及便闭，时见轻黄疸，腹肌紧张故腹部陷没如船底状且抵抗极大，因之大小便益见困难，全身营养著衰，骨立形消。呼吸器方面，恒并发支气管卡他及卡他性肺炎（咽下性），呼吸略促迫，但仍正规。泌尿器之故障较少，有时现多尿症、热性蛋白尿、玻璃样截圆柱体及一时性糖尿等，双氮反应阴性。至意识涸浊时，则起尿闭症及尿失禁，遂至起继发性膀胱卡他。循环器被侵较少，有时见急性心内膜炎，脉每频数，如脑内压亢进时则缓徐。

【经过】无定。中等症二至四星期、重者在一二星期中死亡。其变症有五：第一，电击型，突起头痛呕吐及恶寒战栗而发热，数日甚至数小时而死，多见于小儿；第二，轻症型，头痛及项部强直极轻，无角弓反张症候状，不数日而康复；第三，顿挫型，初虽重而其后即好转者；第四，持久型，一般症候弛张，经过六至八周，衰弱而死；第五，幸而治愈，每遗慢性脑水肿，取长经过者，一般多取间歇型。

特别情况：①叩匿格氏征（凯尔尼格征），寻常人仰卧时，若将大腿竖起与腹部作直角式，其小腿亦可自由竖起，与大腿成一直线，唯患脑脊髓炎者则因屈肌大缩，故小腿不能竖起伸直、与大腿作一直线，是谓叩匿格氏征。②布辛司克氏征（布鲁津斯基征），若将头下弯至胸，致腿之髋（髀）、两膝关节皆屈起，又将一腿屈起贴躯干，致彼一腿同时亦屈起，是谓布辛司克氏征。

【预后】病之流行时致命之数自50%~70%，甚无定。小儿因此致命者较成人多甚。愈早治疗愈有希望。

人中、中冲二穴，以手重掐之，出声者可治，否则危险。

病人男左女右之握拳时，拇指在外者男顺女逆，拇指在内者女顺男逆，在中、食二指中者不治。

【预防】病者须隔离，除医士、看护者及一二至亲外不可与他人相见。吐出物及用具、衣服须严密消毒。

【治疗】病者宜静养，卧室宜暖，一切激意须除去，床脚可垫毛毯，免使震动，病人头部须贴冰囊，脊柱亦然。食物宜取流动性，以消毒后之冷牛乳为最佳。水宜多饮。

（1）经穴。

头部——百会、水沟、风府、风池；

背部——大椎穴起至至阳穴止各椎刺出血；

腰部——命门、肾俞、腰俞；

手部——曲池、曲泽、外关、后溪；

足部——足三里、环跳、风市、委中、承山、阴陵泉、阳陵泉；

腹部——上脘、中脘、下脘、天枢、气海。

（2）治疗技术。第一法，医者诊断定病人为脑脊髓膜炎后，首先消毒，先针水沟、风府、风池及背部诸穴出血，休息一下后再酌针他穴，因患此病者多为小儿，且多起病多日方请施术，医者按穴施术可不问是否酸麻，即问病者亦不能答，如认穴正确，手法精巧，当生效力。针后所用之针用沸水煮沸二十分钟，拭干，方可放入针筒、与他人施术，否则为害不少。如病尚未痊愈，当继续施治。张南田君于二年内治愈本症千人以上，谓万试万灵，幸勿忽诸云。

第二法，用强的刺激力刺水沟出血，用强的刺激力刺印堂、百会、大椎、至阳、命门、风池、风府，用中的刺激力刺巨阙、中脘、曲池、阳陵泉等穴。

【治验例】重庆民生路沈迪安牙医师于民国三十三年（1944）三月十八日，请余到治其六月大的儿子之急症。据称昨午起忽发高热，常常啼哭，继而眼向上视。颈微向后，狂躁不安，面色难看。曾请人检验血液，但尚未得报告云云。为之数十余针后，大哭一场，即发大汗。三月二十日沈医师到治气管炎病时称，其子刺数针后热即退，神色渐安，眼不上视，病即霍然。嗣得检验报告为脑膜炎病云。针灸真医得病救得命啊。

## 三、脊髓疾患

### 1. 急性脊髓炎

【症候】

（1）急性弥散脊髓炎。此系流行性脊髓灰白质炎之一类，并有随梅毒或他传染病而显或由外伤或瘤蔓延而致者。此类之发端，虽不似出血之骤突，然有时亦或甚骤。病者或在行路之际，突然患此而不能归家。有时病起之前，或有腿或腰痛，或束带感觉为其先驱。更有先显寒战或惊厥者，病初起时大抵发热。每先不甚高而后逐渐增加。

运动官能之丧失迅速。所显之截瘫或系完全性，苟其脊髓炎蔓延至颈部，则或致上肢之运动官能亦受累，终则或致完全丧失。感觉亦丧失，唯初起时或过敏。反射初期增加，唯在急性中央性脊髓炎，则除患处以胸颈两部为限者外，大抵反射皆丧失。膀胱及直肠皆瘫。营养之受扰甚昭著，肌速消瘦。皮多充血，或且显局部性之出汗。受累之肢之温度或减低。骶及踵等处或患急性卧疮，更有显多数性神经炎者。此病之急性类之全身症状每渐剧烈，脉搏速，舌干，有谵妄，发热增加，甚或升至一百零七八华氏度（四十三摄氏度）。

病程大有异同。最急性类，五至十日内致命。继传染病如各种热病或梅毒而起者，或不致如是之速。

（2）急性横截性脊髓炎。此类之症候则依损害之位置而大有异同。

甲，胸部之急性横截性脊髓炎。胸部系最常见之损害位置，显甚殊特之情状。病起时之病状甚无定。或腿先现痛，或有麻刺感觉及微刺痛感觉。瘫或迅速发显而于数日之内成完全性瘫。然有腿之痛，重而呆钝诸觉为其先驱，经一二日者较常见。下肢或患之瘫常系全瘫。苟其损害在第六胸脊椎骨之平段，则腹肌亦受累。感觉之丧失或属完全性或否。初起时腿有麻刺感觉及微刺痛感觉，甚或感觉过敏。与损害之平段相齐处，每有感觉过敏之带（此可用热水盛于试验玻管置脊上渐向下移以试之，玻管达感觉过敏带时，则病者之热觉一变而为痛）。束带感觉之发显或甚早，苟损害在胸脊部，则每显于胸骨尾及脐之间。反射功能之受累甚有异同，初起时反射或完全丧失，继则由损害处下各脊髓段经过之反射或过敏，而腿显痉挛性强硬。然此等反射过敏非必常有，盖患完全横截性损害则反射常完全丧失也。至于此完全丧失非原发的脑受震荡所致，则可由该丧失之属恒久性为证者也。肌渐变而弛缓，消瘦，且失对于电之应激机能，括约肌之紧张力亦丧失。瘫肢之温度甚无定。初或升高，继则降而较常度低，皮之损害不少，卧疮常见。尿分泌初则留滞，继则因痉挛而不禁，苟腰脊髓之膀胱中枢受累，则病起时即有膀胱症状。大便常秘结，且时或不能自禁。

乙，完全横截瘫性脊髓炎之病程，大抵依病原而异。致命之故，或由于病势之蔓延。若干脊髓段有时或完全且恒久破坏，如此则所患之截瘫恒久不愈，损害处下之大脑脊束纤维显继发性变性，而后中两索（柱）则有上行性变性。苟若干下脊髓段受累，则腿或恒久弛缓。有时胸部之横截性脊髓炎或累及损害处上下之前性（前角）而致肌弛缓兼消瘦、纤维性收缩及变性反应。而较为多见者，则系缠绵多月之类。显或轻或重之肌强硬兼屈膝肌之痉挛或持续的挛缩。

丙，颈部之急性横截性脊髓炎，苟损害在第六、七颈神经之平段，则显上肢瘫，多少属完全性，唯有时肩肌竟不受累。感觉之丧失逐渐呈显。凡损害处之下，大抵完全患瘫，至于仅系臂受累者则其罕。

除上述之各症候外，尚有数状，系颈部横截性脊髓炎之较为殊性者，例如呕吐、呃逆、脉搏迟（如仅有二十或三十至）、瞳孔缩小，有时难咽、呼吸困难或晕厥。

【预后】针灸治疗预后佳良。

【治疗经过】视症候之轻重而定，大抵施术十余次，当可治愈。

【治疗】

（1）经穴。

主要经穴：委中、环跳、肾俞、腰俞、风市、阴市、阳陵泉、悬钟。

次要经穴：昆仑、足三里、太冲、上髎、次髎、下髎。

（2）治疗技术。医者诊断定病人为脊髓炎后，如大腿痛，则刺委中穴，使感酸麻直透腰背，再刺环跳、阳陵泉、风市、阴市、足三里、悬钟等穴，俱用雀啄术，则刺痛可止，麻刺感觉消失。再在肾俞、腰俞、八髎等穴各刺一针，用雀啄术数分钟后使酸麻直达大腿各处，则酸痛、瘫痪诸症候即可减轻。倘检查病人完全无热，再在肾俞、八髎等穴各灸五六壮，收效更大。

又手臂亦有瘫痪症候，加刺肩髃、曲池、合谷、尺泽、曲泽等穴。膀胱直肠皆瘫，则加刺气海、关元、长强三穴。病人忍耐求治，本病极易痊愈。

食饵宜取富滋养易消化之液体物，牛乳最良。咖啡、茶、葡萄酒、酒精宜禁忌。每日注意便通，以促便之目的可食煮熟之果实，如苹果、梅、梨等。

**【治疗原理】**盖刺委中穴，刺激力适度，能使脊髓炎热度减轻，刺阳陵泉、风市、环跳、足三里、悬钟，刺激力由下肢反射到脊髓，麻刺及痛感觉定能消散。瘫痪无力，得以改变。再在肾俞、腰俞、八髎等穴针灸之，直接影响脊髓神经之分支，如刺激力适度，种种症候可一扫而空。针是刺激神经，灸是旺盛血行，内外夹攻，炎症乃去，而病获愈矣。

**【治验例】**惠州尔雅巷十四号谢海如师母，患急性脊髓炎凡二十天。初两下肢刺痛，继腰部背部痛，两上肢痛，手与脚不能动弹，完全瘫痪，痛苦不可言喻。吃药甚多，功效未见。民国二十四年（1935）一月十一日承罗文清牧师介绍坐轿到余分诊所求治，余按上列方法为之施术，立即解除痛苦，可不用坐轿行回家去，见者莫不惊奇。

2. 脊髓痨

**【症候】**种种不同，因患部之广狭及强弱而异。唯其主要病变在后索，故有特异之症候。本病可区别为三期。

第一期，神经痛期、共同机变调前期。其紧要症候为神经痛样疼痛及膝盖反射消失、瞳孔变化、视力障碍（视神经萎缩）、知觉障碍（带状感觉知觉异常钝麻）、膀胱直肠之障碍、关节变形、胃病发作等症，此期之经过为数周或数年。

第二期，共同机变调期。渐于下肢发生共同机变调之症，经过亦数年。

第三期，截瘫期。病人步行不能，常就卧褥，而发褥疮、膀胱炎、膀胱麻痹等症。试举其症候：

（1）反射障碍。膝盖腱反射消失，为本病初期必要之症，若此反射存在，则本病之诊断不确。唯颈髓痨则此反射存在，盖本症之现出，以神经后根变性，而反射弓断绝故也。其检查时，须周密注意，拿病人紧握两手，或以他法诱导其意向，俾膝部完全弛缓则检查正确。

（2）眼的变化。瞳孔狭小如帽针头大，是名脊髓性瞳孔缩小症；其瞳孔对于光线不呈反应，即无论明暗，不变其大小，是名反应性瞳孔强直症，为本病初发时紧要之症候，且于他病不常见者，但其瞳孔调节作用，则依然存在。对于远视则扩大，对于近视则缩小，健康者颊部皮肤，予以疼痛刺激，则瞳孔散大而本病人则无反应，以瞳孔知觉反应消失也。有时瞳孔不呈正圆，或左右不同，或瞳孔广径左右互相变换，所谓变换瞳孔是也。往往动眼神经、外旋神经、滑车神经发生麻痹，而呈眼睑下垂、斜视、复视等症，或以视神经消削，而现视野狭小、辨色力障碍之症。

（3）共同机障碍。为本病必发之症，初现于下肢，其步行特异，是谓共同机障碍（共济失调）性步行，病人展开两足，以踵投地而阔步，呈蹒跚状（一名鸡步），使步行一直线上，则运动拙劣，或致不能旋转身体。升降阶级，及闭目步行时，其共同机障碍更形显著。卧位闭目之际，使足尖画圆，则呈不正多角形。若使闭目以偏侧之足踵置于他侧膝盖上，则竭蹶难行，病机更进使病人闭目直立，并其两足，则身体动摇，呈倾倒之势，其上肢亦发共同机障碍症，使病人闭目以两手之指尖相近接，则不能遇合，或使病人穿丝于针孔，或以手指触耳鼻，亦能发现其运动异常，盖共同机变调，即为知觉障害之结果。足跖之皮肤、深部之肌肉腱筋鞘关节，俱呈知觉异常，遂不能监视肌肉之运动，斯不能维持身体之平均，而脊髓反射径路之障碍，亦为其一原因也。共同机虽障碍，而筋肉之力绝无损害，亦无电变性反应，有时末梢神经或脊髓前角被侵袭，则发麻痹（腓骨神经为多）而筋肉瘦削，电兴奋性异常。

（4）皮肤及筋肉之知觉障害。知觉异常为本病之固有者。盖本病之机转多在脊髓知觉部也。其中知觉性刺激症候，即神经痛样疼痛，每发本病初期，其疼痛剧甚，为发作性，或为电击样，此处彼处，倏忽转换，胸围或腹围，时发疼痛性带状感觉，其皮肤之知觉过敏，对于寒热为甚，故病人不耐温浴，皮肤知觉亡失，于下肢足跖最著。步行之际，其履毛毯橡皮靴之感，于尺骨神经领域内（第四及第五指）亦现此症，此时尺骨神经，对于压迫无感觉，是名尺骨神经现象。其知觉脱失，初为一部位性，时期渐进，则呈完全性。试以针刺其皮肤则瞬间毫无感觉，数秒之后，始感刺激，是名痛觉传达徐缓。又以针尖刺激其皮肤，其初仅感触接，或轻度之疼痛，数秒之后，更呈强度之痛觉，是名重复感觉。或使病人闭目，以一针刺激其皮肤，分感多数之刺激，是名多感症。疾病进行，则压觉、温觉俱呈障碍。其最著者为肌神经，使病人瞑目，而移动（他动的）其四肢，则不知运动之大小及手足之方向，以肌神经障碍故也。

（5）膀胱直肠及生殖器障碍。膀胱及直肠之求心性纤维，经过脊髓后索，故本病常发粪尿排泄之障碍，便闭或失禁，尿闭或淋沥，此膀胱麻痹或发于本病初期，而诱起尿腐败褥疮等危险症候。生殖机能之障碍，多发于男子，疾患初期，往往色欲亢进，其后陷于阳痿，而女子则无此症。

（6）内脏发症。各脏器突然发生疼痛及机能障碍，其最著者为胃脏，胃脏发生强烈之胃痛及呕吐，持续数日间若反复发作，则病人体力衰弱，有时仅发胃痛，或无痛性呕吐，故不知者往往误诊为慢性胃疾患，而加以胃病之疗法。迨后始知其原因在脊髓痨也。其他有肠发症（疝痛下痢）、咽发症（咽下困难）、喉发症（呼吸困难）、肾脏发症（肾石痛样疼痛，蛋白尿）、心脏发症（狭小症，心悸亢进），视神经萎缩亦为内脏变状之一，检其眼底见视神经乳头呈陶器样白色，而病人渐次失明。

（7）营养障碍。骨及关节为多，骨质脆弱而易破折，关节病多发于膝及股关节，所谓脊髓痨性关节变状是也。其初仅大量之浆液性渗出物积蓄于关节内，渐次关节端消削，关节囊肥厚，外观呈关节肿胀之状，而疼痛缺如，此关节症后，肿胀消散，则遗留膝后弯症，其足背肥厚隆起，而足跖平坦，是名脊髓痨足。稍一失足，即发断裂，足跖之趾球或足踵，易生圆形溃疡，或发足穿孔症。其他有爪甲肥厚、齿牙爪甲及毛发之脱落、偏侧舌萎缩等症，若血管运动及分泌障碍时，则皮肤之色泽及温度呈变化，而发多汗症、唾液及泪液分泌过多症。

（8）脑症候。本病经过中或并发麻痹狂，或于麻痹狂经过中并发本症。

（9）脊髓液之淋巴球（淋巴细胞），较健康者约增加十倍。

**【经过】**慢性，亘十数年或数十年之久，若下肢共同机障碍剧甚时，病人不能步行，困顿床褥，脚部成不动性萎缩，有时候起卒中状发作而遗留偏瘫症，唯易消失。若原因于脑动脉血塞之偏瘫，则长时存在，病人往往因偶发性疾病（肺炎、肺痨、脚气）或败血症、尿腐败症脱力致死。然突然陷于昏愦状态而死者有之。

**【预后】**针灸治疗，能够治愈。

**【治疗经过】**视症候之轻重，患病之久暂而定，大抵施术三四十次，当可治愈。

**【治疗】**

（1）经穴。

主要经穴：肾俞、腰阳关、腰俞、八髎、环跳、委中、风市、阴市、悬钟、阳陵泉、昆仑、太溪、太冲、三阴交、承山。

次要经穴：足三里、关元。

（2）治疗技术。医者诊断定病人为脊髓痨后，宜对病人说本病针灸能够治愈，唯须忍耐，耐痛来治二三十次。藉若不然，以不医为是，免浪费金钱，赚了刺痛。倘病人坚决信仰，乃为之施术。

先须决定病人要施术若干次方能治愈，而计每日应针灸何穴。如病人可多受针，则每天为之刺肾俞、腰阳关、腰俞、环跳、委中、风市、阴市、阳陵泉、昆仑、太溪，其余之经穴，酌量取用可也。

刺针时须用轻雀啄术，刺三四针后，即须休息一下，然后继续，连续刺针，恐病人受不起也。

如病人无热，肾俞、腰俞、腰阳关、八髎可以间日灸治，倘病人怕痛又不计医费与治疗时间，改用太乙神针灸治亦可。灸至有热时，停数天不灸，只用针刺。

医者先列出病人之症候于册，先设法铲除最难堪之症候（如痛），然后及其他，以坚病人之信仰，倘施治数天，未见大效，当设法解释病人之疑惑，俾续来治，如病人能耐痛有耐心，病可治愈。

**【治疗原理】**兹刺肾俞、腰阳关、腰俞、八髎等穴，直接刺激到脊髓，可以制止神经痛样疼痛，刺环跳、委中、阳陵泉、风市等穴反射到脊髓可减轻共同机障害，再在腰部、骶骨部长期灸治之，旺盛其血行，疏除脊髓内外之种种障碍。有三十次之多，脊髓痨之获治愈，自是意中事也。无怪国立北京医学专门学校教授朱其辉先生对于本病谓："灸法（火点）当脊髓旁神经根之出发点，施以烧灼法，为有效云。"

**【治验例】**广西怀集梁琴润君于民国二十三年（1934）三月起忽发神经痛样疼痛。疼痛剧甚，为电击样，为发作性。继而腿反射消失、视力障害，请当地名医诊疗，疼痛停止，而两脚酸软，行步不能。乃吃补气血药无数，但未见效。民国二十四年（1935）春来省就医，又经十数位名医治疗，病仍如故。承广东中医学校学生朱煜亮介绍，乃于三月二十五日起来治，则见患君面色青白，须扶杖又须一人扶持，方能行数步，脚趾与脚跟弛缓，步行特异，闭目直立，并两足则身体动摇，呈倾倒之势。大便如常，唯小便西医检得有蛋白，以针刺之，瞬目间毫无感觉，后始感觉刺激。治疗二十二次，脚与腿感觉有力，可扶杖而行，续治又十二次，病者乃回乡静养。民国二十六年（1937）三月朱煜亮先生来所谈天，据称梁君润琴现在行路与常人无异云。

## 四、末梢神经疾患

### （一）运动神经疾患

#### 1. 面神经麻痹

【症候】面神经麻痹虽多起于片侧（面神经单麻痹），而病灶部位苟在中枢（脑桥）则可发生两侧性麻痹。核上性麻痹（如卒中时之麻痹）之所以不易发生额肌、眼肌、闭锁肌麻痹者，因此等肌肉受制于两侧半球所致。

兹将完全末梢性面神经单麻痹之症候，备述如次。

前额：麻痹侧之前额平坦，不能作皱裂。

眼裂：阔大而不能闭锁（兔眼），苟欲努力闭锁，则眼球上窜，露出白色之巩膜，是贝尔现象。泪之分泌虽多减退，然亦间可增进，以有瞬目障碍，故病人每多流泪。又易发结膜炎或角膜炎，亦与闭锁障碍有关。

鼻：鼻孔不能开张，鼻尖牵向健侧，鼻唇沟消失。

口：常向健侧，麻痹侧之口角下垂，故成歪嘴，苟令张嘴，则其关系更为显然。唇音障碍，吹火吐唾，皆不如意，病者试作露齿运动，则仅见健侧口角之外向，咀嚼之际，颊肌甚易嵌入齿间，食物亦极易滞于前庭（即颊与齿龈间）。

麻痹之重且久者，麻痹肌肉可发痉挛，经久不消，亦有刺激鼻部始发痉挛者。更有当努力闭眼之际，可见口角牵动（共同运动者）。

口之倾斜，既如上述，舌之位置，亦复倾斜，苟用他动的方法矫正其口，同时亦可见及舌之归正，此与舌下神经麻痹不同者也。

在鼓索神经出发点以上，膝状神经节以下之处，如有病变，则可于麻痹侧舌面前三分之二部发生味觉障碍。

听觉障碍：重听或听觉过敏等障碍，可由听神经之障碍或蹬骨肌之麻痹与夫鼓膜张肌之拮抗作用发生。

唾液分泌减少，由于唾液分泌纤维之麻痹所致。余如多汗或无汗亦往往见之。

疼痛：在本病初期，每发疼痛，以混有三叉神经纤维，或同时损及知觉神经之故。

【经过】疼痛大多起于仓卒，轻症数周可治，中等症数月可治，重症者一年半载始能告痊。大凡变性反应愈著者，其治愈益难。

【预后】西医书载有中耳炎或脑肿疡者，预后不良。如有变性反应发生，则预后即属难言，纵能恢复，亦非经过二三月不可。针灸治疗预后佳良。

【治疗经过】视症候之轻重、患病之久暂而定，大抵初起者施术五六次即可治愈。

【治疗】

（1）经穴。

主要经穴：地仓、颊车、听会。

次要经穴：翳风、水沟。

（2）治疗技术。医生诊断定病人为面神经麻痹后，叫病人头靠在墙上，或睡在床上，使不致移动，乃用雀啄术，针反对侧（㖞右者左面有病，须治左面，㖞左者右面有病，治右面）之地仓穴，随针颊车、听会、翳风、水沟穴，俱以病人感觉麻痹，如电之通上达下方生效力。针后切姜片一分厚置地仓穴上，上置艾绒如筷子头大，点阴火燃烧，至病人不能耐时即除去艾炷，续灸三四炷，继在颊车、听会、翳风穴上亦各灸三四炷，灸后口角当可纠正不少，颜面亦无未治前之麻痹（水沟穴禁灸，灸则有大害，或可杀人）。如一次不能全治，则继续治疗一二次，以全治为度，倘灸后起水泡，当刺穿之，使水流出，敷以温暖（不可太冷）之生肌玉红膏使结痂痊愈。

【治疗原理】兹针水沟穴，针灸地仓、颊车、听会、翳风四穴，俱对正面神经下针，而能使病人感觉酸麻如触电般，向上下左右放射，颜面神经经针灸之一再刺激，当能从而兴奋，而恢复其机能，机能一恢复，麻痹症候消失，而病痊愈矣。事实如此，理亦能如是吧。

【治验例】病人罗仲钺，二十四岁，兴宁人，曾在西医院学医一年。近来广州谋事寓广卫路新月旅店。二十天前，忽患面神经麻痹，初觉疼痛，继口眼向右㖞斜，斜七八分度，讲话困难，口角流涎，眼大不能闭锁。当即到某大医院请某医师治疗，吃药，注射，电疗，凡十五六天，未见有效。后改延中医治疗，吃药四天后，病仍如故。闻余虚名，于民国二十五年（1936）九月二十八日到所求治，余按上列经穴针灸之，病即除去五六，继续治疗三次，而病告痊。病人及其友人谢鸿藻君见针灸治疗如此灵验，乃请余面授针灸术，现已毕业许久，治愈疾病无数矣。

## 2. 面神经痉挛

【症候】此类痉挛有时只累及眼四周之肌，名眼睑痉挛，故眼轮匝肌有持续迅速之缩动。倘觉羞明，或成强直性挛缩类。而较常见者，其痉挛累及面侧肌及眼肌，致面肌有持续的颤搐兼眼睑半闭，额肌受累者罕。病势较重者，则三角肌（降角口肌）、额肌（提下唇肌）、阔肌（胸颔肌）俱受累。此类痉挛大多数常限于面之一侧，唯间有属两侧性者。当显情感或面随意运动时，则其痉挛增加。依常例论，大抵不痛，但第五神经（三叉神经）通过之路径，或有触痛之处。而尤以眶上支处为然。强直性痉挛或随面肌瘫而起，受寒有时亦能致之。

**【预后】** 针灸治疗，必能根治。

**【治疗经过】** 视患病之久暂而定，大抵初起者施术十次左右，可以治愈。

**【治疗】**

（1）经穴。

主要经穴：地仓、颊车、睛明、攒竹、头维、听会、瞳子髎。

次要经穴：听宫、耳门、头临泣、合谷。

（2）治疗技术。医者诊断定病人为面神经痉挛后，令病人侧坐，头靠壁上，在痉挛面之耳门、听会、听宫、颊车等穴（不痉挛一侧可不刺）各刺一针，使感酸麻，乃用雀啄术二三分钟久，刺针入肉时，手法要轻，要慢，盖太重太快，病人不能耐。休息一下后，令病人正坐，头可靠壁间，以免动摇。先在患侧之头维穴刺一针，如刺对神经，当如触电般放散到后头，刺睛明、头临泣、攒竹、地仓、瞳子髎等穴，酸麻入眼中，俱用雀啄术，凡二三分钟久。至此痉挛当可制止矣。万一顽固甚，尚未见效，当嘱病人继续来治。忍耐求治，必可根治。

又初刺时神经麻痹不感疼痛，刺了数次后，神经醒觉，逐渐感痛，倘病人不能耐痛，往往只痊愈七八成，不能全治。

本病只用针刺，可不用灸治。

又本病天天来治，或隔一天来治者，疾病易愈，间隔太久方来治者，收效甚难。

**【治疗原理】** 痉挛、搐搦的疾病用药治疗极感困难，缘麻醉药、镇痛药只可收效一时，药力过后，痉挛如故。兹用针直接刺激颜面神经，用雀啄术以打散、制止之，如果手法适合，症候甚轻，往往针刺一次，即达目的。假如顽固难治者，天天或隔天刺激之，日积月累，痉挛亦可逐渐减轻。迨刺激力达到完全制止的时候，病便痊愈了。

**【治验例】** 香港西营盘救恩堂牧师曾君恩蔚，患本病凡三十五年。初患疟疾，缠绵甚久，继觉耳内似有一点物颤动，渐渐动至耳之四周，继而眼轮匝肌，有持续迅速之缩动，成强直性挛缩，面肌亦有持续之颤动，兼眼睑全闭，眼常羞明流泪，久之降口肌、提下唇肌、阔肌俱受累。头之左方如铁圈坚绕，面之左方如涂香糊然，经西医、中医按摩电疗等种种疗法，功效未见。前年春到余广州医所求治，经余按上述方法施治数次后痉挛即止。但停了数小时后又如故。中间因中日战事影响中辍者数次。去年九月再在本港继续来治，计凡二十余次，现痉挛已全止，眼睑全开，诸症如扫，三十余年之痼疾，根本痊愈。余之打破世界治疗纪录此其一。

### 3. 三角肌麻痹

**【症候】** 上膊上举困难，为本病唯一症候。如麻痹限于三角肌之前部，则上膊不能向前内侧上举；如麻痹限于中部，则难向外侧上举；如麻痹限于后部，则难向后上举。

上膊上举困难，虽如前述，然由大胸肌、僧帽肌等作用，间有可举至相当程度者。

**【预后】** 药治不易痊愈。针灸治疗，易如反掌。

**【治疗经过】** 视症候之轻重而定，大抵施术三五次，当可痊愈。

**【治疗】**

（1）经穴。

主要经穴：肩髃、曲池、中渚、天应、尺泽。

次要经穴：肩井、合谷、手三里。

（2）治疗技术。医者叫病人举手，于起举时三角肌中之感牵掣刺痛处，医者以毫针直刺之，如感酸麻，用雀啄术二三分钟久，可上举不少。再于针柄上捻艾绒而燃之，凡二三炷，如病属初起，往往只用此法即可痊愈。倘用上法尚未见效，病者又是不能向前内侧上举，则刺肩井、肩髃、曲池、合谷四穴，用雀啄术。

不能自外侧上举，则刺肩髃、曲池、曲泽、手三里四穴，亦用雀啄术。

难向后上举，则刺肩髃、尺泽、中渚、曲池四穴，亦用雀啄术。

麻痹处、牵掣处，以姜片垫穴灸治之，亦可见效。

**【治疗原理】** 三角肌因某种原因而使上膊上举困难，牵掣不舒，兹叫病人举起上膊，在牵掣处刺一针，使感酸麻，又用艾灸数炷，障碍物、作祟物自易消散，神经麻痹自易复原。迨针灸手法（治疗次数看症候如何）把障碍物打散了，病便痊愈了。

**【治验例】** 广州万福路救主堂叶初生师母患本病凡数月，即右上膊上举困难，举至与腰平即感三角肌牵掣、刺痛，但无妨手之运动，屡治不愈。乃于民国二十五年（1936）十二月二十一日到余广州医所求治，余为之刺肩髃、曲池、合谷三穴，右上膊即能上举，前后左右运动即自如焉。

### 4. 书痉（书写痉挛）

**【症候】** 手腕运动在平时无所障碍，独于行将执笔写字之际，立即发一种痉挛，而以精神感动时尤甚。其痉挛多属强直性，不特指关节、手关节发生运动（屈、伸、内外转）之际有各种痉挛，即前膊亦发前后转痉挛，以是笔尖常直撞纸上或竟误触他处，亦有行将写字之际，发生震战（震战型）或萎缩麻痹，瘫致不能写字者，间亦可发知觉障碍（疼痛、知觉异常之类）。

应注意者，即障碍仅发于写字时，此外手之运动无所障碍。

**【预后】** 针灸治疗，可以根治。

**【治疗经过】** 视疾病之久暂而定，大抵施术三十次，当可治愈。

**【治疗】**

（1）经穴。

主要经穴：风池、肩髃、曲池、合谷、尺泽、少海。

次要经穴：大椎、阴市、腕骨。

（2）治疗技术。医者诊断定病人为书痉症后，令脱去内外衣，先在合谷、腕骨穴刺针，次刺曲池、尺泽、少海、肩髃等穴，休息片刻后，再刺大椎、风池二穴，俱用雀啄术，只刺患侧（右手）已足，刺后即应休息，右手不要工作。本病唯有针治（不用灸治）方有办法，医者当嘱病人忍耐来治必获痊愈。倘欲速愈，医者刺至酸麻时，用雀啄术久些，病人须忍耐受治。

又要嘱病人于早上或极精神时来治，晚间疲倦时施术，收效不易。

医治时期内，中止书写。

【治疗原理】本病不用精神时手不颤动，偶一用脑书写，手颤即发。兹刺大椎、风池、曲池、合谷、腕骨、少海等穴，刺至酸麻时用雀啄术数分钟，一则制止运动神经之痉挛，再则使该神经健全，听意志的命令，病人如忍耐求治，刺针时必一天比一天灵敏、一天比一天疼痛（麻痹日减），迨用了二三十次手法，完全健全了，写字便不再痉挛了。

【治验例】香港永乐街广生荣伍策勋先生患书痉病凡六年，平常工作右手不颤动，唯写字时，疾颤动甚，不能成字。民国二十八年（1939）九月十五日蒙广州学员中大法科毕业生伍锦扬君介绍来治。当施术七次后，拿铅笔写字便颤动不见，施术二十次后，用毛笔写字都如常人一般，不再痉挛了。

5. 三叉神经麻痹

【症候】此病多发于一侧，其运动既麻痹，而知觉亦脱失，味、听两觉及营养等均有障碍。

一运动麻痹，以咀嚼肌之运动麻痹为主，故咀嚼时患侧颞颥肌及咬肌不隆起、不强硬，下颌悬垂，开口时微倾患侧。其侧方运动废止，仅向患侧移动，而不向健侧移动。

二知觉脱失，患侧头部及颜面之皮肤，以及口腔、颚舌与鼻黏膜等，皆知觉脱失。而且知觉异常或疼痛，然深在知觉固无变化也。病人易患前角炎，盖知觉既失，受外部之伤害自易，而又有特殊之营养障碍所致也。

三味觉、听觉之障碍，舌前三分之一味觉脱失，然绝不持久。因鼓膜紧张肌麻痹，故对低音之听力减弱。此外患侧泪、鼻黏膜及唾液腺等，分泌减少，故其黏膜干燥。除角膜发炎外，舌被厚苔，齿牙脱落，而齿龈肿胀，发带状疱疹者不少，皆营养障碍之所致也。

【预后】针灸治疗，预后佳良。

【治疗经过】大抵施术十次，当可治愈。

【治疗】

（1）经穴。

主要经穴：地仓、颊车、迎香、听会、水沟、合谷。

（2）治疗技术。医者诊断定病人为三叉神经麻痹病后，先刺合谷穴，随令病人头靠墙上，刺迎香、地仓、颊车、听会等穴，俱须刺至麻痹通上达下各一分钟久，方生效力。倘病人已结婚，可捻麦粒大艾绒置麻痹最甚处直接地灸治之凡二三壮，觉痛至不能忍耐时除去之，收效极快。倘未结婚者，则切一分厚姜片垫粗艾灸治之，感热时即移上移下，热力内达，亦可生效，唯收效比较缓慢耳。续治又若干，亦可治愈也。

**【治验例】** 重庆廖瑾瑜先生，民国三十二年（1943）八月忽患三叉神经麻痹病，左口角及唇上麻痹甚，全无知觉。吃饭谈话极感不便。经中西医诊疗几天未见功效，乃踵门诊治。余见其口眼不㖞斜，口角及唇肌肉呆，针刺入皮，并无感觉，深刺之乃感麻。刺迎香、地仓、颊车、合谷穴后，直接灸地仓穴五六壮，麻痹即去了五成以上，廖君喜欢无既，竟给双份诊疗费，续治又四次，病乃霍然。

### 6. 间代性横膈膜痉挛/呃逆

**【症候】** 呃逆之来，盖先发呼气的横膈膜痉挛，续发强吸气的痉挛，且同时声门亦痉挛，致遮断将欲窜入气道之气流而发彼特异之声响，通常虽只上腹及下胸两部冲动，然呃逆剧烈，则全腹、全胸及头部、肩胛等，皆随而运动，虽多属一时现象，然常反复袭来，缠绵数时、数日、数周甚至数月，间或发作频繁，昼夜不息，不但深以为苦，且妨碍谈话、咀嚼、呼吸与睡眠。而病人困顿不堪，间有两次呃逆，前后相接，不稍休止者。

**【预后】** 针灸治疗，无治不愈。

**【治疗经过】** 施术二三次即可治愈。

**【治疗】**

（1）经穴。

主要经穴：乳根、中脘、内关、天突。

次要经穴：阳陵泉、足三里。

（2）治疗技术。第一法，医者诊断定病人为呃逆后，先刺内关、中脘、天突三穴，使感酸麻，继捻箸头大艾绒置乳根穴上，各燃艾二三炷。倘病人能耐痛，灸了三炷后马上可止呃，如尚未根治，再有发作再治一二次可也。

第二法，牛穿鼻后，粤人多置一木于鼻上。取得牛鼻上久置之木后（新木不效），洗净。放开水一碗，煮出味，趁热饮之，呃逆立止。此法一传道人患此病，用此法治愈，用以治一医院留医者亦验。

**【治验例】** 香港马头围道五十八号钟祥君，年六十余，患本病数天，中西医药治疗，未见功效。承内兄韩世忠君介绍往治，为之刺内关、中枢、天突三穴后，呃逆减轻。随忆来治之神经衰弱病人称：其戚患呃逆病，灸乳下各一壮，呃逆立止。乃捻艾绒灸两乳根穴各三壮。略休息后，呃逆即止。只治一次即获根治。返家后曾恩蔚牧师来谈，据称有某教友亦患本病，其病更剧，呃逆半小时后，呼吸停止一如死人，但过一小时后又回阳。一日数发，凡三阅月。在乡治不愈，乃到九龙医院留医，经西医诊断后，认为不治，不予收留。说也奇怪，该院医师竟告诉病人：姑且请针灸医师看看有无办法。嗣由何道修牧师介绍门人李君道华针灸之，施术四次，病获痊愈。针灸确神效也云。

### （二）知觉神经疾患

1. 头痛

【症候】疼痛部位：或在前额，或在后头，或在全体，或只限于一处。疼痛强度：轻者只觉压重，重者则如钻如裂，如烧灼，如电击，非常猛烈。疼痛持续：数日数月，数年，或竟终生，无一定，大都有消长，凡头部运动、注意集中、精神作用等，都足为增强疼痛之原因，头痛如非常强剧，则可发生呕吐。

【预后】针灸治疗，预后佳良。

【治疗经过】轻症施术一二次即获根治。顽固病，须刺十余二十次。

【治疗】

（1）经穴。

主要经穴：合谷、列缺、风池、头维。

次要经穴：百合、神庭。

（2）治疗技术。医者诊断病人确为头痛病后，令病人伸手于案上，取合谷穴，消毒后，斜针向上感酸麻后，用雀啄术凡三数分钟，继针列缺穴，手法亦然（头痛有痛至不能摩者，先针头维、风池穴恐不能下针，故先刺合谷、列缺穴以止其痛，痛止或减轻，再刺头维、风池穴，可不障碍也）。倘是病初起，当即止痛，休息片刻后，继针风池、头维二穴。用置针术。如病人头部充血则手法已毕，万不可灸，使病人难堪。如针后次天仍痛，当继续施术，以治愈为止。倘病人觉痛时头皮似抽缩紧迫，极不舒服，颜面头部不充血或颜面苍白，则在百会、神庭二穴上各灸三五壮，以舒经络，收效极大。

痛时来治，即获止痛，未痛时来治，可制止发作。

止痛后医者当设法除去其原因，嘱遵守卫生规则，如因失恋、丧失子女金钱等失意事而致头痛者，每次来治时，均须以处世大道理开解之，或叫病人变换环境、变换工作，方获根治。不然治愈后头痛之刺激未消灭，或用脑过度，头痛必再发也。

【治疗原理】头痛时吃麻醉剂、镇痛剂，第一次必达目的，但再次发作，往往不灵，日久用之，脑筋衰弱，且无尽期。兹刺合谷、列缺二穴，由桡骨神经反射入脑，针如雀之啄饵，震动复震动之，头脑受此刺激必立感松快，疼痛即获停止。再刺风池、头维二穴，再反射入脑，则疼痛未去尽之障碍，得以除去了。一而再、再而三地由远及近地影响入脑，消灭其症候，再遵守卫生规则度日，病即获根治了。

至于发作时血行障碍，而致筋紧抽紧，灸百会、神庭穴各五六壮，旺盛其血行，苏醒其筋络，病之获愈，尚有何疑？

【治验例】广州长寿西路三一三号陈华轩师母，三十五岁，她自十二三岁起便不脱头痛病，屡请中西医生治疗，好像好了，可是看一天粤戏，头又再痛。前曾对人说，能治愈她的头痛病者当酬他三千金云。则其痛苦不堪，可以想见。可是她虽出重赏，但没人能领得她的赏银。则是病之难治可知矣。近病又发作，头痛如破，发根稍动，则痛延满头，承蓬莱大街礼拜堂田淑媛先生介绍来治［民国二十三年（1934）七月三日］。经余针合谷、列缺、风池穴后立即止痛，数天不痛。恐尚未根治，续来治二次，嗣到乐善戏院连看二日夜粤戏，且坐在电风扇下，任电风扇吹动，说也奇怪，自后头不再见痛云。针灸之擅医痼疾有如此。

2. 三叉神经痛/颜面痛

【症候】疼痛发作或无故突发，或由谈话、运动、感动等诱起，性质大抵强烈，或如刀割，或似痉挛，有时可向后头颈项放散，余如颜面肌反射性痉挛（眼睑痉挛、口角痉挛等类）或脉管运动障碍（即颜面苍白或潮红之类）、分泌障碍（即流泪流涎之类）、营养障碍（即毛发脱色或脱落以及皮肤之萎缩，或肥厚匐行疹等）亦可发生。

三叉神经痛多限于一支，间有二支或三支同时发生者。

（1）第一支分布在上眼睑前额至颅顶部、眼窝、眼球、鼻尖及鼻腔前部，疼痛点为上眼窝点，或眼睑点、颅顶点、眼点（眼神经痛，一名眶上神经痛）。

（2）第二支发于下眼窝神经之领域，其分布部位为下眼睑、颊部、上唇鼻侧、颧骨、颞颅骨之前部、齿牙上列及鼻腔。疼痛点为上眼窝点、颧骨点或唇点、齿槽点及腭点（上腭神经痛，一名眶下神经痛）。

（3）第三支分布部位为颊部下颌部、颊黏膜、下齿槽突起、舌、外耳及颞颥部，尤以下齿槽神经为多。疼痛点为颏点、舌及下唇（下腭神经痛，一名下颌神经痛）。

【预后】针灸治疗，预后佳良。

【治疗经过】视症候之轻重而定，大抵施术十次，总可治愈。

【治疗】

（1）经穴。

主要经穴：合谷、曲池、头维、攒竹、丝竹空、迎香、颊车、地仓、承浆。

（2）治疗技术。无论哪一支神经痛，都须先针合谷、曲池二穴，使病人感酸麻，直透面部。第一支加针头维、丝竹空、攒竹。第二支加针迎香、颊车。第三支加针地仓、承浆。刺中神经后用雀啄术，如刺得中，刺激力适度，往往一二次治疗，即可根治。倘患病久，一次未愈，继续施治可也。

【治疗原理】三叉神经分布区域甚广，其分支通过多数骨管，其末梢在颜面表面，易遭病害之侵袭。故本病为神经痛最多者。兹因某种原因而致刺痛，刺合谷、曲池二穴，刺激力反射到面部，如刺激力适度，大多即觉疼痛减轻。再看病之在何支，在该支左右之经穴刺激之，发作之障碍，常因刺激而消灭。追障碍完全消灭了，疼痛即获痊愈了。

【治验例】广东省立第三中学（惠州中学）陈元颖君，患三叉神经痛中之第一支眶上神经痛病凡二年。其痛在前头眼眶骨内，每逢食热物，或用精神、精神困顿时则发作不能制止。民国二十四年（1935）一月八日余为之针合谷、曲池、头维、攒竹、丝竹空五穴，立即痊愈根治矣。

### 3. 肋间神经痛/胸胁痛

【症候】疼痛甚剧，因深吸气、咳嗽、喷嚏而益甚。多发于左侧第五至第九肋间神经。疾病初期，或呈皮肤知觉钝麻，其后知觉亡失。常并发带状匐行疹，疼痛点有三：一为脊髓点，在脊柱旁椎间孔之脊髓神经出口部。二为侧点，在肋间中央，侧穿孔神经之分歧部。三为胸骨点，在胸骨缘近旁，或腹直肌上，前穿孔支之部。

【预后】佳良。

【治疗经过】施术一二次，即可根治。

【治疗】

（1）经穴。

主要经穴：阳陵泉、支沟、天应。

次要经穴：少府、期门。

（2）治疗技术。诊断定病人确为肋间神经痛后，叫病人置脚矮凳上，取阳陵泉穴，如病人肋间剧痛，当用较粗之毫针，消毒后，疾行刺入，如刺对神经病人感酸麻，即可止痛，再针支沟穴，病即获愈。少府、期门二穴，可以不用刺灸矣。万一仍未止痛，则针少府穴，灸期门穴及天应穴（痛点）即可止痛也。

【治疗原理】兹刺阳陵泉、支沟二穴反射到肋间神经，据治疗经验往往立即止痛，则其刺激力之能打散肋间神经之障碍，可以明了。再在痛处针之灸之，直接排除其障碍，旺盛其血行，疼痛之获治愈，尚有何疑？

【治验例】广东光汉中医学校辛班学生苏柏士患肋骨神经痛数天，吃药不效。民国二十五年（1936）九月十六日伊之同学江静之君介绍来治。为之针阳陵泉、支沟二穴，立即止痛，自后不复发。江、苏二生见针灸治疗如此灵验，立即加入研究班，现已研究成功，治愈不少顽固病矣。

### 4. 坐骨神经痛

【定义】任何坐骨神经痛的病况，皆可以此名词归纳之。可认为系坐骨神经之间质性炎，致此神经分布区之重痛，且若持续患之，则致肌萎缩。

【症候】痛为俱常见之状，病初起或甚重，略兼发热，但寻常则缓渐，初起数日，仅股后略痛，尤以在腿作一定之姿势时或用力之后为然。不久痛即加重，且不仅限于神经干上段，更延至足而射至该神经所敷布之各处。病者每能指出最痛之点,此点常在切迹或大腿之中段,若该处受按则大痛,其痛似嚼似烧,且常恒久不退,然亦有阵发者。夜间每加甚。或在行走时极甚,故病者每略屈其膝,以趾点地而行,以免神经之紧张。若系慢性类,或有昭著之肌消瘦,但罕有显变性电反应者。此慢性类或显痉挛或纤维性缩动之状,或兼疱疹,但不常见。炎上升而延至脊髓者,亦间或有之。

【经过】甚无定,依常例论,皆顽梗难治。缠绵多月,甚或略有间减之时。而缠绵数年之久,回归者亦不罕见。更有一神经方愈,而他神经又起者。剧烈者每不能起床,且此病系各病中最困苦、最难治之一病。

【预后】针灸治疗,预后佳良。

【治疗经过】针灸治疗施术五六次即可获根治。

【治疗】

(1)经穴。

主要经穴:环跳、委中、肾俞、昆仑。

次要经穴:大都。

(2)治疗技术。医者诊断定病人为坐骨神经痛后,如病人能起坐,则令直立,足跟到地,手扶实物,以免动摇,或令一人扶定,扯起裤脚在膝腘窝委中二穴处(左右二穴)斜向上刺入,使感觉酸麻,直透背脊。然后令病人向里侧卧,伸下腿,屈上腿,除去内裤至大腿骨尽处,医者在大腿骨端尽处下爪之酸麻处、环跳穴上,经消毒后,取二寸针直刺入,如刺对神经,酸麻直达足跟,疼痛即可立止。再令病人起坐,卧他一头,向里右侧卧,右腿伸直,左腿屈曲,医者在大腿骨后环跳穴上刺针,亦以酸麻直到脚跟为妙(病人向内侧卧,解除内裤至大腿骨尽处,又一手扶内裤,则不感羞人,所以转向另一头向里侧卧者,亦以病人向内侧卧,比较向外侧卧,不感羞人也,取环跳穴准此)。休息片刻后,令病人直立,扯起内衣,取一支竹,由地量至脐心,在脐心处墨识之,再移此竹置于病人脊后,亦由地起,在墨识处,用爪强切之,作一标记(此是命门穴,取命门穴准此),乃令病人坐,低头,弯腰,在标记处旁开一寸五分(取肾俞穴准此),直针刺入,使感酸麻,用雀啄术,或再灸数壮,至此,轻症立即痊愈,不用再治矣。

如病人不能起坐,不能转动,医者可在环跳、委中穴之左右斜针刺入,或用艾绒灸治亦可。

倘次日只觉疼痛减轻不多,除依上法施治后加刺昆仑穴,加灸大都穴,再施术一二次,必获根治焉。

【治疗原理】坐骨神经为骶骨神经中最强大之神经束,在股之后侧,分为胫骨神经与腓骨神经二支。兹因某种原因而致剧痛,用针刺委中穴,刺激力直达至坐骨神经处,则痛之发作当然从而轻快,再刺环跳、肾俞穴间接至坐骨神经处,好容易把发作的障碍物铲除了。障碍物消灭了,病便痊愈了。

【治验例】广州曾磊先生患左坐骨神经痛病二月余。每晚七时后,剧痛到不能忍受。初在医院留医，近一月久，未见有效，改住他院亦一月久，虽一日夜曾注射十二次，服丸药甚多，疼痛不见减轻，经德国医药顾问、内外科专门医生决定翌日要全身麻醉，用手术治疗，其父慌甚，央余救治，免遭不测。至则见其剧痛，声甚悲惨。大小便不知道，左腿冰冷，用橡皮膏贴固，脚下悬二三十斤重铁，以免腱收缩云。欧氏内科学载此病为各病中最困苦最难治之一病信然。为之刺委中、环跳、风市、天应等穴，病人不感酸麻，但有感觉。是晚不再痛，获安睡一宵。翌日各医师诊疗，莫明其妙。可取消议案不用手术疗治。余连续施术十三次，乃获痊愈出院。

**附：腰痛的治疗法**

腰部脊椎旁剧痛，起坐不能，每晚不能安睡，针灸肾俞、委中、环跳、天应穴一二次，无论患病多久，亦可治愈。唯须禁房事二月，方获根治。

### 5. 后头神经痛

【症候】此神经痛由后头以绵至于额顶，头部运动、咳嗽、喷嚏之时，则疼痛加剧，而患部皮肤知觉过敏，间且头发脱落或变白。

【预后】佳良。

【治疗经过】施术一二次即可根治。

【治疗】

（1）经穴。

主要经穴：风池、曲池、合谷。

（2）治疗技术。医者诊断定病人为后头神经痛后，先刺患侧之合谷、曲池穴，使后头痛减轻，或全停止。然后再刺患侧之风池穴，使感酸麻，则后头神经痛可完全停止了。倘开始即刺患侧之风池穴，病人感痛多不愿针，则本可治愈而不获愈也。

【治验例】广东汉兴国医学校校长方德华先生患后头神经痛两天，痛到不能起坐，但无法止痛。适余到索广东教育厅长黄麟书为题拙著《针灸医学大纲》封面字，为之刺合谷、曲池、风池穴马上止痛，即能起坐谈话两小时。方先生叹余针术神妙，乃聘余为该校针灸科教师，直至广州沦陷为止。

### 6. 关节神经痛

【原因】为发作性关节之疼痛，多见于脏躁病者或贫血者，凡精神感动、感冒、外伤、传染病等，都可为其诱因。

【症候】股、膝关节为本病好发部位，疼痛性质，虽甚强烈，向上下放散，但为弛张性，且与病者精神至有关系，苟能移转病者注意方向，则疼痛立可消失。关节皮肤或潮红，对于压迫，亦可现过敏现象。而疼痛强弱，不与压迫重轻相比例，运动因疼痛而受障碍，大多数取展伸位置（炎性关节病，普通取屈曲位），本病如久延勿治，亦可发生肌肉萎缩。

【预后】药物治疗根治不易，针灸治疗，的确断尾。

【治疗经过】视症候之轻重而定，施术三四次，即可治愈。

【治疗】

（1）经穴。

主要经穴：环跳、委中、阳陵泉、风市、阴陵泉、膝眼、尺泽、曲池、肩髃。

（2）治疗技术。医者诊断定病人为股关节神经痛后，令病人直立，刺二委中穴，如刺激力适合，轻症立即止痛。病了数月者，当再令向里侧卧，刺二环跳穴，俱用雀啄术，仍未止痛，则令病人直立，两肩平直，不要一高一低（令一人扶定），两手垂直伏大腿外侧正中，在中指尽处（风市穴），爪切之作标识，取二寸针直刺入，病人立感酸麻直透脚面。至此则股关节神经痛必止矣。一次未能根治，再刺一二次，直至痊愈为止。

如病人为膝关节神经痛，不能起立移动，如可刺入委中穴，则取二寸长毫针，直刺入，使感全膝酸麻，用雀啄术数分钟久，病人即感痛止。休息片刻后，举起病人之膝，在胫骨外侧，由下摩至尽处，有骨斜出者之凹陷中，爪之酸麻处（阳陵泉穴），乃以足顶其脚面，以免伸膝（取阳陵泉穴准此）。取寸半针顺骨刺入，针微向上，则酸麻直透大腿，针微向下则酸麻直透脚面。用雀啄术三五分钟久，疼痛立即停止。再令病人侧卧，内脚踝向上，屈膝如曲尺形，在胫骨内侧由下摩上至有骨斜入，不能再上之陷凹中，爪之酸麻处（阴陵泉穴），乃以针刺入，使感酸麻，亦用雀啄术，至此则膝之关节神经痛必达止痛目的了。如仍未止痛，则举起病人之膝如曲尺形，以足顶住他之脚面，在膝盖骨下内外共二点，此名膝眼穴，用寸半针直刺入，使感酸麻直透脚面，刺此二针后，则膝关节神经痛无论如何剧烈都可制止了。次天如尚未完全痊愈，依上法再刺一二次可也。

如病人为肩关节神经痛，则令病人脱去内外衣正坐，医者左手摩定肩髃穴，右手举起病人之肘，与肩平，看所摩定之处是否在上膊骨之尽处，如是，又感酸麻（取肩髃穴准此）乃用针刺入，使酸麻直透手背，立即止痛。如尚有一处刺痛，即在刺痛处（天应穴）刺一针，如感酸麻，痛便停止了。

如病人为肘关节神经痛，则令病人对坐，伸手案上，医者左手摩定尺泽穴，右手举其前臂，成曲尺形，看所摩定之处，是否在尺桡二骨之间及上膊骨之间许多腱之侧，酸麻否（取尺泽穴准此），如是则直针刺入，使感酸麻，用雀啄术二三分钟，即可止痛。休息片刻后，令病人屈肘，大指摩天突穴，余指扶胸内，肘置案上，下垫诊脉垫，医者在桡骨与上膊骨接驳之罅陷中内之边缘酸麻处（曲池穴），直入针，病人可感酸麻直达手背或肩膊上，疼痛可立止矣。如未根治，再刺一二次可也。

其他关节痛，取该关节左右之经穴，或酸麻能达该关节之经穴，刺一二针，痛处刺一二针，即可治愈。

【治疗原理】针灸家查得其疼的所在，或直接刺激之，或间接刺激之，以疏通疼痛发作之障碍物，修正受伤神经之机能，针一入肉刺到神经，神经即发生变化，而病日轻，或即痊愈。

【治验例】广东佛山福禄路泰昌纸店梁恺孙先生之夫人，患左膝关节神经痛凡二月。日夜剧痛，有如电击，痛至不能食，不能睡，不能移动，吃药敷药功效未见，延某针灸专家施术二次，功效亦等于零。民国二十六年（1937）四月十九日请余往佛山施治，刺了委中一穴后立即止痛，刺了四次后，即获根治焉。病人感激无既，谓一辈子都记得我云。

## （三）炎症性及变性神经变化

### 神经炎

末梢神经之炎症性或变性变化的，曰神经炎。但此时未必并发炎性症候，且炎症变化与变性变化者，于解剖上鉴别盖甚难也。

【症候】急性神经炎，起始急速，且有发热、战栗、脾肿等症，宛如急性传染病，其症候因运动性、知觉性混合而异。大概初期即发刺激症候，其后乃发麻痹，表在性者，神经径路之皮肤潮红，知觉过敏，其神经成索状突起，可自皮肤上触知。知觉神经炎，初期呈知觉过敏及知觉异常，即冷感、蚁走感、辛辣感、灼热感、强直感，其疼痛如剧甚似神经痛，为持续性放散于外方，按之其疼痛剧增，渐次知觉减退，至于消失。或以神经中枢端被刺激，而麻痹部常起疼痛（疼痛性知觉消失）。运动神经炎则所属筋肉始发痉挛及强直，继以萎缩及运动麻痹，筋肉瘦削，呈电气变性反应，压之则疼痛，有时发生痉挛性麻痹，然大抵运动性刺激症候暂时持续，知觉性刺激症候则持久而顽固也。患侧之腱反射及皮肤反射，初期亢进，继乃消失。麻痹既久，则发筋肉短缩，及肢节之畸形。混合性神经炎，于运动知觉障碍外，常并发营养障碍。血管运动障碍症，如皮肤苍白或紫蓝色，厥冷多汗，浮肿，表皮肥厚或剥脱，爪甲变坏，毛发增殖，匐行疹，天泡疮，疖疮，关节肿胀等是。膀胱及肠无变化。

多发性神经炎，或呈独立性传染病之状，而见流行。其原因亦为感冒（为本病重要之诱因）、外伤（即仅微之外伤，如乘车马于凹凸不平之地上，亦发本病）及中毒等。急性症与急性传染病相似，始以恶寒发热（四十摄氏度以上）、脾肿，继发麻痹，麻痹常始自下肢之神经，蔓延于上肢或脑神经。迷走、副神经麻痹，则脉搏频数，咽下困难。视神经麻痹则突然失明。故本症宜与急性上行性脊髓麻痹区别。其他有血管运动障碍、营养障碍，或发重症，谵妄昏睡而死。但膀胱、直肠绝无变化。慢性症无热候，麻痹症状发生亦缓徐，数日数月之后，渐渐上行，故宜与慢性脊髓前角炎区别。若麻痹持久，则筋肉短缩，膝关节成畸形。

【预后】针灸治疗，预后佳良。

【治疗经过】视症候之轻重而定，施术十余次，总可治愈。

【治疗】

（1）经穴。

主要经穴：委中、环跳、阳陵泉、肩髃、曲池、合谷、大椎、炎症上下之经穴。

（2）治疗技术。医者诊断定病人为神经炎后，先考其惯发之地点与现发之地点。先在能通患部之经穴上刺针，用雀啄术数分钟久，以制止疼痛，而消炎肿。如有发热则禁用艾灸。倘无发热，而皮肤苍白、紫蓝及厥冷等则先试灸数壮，观其反应如何。如灸治适应，则加灸数壮可也。

迨疼痛、肿胀、发热等症候已减轻时，则加刺环跳、委中、阳陵泉、肩髃、曲池、合谷、大椎等穴，疏通其经络，使不致再发，一次不足，十次八次，亦不嫌多。

对于本病以安静患部为最紧要。且须戒酒，或日渐减量。

【治疗原理】兹在通该神经之经穴上针刺之，用雀啄术二三分钟久，神经一而再受震动，充血、疼痛自可消散。再在通全手脚之肩髃、曲池、合谷、环跳、阳陵泉、委中、大椎等穴刺激之，使脊髓神经、交感神经均受刺激而疏通其障碍，减低其症候，病之获愈，自在意中。

【治验例】广州万福路广荣居酒行陈子南先生，每逢春夏之间，手脚必发生肿胀如鸡蛋大结节，沿神经路疼痛非常，移动不能，知觉异常，热不可近，凡十余年久。经各种疗法未见根治，其父亲因此病致死云。民国二十三年（1934）三月二十八日陈君踵门求治，余为刺肿痛左右之经穴凡七次，立见痛止肿消，而获根治焉。

## 五、血管神经疾患

### 1. 偏头痛

【定义】此系一种阵发性病，其特殊性状为剧烈之头痛，常系一侧性，且多与视觉紊乱相伴。

或谓此病90%属遗传性。妇女及易患神经性病家族之人最常患之。此病大多数在少年时即发端。甚或有在幼稚时已患之者，许多情事皆能激之使发作，例如各种感情过甚、精神或身体过劳、消化受扰、食若干特别之物皆是也。其阵发的特征，系最昭著之情状，或在每星期之同一日发显，或在每十四日或一月内之同一日发显。头痛之属偏头痛类者，或与慢性肾炎相伴，而显数年之久，且其发作或与脑底生瘤，或脑底之他种损害有关系。

【症候】此病之有前驱症者颇多，而病者能预知病之将发，此等前驱症有甚奇特者，而尤以与视觉相关者为然。有幻见怪物如鼠或犬或他兽类等者，有患暂时性偏盲或暗点者。有患侧之瞳孔显痉挛动作而轮替舒缩（名虹膜痉搐）者。其视觉之扰乱常仅系视物不清，或见光球显于目前，或见光线往复不断，或见有大光一片（有时此光片内有极华美之彩色），其四周参差不齐等等。他种感觉之紊乱罕见，然舌或面间或手有麻刺感觉及微刺痛感觉。患侧之肌显痉挛者，则尤为少见。此外更或显暂时性无语言能尚时发时歇，若干病人显昭著之精神紊乱，或为懆动，或为昏乱或为重忧郁，眩晕者亦有之。此前驱征显后，不久头痛即发端。此痛属加增性及扩张性。初起于局部之一小点，此点大约恒常于额颞或眼球诸部。痛之特性常系尖利钻刺之类。继则痛渐延阔，而布满头一侧之全部，有时或延至颈，间或延至臂，亦间有头之两侧俱受累者。恶心及呕吐系常见之症状，若头痛发作在胃饱之际，则呕吐后痛每减轻。血管运动症状或亦呈显，例如面色发白，或两侧之面色甚不相同是，后则因血管舒张之势力而患侧之面之耳变赤色。脉搏或迟缓，患侧之颞动脉或坚而硬，而与动脉硬化之情状相同。他病之能破坏人生之健康如是之甚者甚少。当发作之际，病者甚或不能抬头离枕，微响或微光，皆能致痛之加增。

发作之久暂，大有等差，较重之类，至少使病者三日不能理事。其他则在一日之内或即退去，或于数年之中屡屡再发。若有昭著之遗传性或终身不愈。女子在经绝期之后不复发作者颇多，男子则多在五十岁以后止息。

【预后】针灸治疗，快愈而且根治。

【治疗经过】视症候之轻重而定，施术三五次，即可治愈。

【治疗】

（1）经穴。

主要经穴：合谷、列缺、风池、太阳、头维。

（2）治疗技术。医者诊断定病人为偏头痛后，令病人对坐，伸手（患边）于案上（如可止痛，他手之合谷、列缺穴可不刺针）。医者左手大指甲切第一掌骨与第二掌骨之间合缝处酸麻处（合谷穴），余指按实病人之手，使不动摇，消毒后用寸半针向上刺入，使感酸麻。用雀啄术三五分钟久，继令病人桡骨在上尺骨在下，掌向侧，医者大指甲切桡骨内侧，腕骨上一寸五分酸麻处（列缺穴），余指扶其前臂，不使移动，取寸半针近桡骨边血管旁，直下针，使感酸麻，用雀啄术数分钟久，病人可立感痛止。如病初起，即获根治矣。

倘病人患病久，仍未止痛，则令病人端坐，头靠墙壁，耳边向外，医者在眉梢之外约一寸五分之处（太阳穴）用左手大指甲强切之，如见陷凹窠，病人感酸麻者，乃以一寸针直刺入，病人感酸麻疼痛即止，仍未止，加灸三壮可也。

又久年之病人止痛后，欲其根治，病人又可多受针，休息片刻后，令病人端坐，低头，医者左手之中指掐风府穴，大指在风府穴旁约一寸处（风池穴）用手指甲强切之，取寸半针，斜向中间刺入，如感酸麻直透头顶或鼻中乃用雀啄术。再令病人端坐，头靠墙上，面向外，医者左手大指甲在额角入发际二三分处（头维穴）强切之，如感酸麻，余指扶定病人之头直针刺入一分，如感酸麻直达后头，用置针术二三分钟久，则偏头痛病可获痊愈了。倘次天仍发作，再治一二次，直至痊愈为止。

万一遇顽固病者，针灸上列经穴，仍未止痛，医者须令病人仰卧，屈其膝，大踝向上，医者左手将五趾屈曲，在足大趾根膨隆部，对入足心陷凹中（涌泉穴）以大指甲强切之，余指扶定脚趾。以针刺入，使感酸麻，用雀啄术。术后，再灸数壮，则无论患病多久，都可止痛了。

发作时首须安静，居室务以阴暗幽静为宜。于营养亦须注意。食物虽以植物性食饵与牛乳为最相宜，然混合性食饵，亦自可用。若夫饮食之须有节制，大便之必须通顺，酗酒荒淫之必须谨避，无待烦言。

【治验例】广东惠阳县北门五七号谭榆彬先生，患偏头痛凡五阅月，每晚上痛至不能安眠，在惠州请许多医生治疗未见功效，来省治疗一月亦未见效。民国二十四年（1935）一月十日特请余针治，经余刺合谷、列缺二穴后，立即止痛，快慰非常。三月十日谭光烈先生对我说，榆彬先生的偏头痛病已获根治，并送来横额一方，内题"越人复生"四字，以留纪念云。

2. 肢端知觉异状症

本病多发于中年，女子尤多，大抵以手足冷却、湿润（洗濯妇）及手之过劳（裁缝纺织妇）等诱发。

【症候】四肢之尖端，尤以手及指端生知觉异状，即有瘙痒，或蚁走，或灼热，或如刺，或如啮之感觉，此知觉异状，不断之持续，尤以夜间及拂晓为烈，昼间渐渐缓解。检其患部，非厥冷即灼热，潮红。

【预后】药物治疗，根治不易。针灸治疗，预后佳良。

【治疗经过】施术二三次，即可根治。

【治疗】

（1）经穴。

主要经穴：大陵、合谷、中渚、支沟。

（2）治疗技术。医者诊断定病人为本病后，令病人伸手案上，掌向上，下垫以棉垫。医者左手大指按桡骨与尺骨尽处之间，腕关节之前关节部（大陵穴），右手拿其手试举上，知左手所按之处，在关节部两大骨尽处之间，病人又感酸麻，乃直入针，如刺对神经，中指感觉酸麻，其次五指均感酸麻，则痛感、热感极易消散。再刺合谷穴以病人感觉酸麻，直透大、食二指为效。休息片刻，令病人握拳，屈指，掌向下，医者在第五掌骨与第四掌骨指骨端起四五分处（中渚穴）静脉之旁，直入针，如酸麻通上前臂，针尖须拔出些微斜指边，则酸麻可直透无名指、小指，用雀啄术三五分钟久。再令病人置手案上，掌向下，在腕后由尺骨尽处起量上三寸，前臂之正中，尺桡二骨之间（支沟穴），医者左手之大指甲强切之，直入针。病人可感酸麻直透手上，用雀啄术三二分钟久。至此，手法便算完毕（没有病的手可不用刺针）。

次天如只愈了五六成，须依法再治一二次，即加灸治，亦无不可。

【治疗原理】兹因知觉神经之一种兴奋状态，而有肢端痛痒、蚁走、灼热、刺冷等感觉，兹刺大陵、支沟、合谷、中渚四穴，刺至酸麻通上达下能制止其兴奋，疏通其障碍，针针都达病灶，灸治更加直接，经一二次的手法，知觉变常之获恢复原状，自是意中事也。

【治验例】广州芳草街十二号胡太太，常觉手指及足趾有时冷有时热，有时麻痹有时疼痛，同时一个手指、脚趾冷热麻痛全异。吃药敷药未见有效。民国二十四年（1935）二月二十八日蒙黄映楼先生介绍，特请余往治，为之刺大陵、支沟、合谷、中渚四穴，针后数天，黄映楼先生来所报告，谓胡太太之肢端知觉异状病，经获治愈云。

## 六、神经系官能疾患

### 1. 癫痫/羊痫

【症候】各症完备者，曰重症癫痫，突然发作，或现前驱症，有时精神身体过劳、酒精滥用、房事过度为诱因。

第一期前驱期，有远隔性与直达性之别。远隔性者，于发作数日前，有头重、头痛、神思不安易兴奋、身体违和、健忘、痴钝等症。直达性者，名癫痫前兆，于发作前数秒钟见之。约分五种：

（1）知觉性前兆。于身体之一定部位，有知觉异常，如瘙痒、寒冷、心窝苦闷、腹部膨满、嗳气、腹鸣、生殖器异常等感觉。

（2）感觉性前兆。五官有异常感觉，如眼花闪发、幻视幻听、味觉嗅觉异常。

（3）精神性前兆。精神异常往往昏朦错乱，兴奋狂暴，而有犯罪之行为，发作终了后，每不能记忆其前状，是名癫痫前期狂。

（4）血管运动性前兆。如血管痉挛、皮肤苍白厥冷或潮红有温感。

（5）运动性前兆。筋肉痉挛或麻痹，每于同一肢部起始顺次波及于他部，前兆发现时，可以一定方法，抑止其癫痫发作。如于四肢发前兆，即紧缚其四肢，胃发前兆，则顿服食盐，但以人工抑制其发作，其后却有不快之感。

第二期癫痫发作，于前兆后，或突然失神、卒倒、大声号叫（是因呼吸肌强直性痉挛所致），感觉亡失，完全人事不省，病人不择地而癫倒，受剧甚之火伤外伤，亦不自知。发作之始，皮肤苍白，全身肌肉起强直性痉挛，头部向后部牵引。眼睑开张而固定，眼珠直视，颜面肌肉紧张，牙关紧急，因呼吸痉挛而呼吸静止，如此持续十数秒间，遂发间代性痉挛，全身肌肉伸展运动，头痛动摇，颜面歪斜。因咽喉、舌腭之痉挛，唾液不能咽下，故口吐泡沫，或因舌之咬伤而吐血沫。瞳孔初缩小，后乃散大，反应消失。呼吸不正，或结滞，或鼾声雷鸣。体温有时上升，脉搏增加，全身发汗，或有大小便失禁、遗精等症。若颈部筋肉痉挛强度时阻碍颈静脉之血流，则外颈静脉呈青色指头大之索状物，或以郁血故而皮下之结膜呈溢血状。此痉挛持续数秒至五分间，病人渐渐醒觉。

第三期癫痫后期，痉挛既终，发嗳气，长太息而熟睡，半时间或数时间醒后，觉心神爽快，遗留头重头痛、倦怠、心神不安者有之。或兴奋易怒，视力障碍，麻痹失语，其甚者精神障碍，为无意识之暴行，放火毁物，自杀杀人，是名癫痫后状态。然其后，病人神志完全恢复时，于前事毫不记忆。癫痫发作后，尿中或含蛋白或精液，磷酸排泄增加，或续发多尿症、糖尿症。癫痫发作，无昼夜之别，然有仅于日中发作者，曰昼间癫痫，仅于夜间发作者曰夜间癫痫。顽固不易治。发作回数不定，或一日数回，或一年二三回，或一发作未终，即继以第二发作，是名持续的癫痫。此症颇为危险，每以体温升腾至四十二摄氏度，因中枢神经障碍衰弱而死。罹病既久，往往呈身体精神之变化，如颜面痴钝样、耳垂变形、头骨歪斜、精神机能减退、思考力记忆力薄弱，成著明之精神病。

上述完全发作外，又有异型者数种：

不全发作。神识消失，其痉挛或为强直性，或为间代性。

顿挫性发作。病人突然面貌苍白，数秒间神识亡失，闭眼昏朦，若当写字步行等运动之际，则猝然停止运动，唯痉挛多缺如，或神识不消失而发痉挛，渐呈深息或欠伸，而神识回复，继续运动，但发作时之症状不自觉，故此症又名虚神。或以眩晕为前驱，身体凭几椅上，略呈神识消失，是名癫痫性晕眩。此种发作，一日数回，终身不增减其度，或渐渐加剧，而成重症癫痫。

类似癫痫症，其形状各异，故不易诊断，或呈精神障碍，发生妄想及谵妄症，而为罪恶行为，于醒觉后绝不知已往之事，或突然远航外国，达其目的地，始醒觉，或运动机变调，绕室疾走，终不自知。或现发作性偏侧知觉亡失、神经痛、震颤、过度发汗等症。

【预后】当发作之际，罕有死者，唯发作时跌落水中，或正在进食之际发作，则每致殒命。间或其发作自愈，例如随小儿出牙或患热病而起之惊厥所成癫痫是也。发作甚频而有昭著之精神受扰者，系不佳之兆。男子患之者较女子结局佳。针灸治疗，可以治愈。

【治疗经过】视症候之轻重，患病之久暂而定，施术二十次左右，总可治愈。

【治疗】

（1）经穴。

主要经穴：神门、后溪、间使、中脘、涌泉、百会、鬼哭。

次要经穴：鸠尾、大陵、水沟、神庭、照海。

（2）治疗技术。第一法，病发作时病者之家人如请往治疗，医者到时如仍旧发作，不省人事，医者当使病人二大指左右合并，以绳缚固，使不能移动，缚完，再使二大趾合并，亦以绳缚固，使不能移动，然后以大指大艾绒放在二大指之指甲与甲后肉上之间，二大趾亦然。不用姜垫，趾与指处同时着火，待一炷已烧完，再灸第二炷、第三炷，不过七炷，以病人醒觉为度。此名灸鬼哭穴，十九可即获醒觉。

万一仍未醒觉，则以姜片垫中脘穴，灸十三四炷或灸涌泉穴五六炷，灸时须有一助手帮捻艾绒，俾一炷熄火后，有燃着之艾绒接续，收效方大，倘火力不继续，不易觉醒也。醒觉后数天照第二法施治。

第二法，如病人于间歇期来治，当刺大陵、神门、后溪、间使、照海、水沟穴，灸鸠尾、百会、神庭穴各五壮。如发觉病人腹部有跳动，则加刺中脘穴，又灸五六壮。隔一日来治一次，至病人面色红润，不感惊悸，无病的发作为止。

第三法，灸肺俞、脾俞、间使穴，针后溪、神门、昆仑、照海穴，三日一治，连治二月，亦可治愈。

有遗传素因者，宜避结婚，因生殖器兴奋，有害于本病，且遗传于小儿也。罹本病者，宜禁止授乳于小儿，以防蔓延。一般卫生法亦为本病治疗之要者。避茶、酒、咖啡等刺激性饮料，暴饮暴食，便秘，吸烟及身体过劳。职业之选择宜注意，以防发作时有外伤之虞。

【治验例】广州长堤四海保险公司丘超君，于民国二十三年（1934）十二月起患癫痫病。发作时猝然仆倒，瘛疭抽搐，口吐涎沫，不省人事，半小时后方醒。以是病发作无时妨碍职业，于民国二十四年（1935）八月十五日乃踵门求治。经余针灸数次后久未见到。翌年九月丘超君介绍丘瑞琼女士来治瘰疬，丘女士对余说，丘超君介绍她来治瘰疬，丘超君说先生医病真神效，他的癫痫病蒙先生针灸治愈云云。

### 2. 癫

本病因遗传、过劳、恐怖、嗜酒、情志抑郁、所希不遂而起。

【症候】或笑或歌，或悲或泣，语言颠倒，秽洁不知，精神恍惚，如醉如痴，不食不卧，父母妻子皆不认识，体面不知，羞辱不耻。

【预后】本病为比较难医的病之一种。病初起时极易治愈，久年之顽固病，如能够捉得刺针，亦能根治。

【治疗经过】视症候之轻重，患病之原因，能否刺对经穴而定。大抵初起者施术十次内外，即获治愈。久年之顽固病，则须刺二十次内外，方获根治。

【治疗】

（1）经穴。

主要经穴：水沟、少商、隐白、大陵、申脉、风府、颊车、承浆、劳宫、上星、曲池、间使、后溪、神门、百会。

（2）治疗技术。治疗癫者须有孔武有力者三四人捉住病者，以免针刺感痛时，癫性大发，咬人打人。俱用一寸针，或寸半针，长针难用。先刺水沟穴，此穴如能刺对，治神经错乱，眼之所见、耳之所闻之幻觉最灵，继刺少商、隐白、大陵、申脉、风府、颊车、承浆、劳宫、上星、曲池、间使、后溪、神门等穴，俱用雀啄术。又本病只用针，可不用灸治。

病人食物宜选富有养分而易于消化者予之。精神慰安，甚为重要，凡事俱要将就之，若反驳之、揶揄之，非特不能使病人自省领悟，反促使病势加剧也。

【治疗原理】脑因某种原因而致错乱，失其常性，兹刺水沟、少商、隐白等穴俱感剧痛，反射入脑，则其脑中之凌乱，可因刺激而渐次解除，以每次均刺十余针，每针都能发生制止作用，刺激久之，症候日轻，而病获愈矣。

【治验例】九龙培道女子中学国文主任刘公铎先生之外父徐安先生，住广州沙河圩，患本病数月。缘因担保某人（有酒癖）受人无理恐吓，一时精神剧变，致常不食不睡，日夜频呼冤枉救命不已。经不少名医诊疗，病仍如故。刘先生以患右肩膊痛两年之久，经余刺了两针而获根治，特来研究针灸，知针灸擅医是病，乃于民国二十六年（1937）二月十六日介绍徐君来治，到时频呼冤枉救命不已。经余施术五次后，每日可安睡，举动亦如常人，嗣因欠人陪伴来治，改由刘先生往沙河施治数次，据刘先生称，徐先生之病，经获根治云。

**附：狂病的治疗法**

发狂亦为精神病之一：喜怒无常，自尊自大，登高而歌，弃衣而走，逾墙上屋，持刀杀人。治疗法，与治癫人同。如狂者全身发热，则加刺曲池、大椎、涌泉、悬钟穴可也。如无发热，可灸百会穴三壮。


3. 癫痫性痴呆

通常所谓癫痫者，乃并无何等诱因，亦无外界的刺激，病人突然昏倒，发生全身痉挛（初为强直性，继为间代性）并呈意识丧失之状态，经过数分至数十分时，醒觉后非常倦怠，而再思睡眠之一种疾患也。本症之90%呈精神异常，终陷于痴呆状态。

【症候】癫痫发作概有前驱症，即睡眠不安、每有噩梦、五官感觉过敏、头部胸部有压感，或有头内昏愦、头重头痛、心悸亢进、苦闷不快、愤怒执拗等异常状态。有此前驱症后忽大声呼唤，随即昏倒，而陷于无意识之状态，并发全身痉挛。上述之状况，称之曰癫痫发作。发作之时间约为数分时，病人醒觉后仍入睡乡。此种发作频繁者曰癫痫发作频发症。仅有前兆，而痉挛发作被制止者，曰顿挫发作。前兆之后发现一时性精神障碍，以代痉挛发作者，曰神经性癫痫代理症。其意识溷浊，呈半睡半醒之精神状态者，曰朦胧状态。又突然由睡眠中醒觉，于无意识中为有秩序之奇异言行，数分时后又睡卧席上，至翌朝晨醒觉时，对于前夜之事完全不能记忆者，曰夜中游行症。以上各症之发作反复发生，则呈癫痫症痴钝，或精神衰弱症。详言之，即呈记忆减退、领悟不良、观念贫弱、谈话冗长、工作绵密、殷勤异常、判断减弱、追踪妄想、宗教妄想、感情呈转换性愤怒性，或消魂大悦、顽固执拗、幻听幻视及徘徊流浪等症状是也。

【经过】病人之五分之四，发病于二十岁以前，年龄渐长则渐少，病人多数发生精神障碍，故其经过颇长。

【预后】针灸治疗，预后佳良。

【治疗经过】视症候之轻重而定，施术十余二十次，当可治愈。

【治疗】

（1）经穴。

主要经穴：神门、间使、大陵、中脘、水沟、少商、涌泉。

（2）治疗技术。医者诊断定病人为癫痫性痴呆后，令人扶定病人，叫病人伸手案上，先刺神门穴，此穴刺痴呆病最有效也。刺毕继刺大陵、间使二穴，俱用雀啄术凡三四分钟久。休息片刻后，令病人仰卧，先取中脘穴（饭后不可针，吃饭后二小时度方可刺针）。医者先摩病人胸骨下之剑突骨，如无剑突骨，则以厚纸量胸骨尽之下端至脐心止折断，折为九寸（如有剑突，则折为八寸），在脐上四寸处（中脘穴），又在身之正中，取最幼之毫针，直入针，刺至酸麻，乃用雀啄术，再灸数壮，然后刺涌泉穴，第一日手法便算完毕。刺毕感疲倦，安然入睡，不要叫醒他。

次天，酌量施治，或照旧施治，或加刺水沟穴，加灸百会、神庭二穴，二次未愈，继续施治，直至痊愈。

绝对禁止酒精饮料，使从事于有规则之野外工作。

【治验例】广东江门嘉南七号杨福田君，十七岁，前因邻居捉贼，惊慌过度，变为痴呆病。常十一二日不吃饭，不睡眠，不说话，两眼固定，不上下左右视。久之记忆力减退，注意力衰败，读书不解意义，计数完全错误。经数十名医治疗，病未见愈。民国二十二年（1933）九月十一日余医所方开设，承东石教会女传道吕蔚义小姐介绍来治，则见其两眼固定，问之不答，傻仔一个。余为之刺神门、大陵、间使、中脘穴一次后，翌日来治会问早安、吃饭未。续治三次，诸症如扫，乃回江门静养数月。民国二十三年（1934）春即入学校肄业，与常儿一般云。

### 4. 神经衰弱

【定义】此系神经系统之一种虚弱，或衰竭而致许多精神的及身体的薄弱之病况。

【症候】或突然发生，或渐渐发生，而日增进，有时以一二脏器之神经症候为主征，粗忽检查，或误为局部脏器之疾患。脑之官能障碍，为本病必发症，病人过敏，易兴奋且易疲倦，头内朦胧，头内搏动，头重，头痛，晕眩，思考力减退，读书不解意，此等症候，于精神使用时为剧甚。渐渐心绪紊乱，健忘易怒，或悲哀忧郁，不能从事于精神事业。睡眠障碍殊甚，就寝后不易熟睡，或持续甚短，常见不安之幻梦，盖内部之不安及焦心苦虑为睡眠障碍之原因，其甚者呈强迫观念及恐怖状态，屡发无益之质问，或诸事怀疑，或发恐怖症，于旷野则恐，见河流则恐，或于闭室、与众人聚集、于夜间孤独时则恐，遂使精神兴奋不安，陷于忧郁性质，其甚者移行于神经衰弱性癫狂。

五官器障碍，听官为甚，耳鸣或重听，视官则有眼火闪发，视力减弱，读书之时，容易疲劳（神经性眼睛疲劳），或发飞蚊症。运动机障碍，筋肉易疲劳，腱反射多亢进，肌肉及神经之器械兴奋性亦强盛，然麻痹及肌力变化，肌肉强硬症则缺如。知觉机障碍中，以头痛背痛，及各种疼痛为常见，病人于脊柱全部或一局部有疼痛感觉（但无著明之压点），此名脊髓过敏症。或于骶骨处有灼热感，身体周围有带状感，若并发四肢知觉异常、膀胱生殖器机能之神经的障碍，则使病人恐怖，疑脊髓痨或重笃之脊髓疾患。血管运动及分泌障碍则稀有，颜面潮红或苍白，或交互逐发，刺激其皮肤，则赤色经时不散。易发汗，平时为甚，胃液分泌过多，尿亦增量，稀薄透明而比重低，或发尿意频数、含磷酸盐多量，胃肠之症候较多，善饥或食欲缺乏，对于食物，有不快之感，呈神经性消化不良症，胃部膨满，或发胃痛，嗳气，胃部蠕动不安，盐酸增多，分泌过多症，肠机能亦障碍，便通不整，下痢，便秘，腹鸣，鼓肠，时呈膜样肠炎之症候。

心脏症候，为心悸亢进，心动疾速或缓慢不正，心窝苦闷，或疼痛，而发狭心症（心脏性神经衰弱症）。呼吸器障碍，多见于喉，有咳嗽、刺激、瘙痒及疼痛之感，或呈喘息性发作及痉挛性失声症。本病多缘于手淫及房事过度，故生殖器障碍为多，色欲亢进或减退，遗精，阳痿早泄或摄护腺（前列腺）漏（生殖器神经衰弱症），全身营养多无障碍，或因消化不良及不眠症而衰弱。

【预后】于生命无危险，然为顽固之疾病，全治者颇少。盖疾病初期，能身安静，守卫生法，则见轻快或治愈，未几生活状态复其故常，则病亦发。针灸治疗，预后佳良。

【治疗经过】视症候之轻重而定，大抵初病者施治十余次可以治愈，症重者须施术三十次以上方能痊愈。

【治疗】

（1）经穴。

主要经穴：合谷、列缺、风池、神门、足三里、神庭、百会。

（2）治疗技术。第一法，医者诊断定病人为神经衰弱后，先在合谷、列缺二穴刺针，用雀啄术三四分钟久。如针一刺入即感极酸者，用雀啄术不可太剧烈，太剧烈必致晕针。针刺对神经后，只感少许酸麻者，可久用雀啄术，刺激力要大些，方易收效。休息片刻后，令病人置手案上，掌向上，医者之左手按其手腕部，尺骨尽处，与豆骨之关节部，爪掐之，看否酸麻（神门穴），右手持其掌向上举，看所按之处是否关节部，如是关节部，则取寸半针直刺入，刺对神经时，则酸麻直达尾指，乃拔出针少许，转针尖微斜上，则酸麻直透肩膊，用雀啄术三四分钟久，再刺风池穴，亦用雀啄术。略事休息，乃取矮凳，叫病人踏上，屈膝如曲尺形，医者在胫骨之一半处，由胫骨外边索上，至骨尽处骨斜出之陷凹部，顺胫骨边量下三寸（取足三里穴准此），用爪甲强切之，如感酸麻，乃取寸半针，沿骨边下针，刺对神经时酸麻多直透脚面。乃拔出针少许，转针尖向上，刺对神经时则酸麻直入腹部、胃部，亦用雀啄术三五分钟久。再切姜片灸神庭、百会穴各五六壮，第一次手法，便算完毕。

次天依法施治，病人必渐觉头脑比较清醒，胃口亦开，施术二三十次后，神经衰弱病必获治愈。

第二法，灸肝俞、脾俞、肾俞、身柱、上髎、中脘、足三里、命门等穴，隔一日灸一次，施术三四十次，病亦能愈云。

病者当禁用有害之嗜好品，及刺激神经之食物（烟、酒、茶、咖啡），宜身心安静，适当运动，使神经强固。

【治疗原理】神经衰弱为神经系统之疲劳性增进的病，用药治疗，因无特效药，故难痊愈。因此西医以精神疗法为要，原因疗法次之。兹刺合谷、列缺、风池、神门四穴，每针都刺对神经，刺激久之，感觉日渐灵敏，脑筋因而健全，刺足三里二穴可强壮病人之胃脏，使消化力、吸收力增进，营养上日渐佳良。灸神庭、百会直接影响入脑，可旺盛其血行，排除疲劳物质。日积月累，病人便由衰弱而渐健全了。

【治验例】香港梁仁海先生，结婚八年生八儿女，以夫人体弱，子女管教不易，乃请九龙医院医生把输卵管割除，停止再生育。下麻药后，不胜药力昏死过去，旋用氧气救回，再下麻药又昏死过去，用氧气救回后再下麻药，此次得达目的，把输卵管割断了，但神经因而衰弱甚。全身各组织俱失了固有机能，成了废人。梁仁海旋来学针灸，乃带她来所治疗。施术十余次愈了七八成。以离家有种种不便，梁君又见余施术十余次，学会了治本病，乃由梁君继续疗治，又十余次。说也奇怪，衰弱之神经竟完全回复过来。其夫人竟可研究余之科学针灸，达到成功之目的。盖迁居澳门时先生在港，她竟能用针灸治愈其子女之霍乱病与赤痢病焉。

### 5. 震颤麻痹（帕金森病）

【症候】震颤与强痉二症，为本病固有之要征。

震颤初起时多只限于右手，后可波及四肢、躯干以迄全身，最著者为手指，除入睡外，常有数钱或搓丸运动。

肌肉强痉与前述症候并现，或先发生，亦有只发此症而始终不发前症者，故肌肉强痉视震颤为尤要。

以全身随意肌均可发此强痉，故于姿势、动作、容貌三者，有著明影响，屈曲姿势最所习见，不唯头首，躯干均向前屈，其上下肢亦可于肘膝屈曲，故姿势颇为特异。动作缓慢亦所必发。以有运动缓慢、调节障碍等关系，故步行状态亦颇奇特。初启步时虽不显著，而欲免于倾仆，数步后，常可见急速细小步调，苟不加以扶持，势盖难于自止。设从病者背后加以轻推，则是种步调便可立现。反之，如由前方或侧方加以轻推，则病者以欲免于倾跌，自亦不得不向后方或对侧急进。是种肌肉强痉之现于颜面者为表情缺乏，瞬目稀少，视线呆木（由球外眼肌之强痉引起）等症。余如言语障碍，自亦由舌唇肌颊肌之强痉发生。

他若潮红、灼热、流泪、流涎、流汗、胃液分泌过多、皮肤知觉异常、血管运动性浮肿、绀紫、油脸（皮脂分泌过多）等血管运动障碍，或分泌障碍，时亦发生。

【预后】针灸治疗，若起病只数月，可以治愈。年老者，病了八九年者，治愈不易。

【治疗】

（1）经穴。

主要经穴：合谷、少海、阴市、大陵、肩髃。

次要经穴：曲池、曲泽、尺泽。

（2）治疗技术。病初起不久，如来医治（日子久且年老者，医治不易，不当施术），医者令病人屈肘向头，掌向上，肘置案上，医者左手大指爪切肘之内、去肘端五六分酸麻处（少海穴），消毒后，取一寸针直刺入，如刺对神经，酸麻直达尾指，乃用雀啄术凡四五分钟久（只针患病一边，下同）。继刺合谷、大陵、曲池、尺泽穴，俱用雀啄术。休息片刻后，令病人伸肘案上，掌向下，医者左手按其尺骨之上端，与上膊骨之关节部内侧端酸麻处（曲泽穴），右手持其手举向上，如左手按处确为关节部，乃取寸半针直刺入，因非欲放血（放血则刺静脉），故勿刺着静脉，刺对神经后酸麻直透尾指，乃用雀啄术三二分钟久。继令病人脚踏矮凳上，把裤拉到膝上五六寸，医者左手摩其膝盖骨之边缘，在其中线直上三寸，作一标记，再把膝外侧之一半分为两份，在其外半之正中又齐三寸处（阴市穴），以爪强切之，取寸半针，直入针，刺对神经时酸麻直达脚面。再刺肩髃穴，第一日手法便算完毕。

次天如未见有效，除依上述方法治疗外，加灸神庭、百会二穴，如手脚全身都震颤，则环跳、阳陵泉、风市、委中、太溪、昆仑、三阴交、悬钟、太冲等穴亦应施治。病人如耐求治，有望治愈也。

【治验例】广州长寿西路二一三号陈黄氏于民国二十四年（1935）五月起，忽感动作之迟缓及僵硬，行动难而费力。右手除入睡外，常震颤非常，有数钱或搓丸运动，饮茶吃饭不得已改用左手，吃药甚多，全不见效。是年七月二日承现任九龙弥敦道神召会福音堂女传道田淑媛先生介绍来治，余为之刺少海、阴市二次，肌肉便不见僵硬，行路便有力，右手便稳定如常人，病即霍然。余又多一种打破世界治疗纪录之治绩矣。

# 第五节 妇 科 病

## 一、月经病

### 1. 无月经/闭经

自破瓜期至闭经期之间，即应见月经之时期而无月经者，称为无月经。但妊娠及授乳期之无月经，为生理的现象，不算入此中。

【症候】由原因而异，月经应至之时间而无月经，仅于局部或一般呈月经状者有之。或有全无症状者，或身体他部，其中由鼻、胃、肠、肺等周期出血，以代偿月经者有之，此名代偿月经。

【预后】新医关于原因，能除去原因者良，否则治愈困难。针灸治疗，预后佳良。

【治疗经过】视患病之多久而定，大抵施术十次，即可治愈。

【治疗】

（1）经穴。

主要经穴：三阴交、阴陵泉、血海、肾俞、中极、关元、内庭。

次要经穴：气海、合谷。

（2）治疗技术。本病以三阴交、内庭、血海、中极、阴陵泉、关元为主要穴。据余治疗经验，仅针三阴交、血海、内庭、合谷、肾俞，都可把病治愈，唯针治时须针到病者极感酸麻，如触电般，通上达下，且刺激时间每穴宜四五分钟久，方能收效也。

**【治疗原理】**用针刺激肾俞、三阴交、血海、内庭、关元、中极等穴，刺激力直接或间接影响到子宫、卵巢，子宫、卵巢受数次针之刺激，排除种种障碍，恢复其机能，月经即如期分泌也。

**【治验例】**广州维新横路定安里一号二楼钟翼云师母患闭经病凡五阅月，吃闭经药及请吕纯阳扶乩开单亦不见效。民国二十三年（1934）十一月二十日，请余施治，为之针三阴交、内庭、阴陵泉、血海四穴，只针治两次，四天后经期即来，自后按月来潮云。

**附：子宫萎缩的治疗法**

生殖器机能停止之时期即更年期（闭经期）。四十岁以后，而无月经，停止行经，生理正常之现象也。唯在行经期间，而无月经，及不能受孕，即是子宫萎缩，俗称提前收经，其治疗法与治闭经同。余曾用此法治愈广州赞育产科学校学生陈淑贞女士，盖陈女士二十岁前曾产一女，二十岁至三十岁即停止行经，也不受孕，经该校教师断定是患本病而用尽方法不生效力者。余为之针灸八次，病即霍然。陈女士感针灸神效，乃加入面授班，研究针灸治疗，现已治愈无数疾病也。

## 2. 月经过多

月经过多者，经血量过多之谓。月经之反复或为正调，或近于正调，唯出血过量之谓。若失其周期性或无间歇者，均非月经过多，此名子宫出血。月经过多之经血量增加，有由于月经持续过长者，或持续日数，虽亦普通，而其间出血过甚者亦有之，或又有因月经周期过短，频回反复而致过多者。

**【症候】**月经过多者，月经多量剧甚，起超越之常量、有害健康之症也。寻常月经之量，依各个人而不一定，但其标准，个人自己可以判然而得。若在月经期中，来多量之出血，或忽然中止，忽越出常规，荏苒持续者多多之日数，或月经频频而来，月月数回，致影响全身而起贫血，发白带，知觉过敏，于是而发头痛，高度之贫血，而老妇常起恶液质焉。

**【预后】**针灸治疗，预后佳良。

**【治疗经过】**施术三五次，即可根治。

**【治疗】**

（1）经穴。

主要经穴：大都、三阴交、阴陵泉、隐白、内庭、关元、中极、肾俞。

次要经穴：通里。

（2）治疗技术。在患病时用比较粗的毫针刺隐白、内庭、三阴交穴，用雀啄术各二三分钟久，以酸麻直达股内为度。又灸右大都穴三壮，多可痊愈。如日子久之病人，则加针灸关元及中极、肾俞三穴，一次未止，再次治疗，直至痊愈为止。

**【治疗原理】**兹刺隐白二穴，病人感剧痛，刺三阴交、内庭二穴，灸大都穴，如刺激力适合，可间接影响到子宫、卵巢，起收缩作用，制止出血，再治一二次，排除种种障碍，疾病即获根治，比较服止血药、热性阴道洗涤、阴道填塞法，收效快捷，而且确实。

**【治验例】**广州惠福路第七号三楼刘赵氏，于民国二十五年（1936）八月十八日到余医所代台山某中医买一本针灸医学大纲，交费毕，问针灸能治何病，余谓擅医药石无灵之顽固病及急病。又问经期过多能治愈否，余答曰能，刘赵氏谓伊患经期过多凡一年之久，每次二十六日之久，屡治不愈，甚为懊恼，现已至第十六日云，当即请余施术，余为之针隐白、内庭、三阴交，灸右大都穴三壮。翌日病人再来，据称经血已减了不少，再治一次，病即痊愈，且获根治焉。

### 3. 月经困难/经痛

月经困难云者，月经时局部及一般症候，超越生理范围，妨碍寻常工作，不得已而就褥之谓，但生理与病理之境界，本为以渐移行，不能明确也。

**【症候】**局部疼痛，有发作性者，亦有连续性者，前一种系由子宫切除收缩之阵痛状疼痛，在骶骨部向腹股放射。输卵管之收缩亦起阵痛状疼痛，但其部位多偏于病侧。后一种由子宫或附属器之炎症而起，位于腹下部，又局限于炎症部位。

疼痛有与月经同时发作者，亦有起于经前二三日，经至时一同轻快者，或有在月经中持续不已者，偶亦有在月经开始后二三日始发者。疼痛往往激甚，起痉挛性发作（痉挛性月经困难），见恶心呕吐、四肢冷厥、失神等症，神经大致兴奋，常诉头痛、偏头痛、神经痛（尤甚者三叉神经痛）等。此等神经症状，于高级社会妇人、女教员、音乐家等多见之。因此等症状之反复，妇人之营养渐至衰弱。经期以外，即月经与月经之中间，每月有二三日，发月经困难状疼痛者有之，此名中间痛，原因虽不明，但必与月经之周期变化相因而致者也。

**【预后】**药物治疗不易根治，针灸治疗，预后佳良。

**【治疗经过】**视症候之轻重而定，施术十次左右，即获根治。

**【治疗】**

（1）经穴。

主要经穴：内庭、三阴交、阴陵泉、中极、关元、肾俞。

次要经穴：足三里。

（2）治疗技术。当疼痛发作时，即针内庭、三阴交二穴，用雀啄术五分钟久，立即止痛，加针足三里、肾俞、阴陵泉三穴，虽久年之经痛，亦能止痛。轻者治疗一二次可愈，久年之病人，治疗五六次，亦可根治也。

自梳女、寡妇之患本病者，多治若干次，方可获根治。

**【治疗原理】**先刺内庭二穴，继针三阴交、阴陵泉二穴，由足部之神经反射入子宫、卵巢，用雀啄术数分钟久，使子宫、卵巢发作之障碍由刺激而消散，疼痛停止。迨刺激几次后，障碍物完全消散了，月经便不困难了，病便根治了。此法简便有效，万试万灵，颇堪赏用啊。

**【治验例】**广州宝华新街五号亚英，患经期困难病凡十余年。每月痛三四天，吃药、针灸，但未根治。民国二十六年（1937）六月五日，到余泰康路针灸讲习所赠医处求诊，为之针灸三阴交、阴陵泉、内庭、中极，立即止痛，因患病年月久，继续治疗四次，自后便不见再痛云。

## 二、子宫病

### 1. 子宫痉挛

【症候】因子宫之神经器能亢进，起子宫之收缩而发痉挛，其初下腹压重及紧满之感觉，其后骶骨部及下腹部发痉挛，延而波及股膝，及状觉如灼如绞，或如刺之疼痛。有球形状之物体，向心窝上冲。腹筋挛急如板状。多屈上体，往往有反射的呕吐，或伴以胃痛，甚至有四肢转筋（转筋为昔之病名，四肢之筋肉来局发性之强直痉挛也），陷于人事不省者。然脉搏多无异状，亦不发热。此际触诊于腹部子宫之部位，恰似有肿疡之感。因精神之感动、大小便之努责、便秘、肠中瓦斯之集积，而增加疼痛。本病发于歇斯底里及子宫内膜炎。

【预后】针灸治疗，预后佳良。

【治疗经过】施术一二次，即获根治。

【治疗】

（1）经穴

主要经穴：足三里、涌泉、三阴交、阴陵泉、内庭、中极、承山、独阴。

（2）治疗技术。医者诊断定病人为子宫痉挛病，先取足三里二穴，斜针刺入使感酸麻，再刺三阴交、内庭穴，亦使酸麻直透大腿，如刺激力适合，当即止痛。再在承山、中极穴刺针，则痉挛无论如何剧烈，亦可停止了。

倘病人怕针，则只用灸法亦可。切大肉姜三四片约半分厚，捻箸头大艾绒而燃之，请一助手助燃，俾热力得接续。先在足三里穴连续灸三壮，继在涌泉、独阴穴灸三壮，再在中极穴灸三壮。一炷火熄，即换已燃着之艾炷而灸之，痉挛亦可立即停止也。

【治疗原理】兹以子宫之器能亢进，起子宫之收缩，而发痉挛，痛苦非常，而以针刺中极、足三里、三阴交、内庭等穴，用制止的手法，制止痉挛之发作，灸涌泉、独阴、足三里等穴，用大热的刺激缓解痉挛的种种症候，子宫之神经受针灸的一再刺激，当然能使痉挛停止，疼痛消灭也。病即随而获痊愈矣。

【治验例】广州东横街四十六号廖女士，护士也，素有经痛病，每届经期总有痛苦，又届六个月则一次剧痛不止，一年两次，历试不爽。民国二十二年（1933）十一月二十七日为第六个月剧痛之期，廖女士早已惊恐无似，筹备应付之法矣。是晚七时许，因子宫之神经器能亢进，起子宫之收缩而发痉挛，初腹下有压重及紧满之感觉，其后骶骨部及下腹部发痉挛，延而波及股膝，如切如灼如刺，又有球形状之物体向心窝上冲，腹筋挛急如板状，再则四肢转筋，舌亦缩入，说话困难。廖女士及同居姊妹用尽自己的方法敷治，未见有效。忽忆及我擅医急症，专人来请（下半夜四时半），至则为灸足三里、涌泉二穴各三壮，种种症候如雪见汤，未及半小时便安定如常人矣。一般看见灸治的姊妹，莫不稀奇说，艾灸的功效，怎能如此伟大云。

2. 慢性子宫实质炎

子宫炎症中其侵犯黏膜者曰内膜炎，侵犯肌层者曰实质炎。但其间非有明确之区别。子宫炎症，至少在真正炎症，常先侵黏膜，次及实质，当内膜炎时，全不侵及实质者殆无此例。夫然则内膜炎与实质炎为同一疾病而不能区别。故实质炎之病名虽废弃亦无不可。但以表示其病变之存在于黏膜或于肌层，实际上甚为便利，故迄今多用之者。

慢性子宫实质炎之名称，与慢性子宫内膜炎同，向来以广义解释，不问其病原病变如何。子宫平等增大，呈一定之临床症候者（骨盆内压感或重感，腹下部、骶骨部疼痛，带下、月经异常等），总称之为慢性子宫实质炎。有此等症候之子宫，平等增大，在临床上实构成一种独立之疾患。但细加研究，则疾患本来的性质，种种不同。其中之某一种，非真正炎性肥大，而为一种续发症候。例如子宫后倾后屈，或子宫脱垂，由其循环障碍，而有子宫肥大。又内膜之分泌过多，子宫欲努力为之排除，遂有实质之工作性肥厚。故在今时，慢性子宫实质炎之名称，仅于由细菌传染真正炎性肥大时用之。不由于炎症而来之子宫平等肥大，称为子宫实质增殖症，与慢性实质炎区别。

慢性实质炎常发以于急性实质炎之后，急性实质炎常以内膜为门户，而发所谓急性实质内膜炎。急性实质内膜炎，殆常起于产褥，故慢性实质炎，在产褥传染后最多。与产褥无关之实质炎，则为少数。多由淋菌而起，结核菌有时亦侵及实质。

【症候】子宫平等增大，硬固而略有压痛，月经过多或有不正之出血，闭经期迟延，又每有月经困难，带下亦为强度（实质肥厚寻常兼内膜肥厚之故）。妊娠多被阻碍，纵令妊娠，亦多中绝。又往往呈妊娠不确征兆（食欲不进、恶心呕吐、乳房痛、分泌初乳等），病人一般于下腹部及骶骨部等有不快感觉，或疼痛，其疼痛初仅限于劳动时，后乃变为持续性，又多便秘及诉尿意频数者。

【预后】针灸治疗，预后佳良。

【治疗经过】视症候之轻重而定，施术十次左右，当可治愈。

【治疗】

（1）经穴。

主要经穴：中极、关元、气海、三阴交、阴陵泉、血海。

次要经穴：大都、隐白、上髎、中髎、下髎。

（2）治疗技术。医者诊断定病人为慢性子宫实质炎后，先令病人侧卧，刺三阴交、阴陵泉二穴，继刺关元、中极、气海三穴，刺毕捻箸头大艾绒在中极、关元二穴上各灸五六壮，再灸大都穴三壮。

次天如压痛减轻，出血减少，则依上法施治。万一不甚见效，则加刺隐白、血海、肾俞、八髎等穴，加灸中极、关元、肾俞三穴，如病人耐心求治，必可治愈。

【验方】妇女血崩，不论虚实，最妙是用玉桂炭二钱，研末，冲饭汤连渣服，必即止。

【治疗原理】据治疗经验，刺隐白穴、灸大都穴，能制止月经过多，刺三阴交、阴陵泉能制止子宫疼痛，灸关元、气海能消子宫肿胀，刺肾俞、八髎能治骶骨痛。针之刺激能发生制止作用，消灭种种症候，灸之变化能使白细胞增加，歼灭细菌，针灸久之，病即获愈矣。

【治验例】广州万福路二五八号三楼李氏，常感小腹部胀大压痛，骶骨部酸痛不舒，月经不调，而且过多，屡治不愈，颇感苦闷。其大姊以患胃痉挛被左邻广荣居酒铺陈夫人介绍来治，竟给我一次治愈，乃于民国二十五年（1936）三月十八日介绍其妹来治，余为之刺三阴交、阴陵泉、血海、关元、气海、中极，灸关元、中极各六七壮，只施术一次，即获根治云。

### 3. 子宫癌肿

【症候】在极初期，几不呈何等症候，病势既进，从而发出血、带下、疼痛等。又呈由癌浸润而生之骨盆脏器诸症候及全身症状等。

出血。多为病人最初所诉之症候，但有病势已甚进行而不见出血者，于不成溃疡而在黏膜下浸润蔓延及硬性癌肿尤然。出血，起初有月经之定型，唯量多而日久，其后则不定型出血，由交接、劳动、便通而发。出血强度时病人陷于贫血。癌肿多侵犯闭经期相近之妇人，故虽留有不正之出血，病人不甚介意，长久放置，多失却治疗之时期，一旦闭经之妇女有出血时，不可不虑及癌肿。而体部癌，多于闭经后出血，发病后出血亦较迟，盖与外部之刺激相远故也。

带下。初为水状，其量不多，病机渐进，从而变为多量，带脓状，至混有血液，肿疡腐败分解时，漏泄污秽之血性脓汁，放特有之恶臭，此名癌腐脓。甚则一入病人居室已闻恶臭者。但在体部癌则癌腐脓之恶臭较罕见，且多至末期始有此征也。

疼痛。自癌肿原发部发生者较少，大抵犯及子宫周围，始有疼痛，初为断续性或持续性钝痛，见于骨盆深部、骶骨部、腰部等。其后变为穿刺性、断裂性，放散于下肢，病人日夜为之苦恼，既犯腹膜则发腹膜之炎症性疼痛。体部癌肿犯子宫周围较迟，故发疼痛亦较迟。肿疡分解产物，潴蓄于子宫腔时以欲压出之故。子宫收缩，而发阵痛状疼痛。及至犯骨盆脏器时，脏器起各种症候，膀胱有尿意频数、排尿时疼痛等，甚者发生尿瘘，癌腐臭更加剧甚，直肠起顽固之便秘，甚则生直肠阴道瘘，癌浸润压迫输尿管时，发肾盂水肿或脓肿、肾脏炎，压迫骨盆内神经时，起静脉血塞、下肢浮肿及疼痛等。

全身之营养障碍。随病机进行而渐形障碍，食欲不振，发恶心呕吐，日夜为疼痛所苦，故腹肌挛缩不绝，硬若板状，呼吸浅薄，颜面苍白，口唇眼睑结合膜均失色，言动懒惰，羸瘦达于极度，而陷于所谓癌肿恶液质。癌肿病人之死亡，由于慢性尿毒症者为最多，其他由急性尿毒症、心肌变性、体力消耗、内脏转移等，或偶由腹膜炎、败血等症致命。因大出血以致出血死者，则甚罕见也。

**【预后】**针灸治疗，预后佳良。

**【治疗经过】**视症候之轻重、忍受手法之程度而定，施术二十余次，当可治愈。

**【治疗】**

（1）经穴。

主要经穴：中极、关元、气海、天应、三阴交、阴陵泉、肾俞、血海、上髎、次髎、中髎、下髎、足三里。

（2）治疗技术。医者诊断定病人为子宫癌后先令病人仰卧，医者摩擦热手掌，由脐下正中摩下，如见骨（耻骨）顶手，则取大如指大厚纸，在骨之正中量至脐心，折为五份，每份同大，不要有大小，在第三寸处左右之正中（关元穴，取关元穴准此）、第四寸处左右之正中（中极穴，取中极穴准此）、一寸五分处左右之正中（气海穴，取气海穴准此），俱用指甲强切作标记，然后消毒，用寸半针直刺入，如不能刺入，则先用温灸器或太乙神针灸之，待能够刺入则直刺入中极穴内，用雀啄术，凡三五分钟久。然后用厚纸铺腹面针口上（以免艾火跌下伤皮肉），捻箸头大艾绒烧针头而燃之，至内感热不能再耐，乃除去艾火，再燃第二炷至第四、五炷，至内感热气走动，然后再刺关元、气海穴，依上法针之灸之。如病人尚可受针，则刺三阴交、阴陵泉、肾俞、八髎等穴。第一日手法便算完毕。

次天依法施治，或用笔圈出癌之大小，在癌肿之正中或上下左右，直针刺入，绕针头而灸之，或在针口上用姜垫穴或直接灸治之。主要经穴，每天轮流针灸，倘病者知针灸是唯一生路，而忍耐求治，必获治愈。

**【治疗原理】**针灸治疗，用毫针刺入，捻艾绒于针柄上而燃之，透热力入里，针灸久之癌部自然会消散。再在皮外用姜垫或直接灸，热力直达，立感充血潮红，灸治久之，内面感热凡三四小时久，积日累月之针灸手法，癌肿之获治愈，自是意料中事也。

**【治验例】**广州东华西路二十一号邓悟非女士，患经痛、呕吐、流血、带下有年，继则小腹胀大坚硬，面色萎黄。经某大医院医生诊察断为子宫癌，须用手术割除，方有生存希望云。病者恐剖割危险，未果。嗣承学员李济时君介绍，乃于民国二十五年（1936）一月十四日来治，余为之刺关元、中极、天应，用姜片灸治，先在左边比较肿大处灸治，数天后癌肿消，反觉右边肿大，经十八次的手法，癌肿乃完全消散。病人感谢无既，曾送来小照作纪念。

### 4. 白带病

白带病为妇科中最多之疾病，且亦为最顽固之疾患，病者多忽之，盖以其治之不易，而弃置亦无大害也。然其结果往往能使病人身体衰弱、精神忧郁、月经障碍、生育不能，影响所及，殆非浅鲜。

**【症候】**轻症者仅分泌少量之黄白色黏液，全身及局部症候均不显著。但重症时其阴道黏膜发赤肿胀，压感疼痛，恶心发热，尿意频数，交接及便道均有障碍，其分泌黏液，初为黄白色，后为脓样或脓血样，经久变为慢性，则带下更加多量，发生贫血、便秘、食欲不振、月经不调、受孕障碍。

【预后】佳良。

【治疗经过】视症候之轻重而定，施术十余次，方可获根治。

【治疗】

（1）经穴。

主要经穴：中极、关元、三阴交、阴陵泉、肾俞、足三里、上髎、次髎、中髎、下髎。

（2）治疗技术。久年之病人要治疗十次左右方能痊愈，病者如欲痊愈，先须下个决心，忍住痛，耐心求治，否则难望收效也。先针三阴交、足三里二穴，后针中极、关元二穴，针后灸关元或中极穴一二十壮，他穴不灸，次日针肾俞、上髎、次髎、中髎、下髎、三阴交、足三里，只灸肾俞二穴各十壮。如是轮流施术，病可日渐愈也。

【治验例】惠阳人李某，其夫人流白带凡八年。日夜不止，分泌甚多，色白且红，吃丸药无数，未见有效。闻余擅医痼疾，乃于民国二十四年（1935）四月二十八日来治，经余依上述办法施术三次后，白带减了不少。治疗八次后若有若无，病者认为痊愈，说不再来治云。

## 三、输卵管疾患

输卵管炎

【症候】输卵管炎性疾患，其症候种种不定，盖与病原菌各异之故。但输卵管炎，多同时合并子宫切除，阴道、卵巢、腹膜、骨盆、结缔组织等疾患，此等合并之疾患，更使输卵管炎本身之症候不明。但腹膜炎症候不问输卵管炎之急性期或慢性期，常占症候之主部，唯该炎症之强弱，与输卵管病变之度常不一致。亦有病变虽高度，而症状却轻微者。

腹部下钝痛，于输卵管炎，几为必发之症候。或一侧或两侧，由劳动、月经、交接等而增恶。除此等连续性疼痛外，更发间歇性腹下部疼痛。间歇性疼痛，由输卵管收缩而起。带痉挛性甚为激烈，此名输卵管疝痛。在漏泄性输卵管水肿，疝痛继续，排出多量之漏泄物，疝痛顿时轻快，肿瘤缩小。输卵管炎之急性期中，病侧之腹下部疼痛，同时发高热，热度常在夕刻上升，为稽留性者亦不少。

【预后】针灸治疗，预后佳良。

【治疗经过】视症候之轻重而定，施术五六次，总可治愈。

【治疗】

（1）经穴。

主要经穴：三阴交、阴陵泉、中极、关元、归来、天应。

（2）治疗技术。医者诊断定病人为输卵管炎后，先刺三阴交、阴陵泉二穴，用雀啄术三五分钟久。如手法适合，疼痛即可减轻，再在归来、关元、中极、天应等穴施针，亦用雀啄术，疼痛立可停止。以有发热，故第一日不用灸治。

次天依旧刺三阴交、阴陵泉、归来、关元、中极、天应等穴，如热已退，加灸关元、中极、天应等穴，如是施术数次，病即霍然。

【治疗原理】针灸治疗，首先铲除疼痛，故先刺三阴交、阴陵泉等穴，用雀啄术以制止之，疼痛一止，肿胀、热度随而消散。迨至无痛无热的时候，而续用灸治，增加白细胞及抗毒素以杀灭有害细菌，治本兼治标，故能根本痊愈。确是输卵管炎首屈一指的治法。

【治验例】香港大道西二二一号二楼梁氏，患本病九天，剧痛非常，经二三个妇科专门西医针药疗治，功效未见。民国二十七年（1938）十二月二十五日蒙学员朱淑英介绍来治，余为之刺三阴交、阴陵泉、关元、中极、归来、天应等穴，立即痛止，并无复发云。

## 四、卵巢疾患

卵巢炎

【症候】肠胃窝觉膨满疼痛。压之则疼痛增加，有恶寒发热。又自阴道及肛门探之，可能知卵巢增大，若其症消散，则此炎症亦五六日而消散。若化脓则其脓流注于腹内、直肠、阴道及膀胱等，其他症有便秘、食欲缺损、睡觉不安等。

【预后】针灸治疗，预后佳良。

【治疗经过】施术三五次，必可治愈。

【治疗】

（1）经穴。

主要经穴：三阴交、阴陵泉、独阴、归来、大敦。

（2）治疗技术。先针阴陵泉、三阴交，如感极酸麻，疼痛当可减轻，再灸大敦、独阴各三五壮，疼痛立可除去。再在归来处针灸之，则疼痛处之肿胀硬，极易消散，病如是初起，施术一二次即告痊愈。倘是久病而且沉重，则须继续治疗，方可痊愈。又两侧发炎则针灸两侧之经穴，如仅是一侧有病，针灸患侧之经穴足矣。

【治验例】惠阳县县立女师学生张某患卵巢炎病数月，痛时小腹结成硬块，气胀紧不可耐。因痛久故，膝膕内大腿收缩，不能伸直，行走不便。民国二十四年（1935）一月十四日晚请余治疗，经余针三阴交、阴陵泉，灸大敦、独阴，剧痛全止，膝膕即能伸直，再在归来处针灸之，竟达根治目的焉。

# 第六节 儿 科 病

## 1. 初生儿破伤风/脐风

**【症候】** 潜伏期甚短，在生后第一日已有发病者，又有经数日之潜伏期者。大多数于生后第二星期始发病。殆常见之第一症候，即为哺乳困难，盖咀嚼肌痉挛所谓牙关紧急是也。牙关紧急最初虽为发作性，然其后则连续发生，毫无间断。痉挛且及于颜面诸肌，呈一种特有之颜貌，曰破伤风颜貌，即前额多皱襞，眼睑坚锁，口唇突出，口角稍向下方牵引，其次侵及颈肌背肌，而显高度之角弓反张，四肢之位置由于肌肉被侵之范围而不一定，然普通则内臑上转，前臑强屈曲于肘关节，下肢内转而左右互相交叉，手指亦复屈曲，因呼吸筋痉挛之结果，而生呼吸困难及青蓝症，重症有引膈之痉挛而致窒息死者，体温升腾，至死期往往达42摄氏度。

本病之固有症候，即反射机能之十分兴奋，其肌肉之挛缩，由些微之外界刺激，即被诱发。

本病亦有不全型，其痉挛发作，偶一发现，且仅发于一二种肌群者是也。

**【预后】** 针灸治疗，预后佳良。

**【治疗经过】** 施术一二次即可治愈。

**【治疗】**

（1）经穴。

主要经穴：印堂、囟会、承浆、少商。

（2）治疗技术。第一法，小儿初生七日内，如见面上发赤，气喘音哑，即为脐风。脐上初起时即生青筋（静脉）一条，能自脐上冲至心口，当未至心口时，速用麦粒大之艾绒，在青筋（静脉）上烧之。烧时见此筋即缩下寸许，可再就缩下之处，捻艾烧之，烧至消尽为度，病即愈矣。再看牙根如有小泡，先洗净手，以脱脂棉裹手指擦去之。

第二法，用鹅蛋白以手指醮擦背心良久，即有毛出刺手，长至分许即止。设长至寸许，用绢包裹。俟其转机，再擦两太阳穴，则口自开矣。

第三法，如脐带已脱去，用生盐填满脐中，用艾灸数壮。

第四法，小儿脐风初起，吮乳不紧，两眼角上，眉心忽显有黄色，须急治之。即一见眉心鼻准有黄色，吮乳口松，神情与常有异，即用灯心蘸香油点燃，在囟会一燋，承浆、少商、印堂各一燋。脐轮绕脐六燋，脐带如未脱，即在带口一燋，如已脱即在脱处一燋，病即告愈矣。

破伤风验方：蝉蜕去净头足为末五钱。用好酒一碗煎滚入末，调匀服之。再服巴豆二黄丸（痈疗百效丸）十二粒泻之。

**【治疗原理】** 本病为破伤风菌入里作祟，当其显痉挛时，用灯心火刺激制止之，痉挛发作即获缓解。再在脐上静脉处灸治之，一则血行可以旺盛，消除郁滞；二则增加白细胞、抗毒素，扑灭破伤风菌。功效确实，而且快愈。

【治验例】浙江永康童爱仁君报告："王亚藻，象珠镇人，其子生下七日，病吮乳口松，啼哭无时，眼角眉心发现黄色，唇口收锁，求治于余。察其肚胀脐肿，脐上现青筋一条，上冲心口。为之针颊车、地仓、然谷，当时用艾火在青筋头上灸之，将二乳中小核，挤出白浆。次日复诊，脐上青筋退下一寸有余，乃用灯心蘸香油，点燃，囟会、印堂、少商各一蘸，脐轮六蘸，脐中一蘸，针前经穴，加灸然谷，灸毕，则风止黄退矣。越四日，诸症减轻，旋以生军、生甘草泻之，自此能吮乳，一月后痊愈云。"

2. 小人惊厥/小儿瘛疭

惊厥发作之与癫痫相同者，小儿及成人均或患之。其发作或与癫痫毫无差别，其唯一之异点即除去病原即不再发，然间有小儿患此恒久不退，竟成真癫痫者。

【症候】惊厥之发作或突发而毫无预兆，然较常见者则有躁动不宁之时期。伴以颤搐及夜间或磨牙，此类惊厥之时期，罕有如癫痫之完全者，其痉挛常先显于手，且最常在右手。眼不动而瞪，或向上转。身体渐强硬，且因呼吸肌之强直性痉挛而呼吸暂停止一二秒钟致面充血。继则显阵痉性惊厥，眼球转动，手臂颤搐，或不跳而显有节律之动。口眼歪斜，而头向后仰。迨此等发作逐渐退去，病儿或即安睡，或致昏睡无定。若其原因系消化不良，或仅显一次即止，若系佝偻病或肠病所致，则有时再发。有时其发作阵阵连发，颇为迅速，致病儿不醒，而死于剧烈昏迷之际。若其惊厥仅限于身体之一侧，则退去之后或略显瘫，有时此惊厥系婴儿偏瘫之预兆，迨病儿一醒，则体之一侧完全就瘫。当发作之际，体温多增高。致命之故，除虚弱之小儿及间或惊厥之再发次数太多外，罕有独因惊厥而死者。又在患所谓脑积水样情况之与长期腹泻相关联者之际，惊厥或为致死之症候。

【预后】针灸治疗，预后佳良。

【治疗经过】施术二三次，即可治愈。

【治疗】

（1）经穴。

主要经穴：少商、曲池、合谷、水沟、大椎、涌泉、百会、委中、阳陵泉、风门、肺俞。

次要经穴：商阳、中冲、关冲、少冲、少泽、隐白、承山、昆仑。

（2）治疗技术。当发作的时候，用最幼之毫针，刺少商穴，用雀啄术一分钟久。微刺水沟、曲池、大椎、涌泉、百会穴，当能镇静其脑筋，制止痉挛。

万一未止，再刺商阳、中冲、关冲、少冲、少泽、隐白、委中、承山、昆仑等穴，俱用轻雀啄术，各半分钟久，一次未获根治，再治一二次可也。

助治方：莱菔子七粒，桃仁、杏仁各七粒，石菖蒲一钱，山栀仁三钱，蝉衣七个，地龙一条，飞面少许，葱白一尺，鸡子清一个，调和捣饼，扎手足心（劳宫、涌泉穴），男左女右，一昼夜去之，有神效。

【治疗原理】兹刺知觉最灵之少商、水沟、涌泉、曲池、百会等穴，由神经纤维传导入大脑，大脑以一再受刺激，发作的东西从而消散了、消灭了，惊厥病便痊愈了。此法比什么疗法都快捷，且无副作用，允称小儿惊厥的特效疗法。

【治验例】广州万福路辉明镜铺三楼黄玉培先生之公子，生只四月，初不吃奶，乍寒乍热，乃到某医院留医，留医第六天，忽神昏气促，两目直视，易惊，手足抽搐，某西医给药水与他吃，吃后安眠数小时，但醒后病状如前。第七天晚上病如前，医生谓是病危甚，恐不治，但仍给药水与他吃。黄先生见医生无办法，乃携之出院，由关凤霞大姑介绍，改请我治疗，讵料吃药丸凡十四五小时昏迷不醒，两拳紧握不放，不得已为之针少商、商阳、中冲、关冲、隐白、涌泉等穴，针后手即放松，眼亦开了，清醒了。是晚屙黑色屎甚多，且可吃奶。第二日再针治一次，乃即别去。第三日黄先生来所称，昨日针治后诸病如扫，豚儿已平安无事矣，活命大恩容后酬谢云云。

### 3. 夜惊症

此乃突然自睡眠中醒觉而呈恐怖之状态也。

【症候】常于夜间突然以号叫而醒，呈惊怖之状态而蹶起，或大声喊叫，或拥抱旁人。至十数分钟后，乃渐沉静而又安眠，翌晨问之亦毫不记忆。此种发作，每夜反复，或隔数日而发作一次。

【预后】佳良。

【治疗经过】施术一二次即获治愈。

【治疗】

（1）经穴。

主要经穴：百会、间使、神庭、中冲。

（2）治疗技术。于发作时或日间刺间使、中冲穴，各半分钟久，灸百会三壮、神庭三壮（炷如麦粒）。如尚未愈，再治一二次可也。

【验方】蝉蜕七个（去足翅），冰糖二钱，煎沸，临睡前予以一杯。

【治疗原理】脑因某种刺激，至睡眠时惊慌号叫，兹刺间使、中冲二穴，反射入脑，灸百会、神庭旺盛其血行，即所以打散其刺激、制止其发作也。

【治验例】学员伍君，有子患夜惊症，为之灸百会三壮，炷如麦粒，病即霍然。

### 4. 急性脊髓前角炎（脊髓灰质炎）

【症候】本病以俄然战栗及高热起始，体温达39乃至40摄氏度，发不喜、嫌恶、食欲不振、头痛、呕吐，尤于骶骨及四肢起疼痛，精神朦胧而发谵语。甚致人事不省、筋肉搐搦痉挛，发热期数时乃至二三日，其次来肌肉之麻痹，有时初发症候，完全缺如，或者仅微。于褥间醒觉后，突然发现麻痹者，其麻痹从上肢而至下肢，尤以左下肢为最多，或犯一侧之上下肢者，或只犯一肢者，有时四肢悉犯者。麻痹肌来变性的萎缩，腱及皮肤之反射均消失，而知觉及膀胱之官能无障碍。

【预后】针灸治疗，预后佳良。

【治疗经过】视症候之轻重、能否多刺针而定，施术三四十次，总可治愈。

【治疗】

（1）经穴。

主要经穴：环跳、阳陵泉、悬钟、委中、八髎、肾俞、曲池、大椎、腰俞、昆仑、合谷。

次要经穴：三阴交、太溪。

（1）治疗技术。当发热剧痛时来请针治，则刺委中、曲池、大椎、合谷、肾俞等穴，用轻雀啄术以止其痛，退其热。刺针时须用一二人扶定，以免动摇，方能刺对神经。针不可久留，且要用最幼之一种。

在麻痹期来治，则扶病人伏母亲膝上，令解去内外裤，用两人扶定，先在八髎、肾俞、腰俞施针，用最幼之毫针，用轻雀啄术各一分钟久，刺毕刺环跳穴，然后休息一下。再刺阳陵泉、三阴交、悬钟、昆仑等穴，第一日手法便算完毕。

次天要看其反应如何，如不觉有效，除依上述方法施治外，八髎、肾俞、腰俞、环跳、阳陵泉、三阴交、悬钟、昆仑等穴间可择其一二，各灸三四壮，或按日轮流灸治，以不伤皮肤为度。

【治疗原理】兹以某种原因致脊髓前角发炎而疼痛、麻痹。用针刺激通前角之经穴，反射到前角处，能使疼痛停止，炎症消散。再在腰以下各麻痹处，针之灸之，运动神经得逐渐健全，而恢复原有之机能也。

【治验例】香港湾仔骆克道五十四号四楼贾明杰君二岁，北平人。初发剧热三四天，热退后，两腿麻痹无力，不能行走，左腿更甚。民国二十七年（1938）八月三十一日乃来所求治，余谓本病须时日甚长，因小儿施术时跳动啼哭，比较艰难，为父母者闻其啼哭心伤，恐不能继续来治也。病人之父母谓如可治愈当下决心求治，时日延长不计也。乃为之刺八髎、腰俞、环跳、阳陵泉、悬钟、昆仑，未用灸治，施术十次功效全无，病人之父母发生怀疑，而问究竟可治愈否，余坚决曰能，请继续来治，必可治愈。此次针治后，继用灸治，施术十四次后，病人可扶床而行，病人之父母大喜，施治二十四次后能举步而行，但仍会跌。迨施治四十二次病果霍然。

### 5. 小儿腹泻病、慢惊风

小儿之滋养系每易患病，此等病症每互相牵连混合，万不能一一确凿分别其类。

【症候】（1）肠之急性消化不良。无论小儿年岁长幼，苟饮食失宜，皆有患此病之虞。症候每突起，大抵在食不相宜物后数小时或一二日突发恶心及呕吐，强壮之小儿尤然。肠之本部症候系绞痛，略有气鼓及腹泻。每二十四小时内大便多至四五次乃至十次，初下者为粪，后则为液汁，内含黏液及未消化之物，唯无血，或有寻常各种肠细菌，又黏液内或有痢疾杆菌。体温常高，而极高者则甚少，亦不恒久持续。脉搏速。小儿虚弱者患此，每致虚脱。此等症候每在肠空后即减轻。

如病儿甚或虚弱，或疗治过缓，或食物依旧失宜，则病必加重，而肠之消化不良每多复发。

（2）急性消化不良或名发酵性腹泻。此病之明征系全体症状加重。有时继肠之消化不良而起，则泻液汁甚臭，内含未消化之物及乳块。有时突然而起兼呕吐、绞痛及发热，热甚或高至一百四五华氏度（四十至四十点五摄氏度）。

神经症状甚明显。病儿烦躁不宁，且不能酣睡。惊厥则或在初起时发作，或稍迟始发。有时或显朦胧欲睡之状，此状逐渐加增终则昏迷，大便次数多少不一，大约二十四小时内，少则五次，多则二十次。渐由粪而变为液汁，终则变成透明之绿色黏液。黏液内间或微带血点，然血多者则从未曾见，用显微镜察验，则除未消化之物屑及黏液外，更有少许白细胞及红细胞。有时更见上皮细胞及各种细菌。

此病之急性症状，苟如法施治，大概不出数日即可退出。然略为疏忽，则每有复发之虞，甚至激发大小肠炎。此等肠胃内中毒病大多数在夏季发生，为小儿夏季腹泻之唯一要类。

（3）婴儿吐泻症。此乃暴烈性大肠内中毒病。不常见，其病率仅占小儿腹泻病极少之一部分。初起时频频呕吐，饮食时尤甚。大便次数多，而出粪亦多，初出者为粪，色棕或黄，继则为清稀如水之浆液。粪初臭恶继则不臭。粪之似水之浆液为碱性。每发热，腋之温度较直肠或低三四摄氏度，此病初起，精力即衰竭，眼颊俱陷。囟门亦凹，皮色灰白。初则烦躁不宁，继则疲倦。舌始垢浊，后干红。口渴不止（即各种霍乱类病所显之一症状）。脉速而弱，终则紊乱不可摸觉，甚或有精力虚脱及体内温度大增等状，经一日夜即死。将死之时其呕吐或止。有时症虽略减，而病儿依旧呆钝，昏迷欲睡，诸指握紧，或且惊厥、颤仰，呼吸间歇而乱。此等症候或缠绵数日，毫无进步。

此病之细菌无定，而其症候系急性细菌传染所致，与亚洲霍乱甚相似。

【预后】针灸疗法，预后佳良。

【预防法】凡婴儿之卧室，必使空气流畅，多受阳光，此为防病之要诀。当天气炎热之际，居住宜空敞凉快。如园中树荫深处，庭内凉棚之下，苟不为烈日所曝，不被冷露所侵，则虽日夜居于室外，固皆有益无损。衣服宜单薄，不可过于多着，并须依天时之凉暖而斟酌增减。临机应变不可疏忽。此外更须洁净，衣服尿布限时更换，如用哺瓶，则务必按日用水煮过一次，置于极洁净之处，不可稍染灰尘污秽。能使乳头哺，最好量力行之。又瓶哺小儿每逢夏季，则食物宜酌量减少。例如寻常所用之牛乳，至夏季则宜用开水冲淡。乳并须用杀菌法制过，水亦煮沸后始可用。如能照上述数事看护小儿，则小儿自然可健全无病。

【治疗经过】视症候之轻重而定，施术三四次，即可治愈。

【治疗】饮食调理法。斟酌饮食为小儿肠病之要项，务宜注意。如病儿发热，则无论乳头哺或瓶哺，务必立即停用乳类勿食。最妙仅以水哺之。经数时或一二日，或待急性病症候退后为止。嗣后可食谷水如米泔水，再后始可加用蛋白、肉汤及牛肉汁，或饮淡肉茶少许亦可。至于何时始可复饮乳类，则病各不同，不能一定，大抵在温度降至常度时复饮乳类，当无害。凡蛋白类食物腐败，以致下粪呈碱性者，则宜用米泔水、薏米水等为食，若粪酸者，则宜用蛋白类食物如蛋白及牛肉汁等。

（1）经穴。

主要经穴：天枢、气海、中脘、关元、足三里、印堂。

（2）治疗技术。医者诊断病人确为腹泻后，先在腋下或直肠内用检温器检验，看有无发热，如有发热，则刺大椎、足三里、天枢、关元、气海等穴，如有呕吐，加刺内关二穴，不用灸治，而用助治法。次天热退去，则刺足三里、天枢、关元、气海穴，用麦粒大艾灸关元、气海、天枢、百会、印堂、神阙穴各二三壮。一次未愈依法再治一二次可也。

助治法：在药材店买六七粒白胡椒，叫即打碎舂为幼末，放在任何之膏药上，下加正麝香一分敷患儿脐中一小时，即能饮奶而痊。

【治疗原理】无论何种腹泻，肠黏膜每充血，分泌黏液过多，而腹之蠕动亦为不适宜之食物所刺激而增加，又有肠壁发炎者。兹刺足三里、关元、天枢、气海等穴，用雀啄术制止肠之蠕动，消灭肠之炎症。充血一消散，蠕动又减少，病即轻了不少，再在关元、天枢等穴灸治之，增加白细胞及抗毒之能力，洗净肠道及一切毒物，病之获痊，自是意中事也。

【治验例】重庆江北陈家馆二十号老中医李程芳之孙，患腹泻病十数天，又作吐不止，余为之刺天枢、气海、关元、足三里、内关五穴，灸天枢二穴，只治二次即获痊愈。李医师之子拟加入函授班研究科学针灸云。

6. 疳积

【症候】面黄肌瘦，不思饮食，夜发潮热，腹胀溲赤，便溏，消化不良，搔鼻搔手，啼哭无常，潮热无定。

【诊断】两手四指中节纹内，呈有红色络纹瘀点一二粒。

【预后】佳良。

【治疗经过】施术二三次，即可治愈。

【治疗】

（1）经穴。

四缝穴：手四指内中节横纹中。

少府穴：在小指本节后骨缝陷中。

（2）治疗技术。第一法，用粗毫针刺四缝穴瘀点，约一分深，流出黄黏稠之浓液，以棉拭净，至出清血为度。

第二法，先用茶拭净二手，令干净，随用毫针刺儿二手中指节纹，不须出血，再刺二手之少府穴，皮破后，流出白色黏稠之浓液，形圆，状如鱼卵，约黄豆大，拈出五六粒（性坚韧，不易碎）至白液净血出为度。戒生冷肥腻等物。

【治疗原理】此病治法，甚普遍于民间。某年余往高要新桥治病，知某老妇人用此法治此病，治无不愈。学员邹沛天，广东高州人，其母用此法治此病，亦治无不愈。但治疗原理，奥秘之极，不能理会。学者遇此病人，依法施治可也。

【治验例】东莞韩作昶报告："病者，韩师霞，年一周岁又五月，本年夏历五月间，面黄肌瘦，不思饮食，腹胀溲赤，便溏，消化不良，搔鼻搔手，啼哭无常，潮热无定。处以杀虫去疳之剂，成效甚微。依照第一法施术，不须药物辅助，即告痊愈。"

# 第七节　维生素缺乏病

昔之学者关于营养学之研究，以为保持营养，只需有蛋白质、脂肪、碳水化合物，一定之盐类及水之五者之存在，特以蛋白性氮之存在为重要之条件。厥后踵起研究之学者，依据种种实验，乃得一结论：动物体及人体，欲完全保持其营养，则其所用之食料，除蛋白质、脂肪、碳水化合物、盐类及水之外，营养上尚有其他不可缺之物质在。此不可缺之物质首推维生素，亦有译作生活素或活力素者，本成分缺乏所起之病症曰维生素缺乏症，例如坏血病、佝偻病、骨软化症、脚气等是也。

脚气

脚气由维生素B缺乏而发。以多发性神经炎、浮肿、心脏衰弱为其特征。好发于青年，婴儿如用患脚气之母乳，亦足发生。两性相较，男多于女。

【症候】由症候之不同，分本病为四种。

（1）轻症型脚气。病者呈下肢重感、倦怠、知觉异常（蚁走感）、下肢轻度知觉钝麻、膝关节弛缓感、膜腱反射亢进或消失、第二肺动脉音亢进等症候。此外，还可有全身违和、头痛、心悸（运动时尤甚）、心窝膨满、食欲不振、腓骨前面浮肿、腓肠肌压痛、呼吸频数。凡上述之症候，为轻症脚气所恒有，至秋季而自然治愈。但亦有转为他型者，特于劳动过剧之时，每急变冲心性脚气为最危险。

（2）萎缩型脚气。以轻症型起始，渐次下肢运动麻痹，少数同时有发热而突起四肢麻痹。最初起下肢肌之麻痹，重症则上肢肌、躯干肌及膈肌亦起麻痹，均为左右对称性，但亦有一侧较重者。麻痹肌肉数星期中萎缩，其重者荏苒年余而难治。髌腱反射及跟腱反射均消失，知觉异常及浮肿症状有全缺者,有略具一二者。心浊音界扩张,第二肺动脉音亢进,心脏基部有收缩期杂音,动作之际诉心悸。每移行为浮肿型及冲心型。

(3)浮肿型脚气。浮肿始自下肢而亘于全身,此与肾性浮肿不同,面部不甚肿,取仰卧位时始见项部有高度之浮肿,颈部因两侧浮肿而加大,头部之幅亦加广,唯阴囊浮肿者较少。胸腹腔蓄水,心浊音界扩大,闻心基部收缩期杂音,心悸,呼吸困难,心窝苦闷,尿量减少,尿中有微量之蛋白及玻璃样颗粒状截圆柱体,并有少量红细胞。肌麻痹通常轻,但亦有重者。又有在用利尿剂等之后浮肿急退之际,突发高度之肌麻痹者。

妊娠脚气,以浮肿型为多。

(4)冲心型脚气。本型多见于原来强壮之人,又每由他型徙移而来,亦有自始为本型,起两三日而死亡。本型呈心悸、心部窘迫、心窝苦闷、呼吸促迫及不安之状,辗转反侧,烦渴,吃逆,呕气,呕吐。心浊音界向左右扩大,得听取显著之收缩期杂音。心脏部及心窝部可见搏动。脉搏每分达120次以上。尿量减少,浮肿及肌麻痹症候不重。皮肤枯燥,即有小伤亦不见出血或出血甚少。口唇及指端发绀。有时肋间肌及膈肌麻痹,并见心窝部之吸气时陷没。

本型重者,不免于死,轻者尚有治愈之望。

在近热带地方,此病每不难诊断。倘不在热带地方,而知病者初由热地而至,显周围神经炎兼水肿者,则须细查是否此病。寻常诊断此病,大约依水肿及多数神经炎而定。唯有时所显症候如麻木、水肿、腓骨肌受按略痛、膝下失反应等仅以踝部为限。凡遇显身微瘫痪,或水肿、心悸动、酸痛等状者,皆宜细查是否脚气。又此病之不显水肿及心受累之状者,每易误认为他类多数性神经炎。

【预后】大约浮肿型之致命者较萎缩型多。不累及心神经者,致命之数甚少。唯病势甚轻者亦宜十分注意,不可轻忽。盖心病或突然而起也,有时从表面观之,似乎病势极重,病人形销骨立,乃竟无致命之虞。有时候症状不重而心已受累,不久即死。总言之,病之危否,可观察心脏而定。膈肌及肋间肌瘫痪,浆膜腔积液及尿极少者亦为危状,吐者尤危。针灸治疗,预后佳良。

【预防】不用白米为主要之食品而用糙米,对于预防脚气已奏非常之效。故禁用白米实为第一要法。然须知不仅米之被舂碾而失其所含维生素者足致脚气,即他种谷类之失去该素者亦能有同样之乖效。罐头食品之经施用防腐法过分者亦然。新鲜之肉类及菜类皆为预防此病之有价值者。然受热过度则或失去所含之维生素,不但不能有预防作用,且反将助成此病。有多次脚气之流行,其来历实发源于专用肉类及菜类罐头食品。故除不用白米外,以上所述各节亦宜注意。

对于预防法若干条件,兹择要录之如下:

(1)凡米宜用半白半糙,未经舂碾过度之米。

(2)豆荚类皆有阻止脚气之作用,至少每星期宜食一次。

(3)新鲜菜蔬及水果宜常食。

(4)大麦有阻止脚气之作用,宜多用。

（5）罐头食品不宜常用。

**【治疗经过】** 视症候之轻重而定，施术七八次，即可治愈。

**【治疗】**

（1）经穴。

主要经穴：足三里、三阴交、悬钟、风市、承山。

（2）治疗技术。医者诊断定病人为脚气后，无论是轻症型脚气、萎缩型脚气、浮肿型脚气、冲心型脚气，俱宜先针足三里、三阴交二穴，各用雀啄术三五分钟久。然后令病人侧卧，外踝向上，内踝贴床，在外踝上三寸、胫腓二骨之间（悬钟穴）爪之酸麻处直入针，如感酸麻亦用雀啄术。如觉脚热，禁灸，如无热，各穴灸五六壮尤妙。

冲心型脚气，除刺足三里、三阴交、悬钟三穴外，灸风市穴十余壮。

浮肿型脚气，嘱取赤米皮糠炒至焦香，煮出味滤去渣，加赤砂糖，日调服之。

改吃赤粗米或红米，以红枣煲红豆蒜头服食亦有微效。

**【治疗原理】** 脚气由维生素B缺乏而起，兹针灸治疗未用维生素B给病人服食，只刺足三里、三阴交、悬钟三穴而能令脚气根本痊愈者，以针术之刺激能使神经炎症及浮肿消退，心脏强壮，脚气之症候，一经肃清，病便痊愈哩！

**【治验例】** 九龙油麻地西洋菜街一零一号徐从允君患湿脚气病凡三十天。两脚发知觉异常，膝以下，上午浮肿，下午渐消，久之面亦微肿，心悸亢进，心窝不快感。吃药不少，但未获愈。民国二十七年（1938）十二月二十一日蒙学员张树民君介绍来治，余按上述方法施治四次，即获根治焉。

# 第八节 外 科 病

以外科手术治疗的病，称外科病。近来外科手术进步，外科范围日益扩大。针灸能治愈的外科疾患甚多，下述的数种不过是最多见的而已。

### 1. 结核性淋巴腺炎/瘰疬

本病因结核菌侵入淋巴腺内而发生，临床上之最多见者为颈部淋巴腺，腋窝淋巴腺次之，鼠蹊淋巴腺及股淋巴腺又次之，至于解剖所见，则以气管周围之淋巴腺为最多，肠间膜淋巴腺次之。

本病虽发生于各种年龄，但以十五至二十五岁之人为最多，尤以体格及营养不良者为多，结核之遗传于小儿者，实例甚多。

**【症候】**淋巴腺结核临床上现种种之状态。

第一，单发性型。以一个或二三个腺体肿胀。此时又分：①良性型，腺体小而硬固，殆不愈着，发育不著明，或可自然就愈；②腺体渐次著明肿胀，软化而成脓肿，有误作囊瘤者；③渐次多数淋巴腺肿胀，而移行于下述之多发性型。

第二，多发性型。淋巴腺散在性肿胀者，此时多因腺体之新旧而有种种之大小、硬度及愈着。①多发性之肿胀淋巴腺群集于各处者，此时各淋巴腺之肿胀迅速，硬度同等柔软，愈着常不著明。②多发性淋巴腺肿胀而互相愈着，成为一个腺团块者。此时若精密检查之，则能证明愈着各腺之大小及种种硬度。

但以上各种多互相并发，兹更就各症候分别述之。

（1）数，如前述或为单一，或为数个，或为多数发生。

（2）各淋巴腺之大小种种不同，多为小指头大至鸡卵大，形成腺块时，则为鸡卵大或手拳大。

（3）各淋巴腺多互相愈着，又易与底部及皮肤愈着。但良性型有不愈着者，又恶性之群集性淋巴腺瘤亦有不愈着者。

（4）硬度多为弹力性稍柔软，或稍硬韧，凡有治愈之倾向者极硬韧，呈软骨样硬度，甚或骨样硬度，软化者柔软，更有呈波动者。多数淋巴腺肿胀时，呈上述之各种硬度，是其典型。

（5）皮肤多正常，但结核灶软化形成脓肿时，则皮肤著明隆起，局部潮红，自溃而流出典型性之带白黄色稀薄脓汁，残留瘘孔，永久不治，以后有于局部发生腺病性皮肤者。

（6）病人多不疼痛，有时虽发疼痛，亦不剧烈。

全身症候多数缺如。但多数淋巴腺肿胀者，有不规则之发热，又或发生盗汗，合并肺及胸膜等结核时，全身症候著明。

**【预后】**针灸治疗，可称特效。

**【治疗经过】**视症候之轻重而定，施术二十次左右，总可治愈。

**【治疗】**

（1）经穴。

主要经穴：翳风、百劳、少海、天应。

（2）治疗技术。第一法，病初起时来医，医者诊断定为本病后，先令病人侧坐，头靠墙壁，耳向外，即在起结核之耳尖后骨下凹陷中（翳风穴）爪之酸麻处直入针，刺至酸麻用雀啄术，然后灸五六壮，再令病人正坐，低头，在大椎穴直上二寸，旁开一寸（百劳穴）爪之酸麻处直入针，刺至酸麻，然后灸五六壮。休息片刻后，以手拿起结核，不能拿起者须用手按定（不然，则刺针时刺不对核而刺着其他），用一寸针直刺入（如刺不入，则先灸治，一二日后方刺针），用旋捻术，或针拔出些向上下左右用雀啄术，各二三分钟久，然后用艾拌雄黄末灸针口处五六壮，如此施术三五次，多获根治。

结核未破者，可令病人取野菊花根一束，洗净捣烂，用水加酒煎服数次，以渣敷患处。如更欲服药，则取真川贝母八两、淡竹沥两大碗，以贝母入竹沥内浸透，取出阴干，再浸再干，以沥尽为度，研成细末，每日饭后以淡姜汁服二钱。

溃烂者用荆芥梗煎浓汤温洗良久，看烂处紫黑，以针刺去恶血，再洗三四次，用樟脑、雄黄等份为末，麻油调，扫去毒水，次日再洗再扫，直至痊愈。以射干粉涂之愈。

或用真菜油一斤，铜器煎滚，入活壁虎二三十头，熬至溶化，贮瓶中，以此膏搽烂处，裹以布。

第二法，医者令病人伸食指、中指、无名指、尾指，四指合并，以水草在食指中部之边缘横量至尾指中部之边缘剪断，然后令病人端坐低腰，在尾间骨尖处置剪断之水草，贴脊至水草尽处，爪掐作标记，在标记处，以大艾炷直接灸十余壮，觉艾火自腰入腹，自腹入四肢，全身关节有非常舒畅之情形，轻者一次即愈，重者隔半月或一月再灸，即三次四次亦无不可，至愈为止。

第三法，令病人对坐，屈肘向头，掌向上，在少海穴处，爪切之感酸麻处，作一标记，然后焚着香火，取艾绒如箸头大凡三炷，置碟上，倒当门子（麝香）一分，分装三艾绒内，即以老蒜捣烂擦少海穴上，乃以艾绒置穴上，着火焚之，待火熄，扫去艾灰，再燃第二炷、第三炷，待三炷将了时，以手按其灰，然后贴以普通药膏，听其自烂自愈，不烂者不治，左患灸左，右患灸右，一次即可。

凡灸后三月，有硝性食物必不可食，如火腿、烧肉等是也。

不论男女，灸后皆忌房事百二十天，灸后须吃发食如鱼虾蘑菇等物，可使疮口尽量溃烂。烂者易愈，约在一月后，不烂者约在三月后，不必性急另寻他法也。核疮处流水反增者，此为佳兆，非坏症也。

第四法，医者令病人屈肘，以不伸缩之绳在肘尖量至中冲穴止，剪断备用。然后令病人端坐，脱去内外衣，绳之一端齐尾间骨贴脊量起至绳尽处，爪切之作标记，在标记处捻指头大艾绒直接灸五壮，一次即愈。

第五法，以不伸缩之绳，自病人中冲穴起沿手背腕臂，直上至肘尖穴止，剪断，即以此绳由长强穴起，贴实脊骨正中而上至绳末尽处，以爪掐一指痕为标记，另一绳贴肉量病人口角取其长度，对折，将中心点置脊上标记处，两旁绳尽处，仍以爪切十字纹，即以艾绒直径约五分，置于十字纹上灸之，左右各一丸，灸后如起水泡，须将水泡刺穿，放出黄水，覆以药棉，以免脱皮。如此灸治，二个月后结核消散矣。

第六法，先令病人坐定，以肘竖桌上，医者取直细篾片一条长逾肘，与病人肘齐竖桌上，以其上端齐中指尽处比准以墨点记之，再移向无名指处比准，亦以墨点记，将此篾拉开凭中指墨记处截断。次令病人正身端坐，医者另取直细篾片一条，横度两乳两端乳孔当中，截断，乃取其中心点，系于先所比篾齐无名指下墨记处，两端同长，若十字架，不稍移动。乃令病人解去底衫裤，把十字架之脚，置尾间骨上，篾贴脊骨，在篾尽处，及横篾两端尽处，以爪强切之，作一标记，医者捻艾三团，如箸头大，置背上标记处之三点，各安艾一炷，如滑下，则以蒜汁擦之，中左右三处同时着火，任艾透火熄，扫去艾灰。禁食鲤鱼鸡羊肉助火发物一百日，不须服药，项上结核，自渐阴消矣，如有经已溃烂者，先用浓茶将脓血洗净，如法灸之亦无不愈云。

**【治疗原理】**本病由结核菌入里作祟而起。兹以针刺结核，又以艾灸治之，针通结核，热力易达，久之，血行旺盛，抗毒能力加增，故施术后，结核逐渐消灭，且能断根也。堪称淋巴结核最彻底、最快愈之疗法。

**【治验例】**广州长塘街十四号光汉中医学校学生钟玉衡君于颈之四周生四五核，大如手指，扪之走动，但未化脓，内服药、外敷药，未见消散。民国二十六年（1937）四月二十二日到余广州医所问针灸能否根治，余答本病是结核菌在淋巴管作祟，兹间接或直接用针刺之，用艾火灸之，经过数次手法后，血行旺盛，白细胞增多，食菌作用增强，结核菌从而死灭，核随消散，而且断尾，堪称结核的特效疗法。乃为之施术五次，病果霍然。钟君见针灸如此神效，乃来研究针灸，现已结业，能治愈沉疴痼疾矣。

### 2. 骨结核/结核性骨炎

**【症候】**经过非常缓慢且长，其发生多不自觉。

（1）肿胀。发病后二三月方始发现，或达一年以上，尚不能证明骨肿胀，尤以骨盆及脊椎等深部骨骼，全经过中往往不能认知。浅在性骨骼，多可认知其肿胀，又手指及足趾结核，每见典型的坛子状肿胀。初呈骨样硬度，从其增大而骨质菲薄，终呈洋皮纸样咿轧音，遂向外部自溃。肋骨部者，有时亦可检知其肿胀，唯因其多为骨痨症，故自外部难以触知。

（2）疼痛。骨髓型或于进行性骨结核时，虽有并发轻痛者，但多缺如。

（3）官能障碍。仅于关节附近之结核进行性时认知之。

（4）寒性脓肿。为骨结核之重要症候。此种脓肿，有存于原病灶附近者，有存于远隔部而成沉降脓肿者。又在骨结核，往往原病灶之症候不明，而仅现寒性脓肿者有之。

寒性脓肿之主要有症候即为肿胀，有时特别巨大。至于疼痛、潮红、灼热等急性症候往往缺如。硬度柔软，多具波动，肉芽组织过多时波动有不著明者。又位于深部者亦稍不著明。

脓肿将自溃时，则现局限性潮红及轻度灼热，有时伴发轻痛，皮肤逐渐菲薄，终则破溃，排出结核性脓汁，不易治愈，遗留结核性漏孔。

脊椎、指、趾，骨性结核之骨质高度破坏时，则来变形。

（5）全身症候。完全缺如，或甚轻微，但至末期则发生衰弱、发热及盗汗等。倘有肺、腹膜及胸膜等的并发症时，则上述症候较为显明。

**【预后及经过】**经过缓慢，多迁延数年至十数年之久，但因他种并发症有迅速死亡者。骨结核之自然治愈者虽不多见，但可行手法或他种治疗时，预后良好。

**【治疗经过】**视症候之轻重而定，大抵施术二十次，当可治愈。

【治疗】

（1）经穴：天应穴（患处），结核左右之经穴。

（2）治疗技术。医者诊断定病人为骨结核后，先在骨结核左右之经穴刺针，用雀啄术三五分钟久。休息片刻后，用姜垫结核上灸治之，如病人能耐痛则直接灸治尤妙。刺针影射到结核处可止疼痛，疏通其神经，直接灸治，能增加白细胞消灭结核菌，病者如耐心求治，当可治愈。

骨结核验方：白胶香、草乌头、五灵脂、地龙、木鳖子各一两五钱，乳香（去油）、没药（去油）、当归身各七钱五分，麝香三钱，黑炭一钱二分。以上研末，用糯米粉一两二钱和为糊，打千槌融为丸如芡实大，每料约二百五十粒，每服一丸，陈酒送下。

【治验例】前广州兴华中学旧同事钟某，于民国二十六年（1937）五月，感右踝骨肿大，隐隐酸痛。外现瘀色，行走颇感障碍。请不少名医治疗，未见痊愈。八月到余广州医所求诊，余为之刺太溪、昆仑、三阴交等穴，姜垫踝上灸十数壮。施术三次后，酸痛消除，施术六次后，踝骨复归原色，肿胀渐消，卒获根治焉。

### 3. 炎症

【症候】炎症之主要症候为潮红、肿胀、疼痛、灼热及官能障碍五者。然有时不全具，或性极缓慢之炎症，各种症候不易发现者，非可一例论也。

（1）潮红。炎症发生时，其局部潮红，系血管壁变化，而局部充血所至。初起时即现红色，压之暂时褪色，压去而复潮红，其变为紫色者，盖以血行缓慢，当经过毛细管时，酸素不足所致。现紫色时，压之不易速退，压去亦不易复原，有呈黄色者，因红细胞素渗入组织故也。若起炎症之组织本无血管者则不潮红，待有新血管穿入乃现潮红，如骨、韧带等之炎症是也。

（2）肿胀。其原因为血管充血，而渗漏浆液及潜出血球所致。倘炎症部为疏松组织，则肿胀更甚，因浆液易于积聚故也。若炎症起于厚筋膜之下，则邻处肿胀，如手掌炎症肿于手背，头皮炎症肿于上眼睑等。

（3）灼热。因局部血管充血，输送于该部之温量增加，并以血行缓慢，而温量之放散减少所致。与全身之温度无关。故局部灼热即为高度者，亦常在体内血温以下也。

（4）疼痛。局部疼痛为知觉神经受渗漏白浆之压迫而起，若渗出液积蓄于筋膜下，不能散布者则痛更甚。如手掌、眼球等处渗出物积蓄愈多，而疼痛益剧，若渗出液内含有菌毒者，则因伤害知觉神经之故，而疼痛益剧。疼痛之性质亦因发炎部之组织而异，在黏膜，稍带瘙痒，在皮肤宛如火灼，在腹膜如刀刺，在肌肉或如牵引，或如断裂，在骨则起钝痛，在神经每为发作性疼痛，或为搏动性，不仅觉于发炎之局部，更有传至邻部者。

炎症除此四种特征外，尚有官能障碍之一种症候，由于肿胀及疼痛而起，其原因为局部血行异常，渗出物压迫运动神经及分泌神经，并障碍组织之生活力所致。轻重不等，随发炎之强弱及部位而殊，如喉头之炎症，肿胀过甚可使窒息以死。至四肢之官能障碍，大抵无害于生命。

炎症之体温上升者，每致心悸亢进、呼吸频数，如炎症过久，则身体羸瘦，体力减弱，口渴，舌苔，口唇齿牙，积生污垢，消化力衰弱，大便秘结，且有恶臭，尿量减少而色浓。

【预后】佳良。

【治疗经过】视症候轻重而定，初起之时，施术一二次即可治愈。

【治疗】

（1）经穴。

主要经穴：委中、曲池、血海、天应。

（2）治疗技术。医者诊断定病人为炎症后，当以检温器测其体温多高，如有高热，则先刺委中、曲池、血海三穴，俱于刺至酸麻时，用雀啄术三五分钟久。待热退后，则刺上述三穴外，加灸患处凡七八壮。倘第一天不甚热，加灸患处三五壮亦可，但不可多灸，灸多血压上升，恐会脑充血或脑溢血也。一次未愈，依法再治一二次，当可治愈。

【治疗原理】刺委中、曲池二穴，刺至酸麻，用雀啄术，可使热度降低，热度降低，则红肿随消矣。再在患处灸数壮，血流畅通，疼痛立止。炎症之症候因针刺而逐渐消灭，病即获痊愈矣。

【治验例】广州维南路七十九号二楼黄亚智，于民国二十二年（1933）五月中旬在中脘穴上生一炎症，红肿痛热致不能睡，吃药十数剂，又敷生草药，未见痊愈，精神困顿，颇感辛苦，因与余为邻，余告以如经化脓穿孔，恐发生危险。黄君乃延余施治。余为之刺委中、曲池、血海三穴，在患处用姜垫艾灸五六壮，只治二次即告痊愈。

4.急性化脓性关节炎

发生部位：多发于膝、足、腕、肘、肩胛及股等大关节。

【症候】

（1）有剧烈之疼痛及肿胀，著明之潮红及灼热，至于官能障碍亦极重剧。

（2）往往有恶寒、战栗，续发高热，伴发各种热症候。

（3）因伴发关节周围炎，故关节构造稍不明显，本症异于结核症者，即表面皮肤不现苍白，而反著明潮红。

（4）关节囊之膨隆部有著明波动，在膝关节部往往能检知膝盖反跳症候。但在初期多不明了。又周围之有高度蜂窝织炎者，亦不易证明波动。

（5）本病倘长期收置脓汁，多向关节外破开，而发蜂窝织炎，或侵犯骨及肌肉等，有时惹起全身传染。

重笃之症，日后起扩张性脱臼，或破溃性脱臼者有之。

【经过及预后】经过多为急性，重剧者每因全身衰弱或全身传染而死，尤以股关节及膝关节之化脓为最严重。

关节化脓，因自溃或切开等处置，急性炎症立时消退，但治疗不当有长期化脓而不治者。又本症治愈后，多遗留关节强直。针灸治疗，预后佳良。

**【治疗经过】** 视症候之轻重而定，施术十余二十次，当可治愈。

**【治疗】**

（1）经穴。

主要经穴：环跳、阳陵泉、阴陵泉、膝眼、委中。

（2）治疗技术。医者诊断定病人为急性化脓性股关节炎，如经化脓，则以三棱针刺之，放出脓水，以五百倍石炭酸水洗净，敷以雷夫奴尔液，然后刺委中、风市穴，待脓水清除后，在股关节之周围，以艾灸之，极易生肌痊愈。

如为膝关节炎，则刺膝眼、阳陵泉、阴陵泉、委中等穴，用雀啄术。如肿痛不可按，脓水甚多，则以三棱针刺膝眼穴放出脓水。如不可按，则取竹筒一个，用纸焚着火，置筒内。倒按肿痛处，脓水自会流入筒内，待满后，筒自脱下，然后以五百倍石炭酸水洗涤之，待热已退，则灸阳陵泉、阴陵泉、膝眼等穴。继续治疗数次，便可治愈。

**【治验例】** 惠州水东街平二坊姚亚发，左腿患膝关节炎凡三年，屡治不能断尾。膝头肿大，色甚红，发热。因病久，大腿收缩，企立时左脚约短了三寸多。民国二十四年（1935）五月八日特到余惠州分诊所求治，余为之刺委中、阳陵泉、阴陵泉、膝眼四穴，热减了不少。施术二次后，疼痛全除。施术三次后，热全除，肿消了不少。施术九次后，肉色不红与膝上下一样。施术十四次后脚筋伸长，病乃霍然。

5. 痈疽

**【症候】** 痈疽乃疖簇生于一部，因其浸润互相融合而成大硬结之谓。

周围著明肿胀，表面呈紫红色，其中有多发性蜂窝状脓疱，其漏孔渐渐加多，致皮形筛形，渐生坏疽而带剧痛，全身症候即发热及种种著明热症候。往往伴发蜂窝织炎，有因蔓延而死亡者，或因起血栓性静脉炎，或全身传染，危及生命。

**【预后】** 有时不良，以糖尿病者尤然。

**【治疗经过】** 视症候之轻重而定，施术七八次，当可治愈。

**【治疗】**

（1）经穴。

主要经穴：委中、曲池、血海、骑竹马。

（2）治疗技术。医者诊断定病人为痈疽后，如未化脓，先刺委中、曲池、血海三穴，用雀啄术，使热度减抵，待热已消散，乃灸骑竹马穴七八壮，或在患处灸十余壮，痛者灸至不痛，不痛灸至感痛，如经化脓，则以三棱针放出脓水，用五百倍石炭酸水洗涤之，敷上生肌玉红膏，病可治愈。一次未愈，继续施治可也。

背痛特效方：清晨太阳未出，露水下，在山间取嫩松芯若干和黄糖舂烂涂之即效。

**【治验例】**《本草纲目》载史源记蒜灸之功云：母氏患痈作痒，有赤晕半寸，白粒如黍，用蒜片艾火灸二七壮，其赤随消。次日有赤晕流下，长二寸，举家归咎于灸，后用艾火灸四旁赤处，每一壮尽则赤随缩入，数十余壮，赤晕收退，至夜则大欣满背，比晓色黑肿高三四寸，上有百数小孔，调理而安。盖肿者毒外出也，色黑皮肉坏也。非艾火出，其毒于坏肉之里，则内通五脏，而症必危矣。

**附：对口疮的特效疗法**

在颈部哑门、风府穴生痈疽，俗称对口疮，未得善法治理，必致丧生。医者遇此病人，可叫卖猪肉者刮取砧板上之砧板屎凡一两，加锅底黑煤，搅匀，当膏药敷患处，次天更换一次，病无不愈，可谓对口疮的特效疗法。

## 6. 疔疮

**【症候】** 坚硬有脚，其状若钉，故名曰疔。疔之经过甚速，而其毒尤烈，有朝发夕死、随发随死者，有三四五日至一月半月而死者。初起如疥或发小泡。始则或痒或麻木，后则渐痛，亦有起即痛者。由痒而起之症，其毒必四散游走，最为厉害。一二日后发寒热如疟，甚则呕吐烦躁，头晕眼花，舌硬口干，手足青黑，心腹胀闷，精神委顿，语言颠倒。其形大小长圆，其色黄白紫黑，或有红丝无一定形。更有生于内者，亦有寒热头痛等征，而疮形不现，过数日或有一处肿起，即内疔所发之地。又有生于暗处者，初起不可误为伤寒时疫，当于须发眼耳口鼻、肩下两腋、手足甲缝、粪门阴户等处，遍寻细看数次。其生于两足者，多有红丝至脐，其生于两手者，多有红丝至腋，若生于唇面口内者，多有红丝入喉，以针刺疮，不痛无血是其证也。

**【预后】** 刺之如瓤瓜，软而不知痛，流淡血水者，百无一生。呕逆、直视、谵语如醉者不可治矣。

**【治疗经过】** 视症候之轻重而定，施术三五次，当可治愈。

**【治疗】**

（1）经穴。

主要经穴：身柱、委中、曲池、合谷、灵台、血海。

（2）治疗技术。第一法，刺身柱、合谷、委中、灵台四穴，服新鲜野菊花汁数杯，如无野菊花，药店中购菊花、甘草各一两煎汁服亦可，一次不效，二次必愈。

第二法，灸掌后四寸（间使穴后一寸）十四壮。

第三法，疔生在嘴角名锁口疔，当在病人背后反对方，找得红瘀点，针刺出血。疔在左嘴角者，根必在背右，疔在右嘴者，根必在背左。亦有左右皆有红根者，则视疔之左右行之。疔在右刺左，疔在左刺右，再用杏仁数枚，以温水泡开，捣烂敷疔处及肿痛处，半日一换，即痛止肿消而愈矣。

第四法，疔疮初起，灸掌后横纹七壮，男左女右，其肿即消，有失治而至走黄者（疮顶凹陷，神昏心烦），刺患所，挤尽恶血，即随走黄处按经细寻，有芒刺直竖，即是疔苗，急用针刺出恶血，即于刺处艾灸三壮。

又背上如有红点，将针挑破，挤去紫血汁以泄其毒。

若指疔则无论何指，须刺第三节指根近掌处，俾毒不致窜入旁指及手心手背，即本指之毒亦可泄。

病人如有红头发，宜即拔去。

第五法，取水杨梅煮水洗患处，取臭虫（木虱）五六个舂烂，和三四粒饭为丸敷患处，即愈。

【治验例】

（1）上海单培良君报告：马尧衢四十岁，为同事，患疔疮在手指，肿痛难忍，为针身柱一穴而愈。按身柱一穴善治疔疮为舍亲朱君所秘授，不论是何疔，已溃未溃，此穴一针便愈。重者针二次，无不愈。即疔疮走黄，亦可针愈。唯于针后，再服野菊花汁一杯更佳。如无野菊花，药店中购菊花一两，煎汁服亦可。余针治百数十人之疔疮无不愈者。故不自秘而公开之云。

（2）广州维新南路七十九号牙医区荫庭之女，于民国二十四年（1935）一月患左食指蛇头疔凡二三天，剧痛非常，诸药不效。余为之刺左商阳穴出血，又姜垫穴灸三壮，病即霍然。

## 7. 赫尼亚/小肠气（疝）

赫尼亚者乃指其器官出其所居腔壁之孔也。不但在腹膜腔，即脑、肺等亦可患之。此章只论属腹者，名腹赫尼亚。

【症候】最明显之状乃于正常未凸之处显圆或梨形肿团，起立或咳嗽或出力时则加大，以手扪之亦令人咳嗽，并觉触跳，若赫尼亚内有肠，则形圆而紧张，叩之或有空响，压之则肠复入腹内而有咕噜响，肠赫尼亚每能致消化不良及绞痛。网膜赫尼亚则软如棉，咳嗽时触跳不大或无。叩之有实响，回入腹时则无咕噜响。复下时乃网膜渐次过腹股沟管至赫尼亚囊令囊胀满。

本病由小腹坠入，可以还纳，如起嵌顿，渐起肿大，局部剧痛，而恶心呕吐，腹部非常膨满，病者甚为苦闷，有号痛而死者。

【预后】针灸治疗，预后佳良。

【治疗经过】视症候之轻重而定，施术十次左右当可治愈。

【治疗】

（1）经穴。

主要经穴：大敦、独阴、气冲、曲泉、百会。

（2）治疗技术。第一法，医者诊断定病人为本病后，先刺曲泉、气冲二穴，然后捻艾绒灸大敦、独阴二穴，灸治五六壮后，通例即可止痛。倘未止痛，则以绳量病人口角，贴赤肉由左至右，丈得后连折三次，折成三角。上角放置脐中，下二角放置脐下之左右。捻大指大艾绒灸脐下二角处（或患在右则灸左，患在左则灸右），灸至七八壮后，即可止痛。如患病甚久，止痛后，仍须按上法施治数次，方能根治。

第二法，于发作时直接灸百会穴五壮，痛可立止。

第三法，关元穴旁开各二寸青脉上，直接灸七壮，即愈。

【治验例】东莞寮步新圩财兴号黄财兴患小肠疝气病凡七月。每月痛七八次，辛苦万分。在乡治疗未能治愈。承红十字会梁君介绍乃于民国二十六年（1937）十一月十二日来省，寓万福路均泰糖面铺，是晚二时后剧痛，吃数种药无效。翌晨来治则见其小肠坠入阴囊右方，如手掌大。据称初在脐上下疼痛，痛久则坠入阴囊，连痛数小时久则渐止痛，余按第一法为之施治凡二十分钟久，立即止痛，续治十次，便达根治目的。民国二十七年（1938）一月十九日，病人托伊兄送来墨鱼生蚝两大包，以表谢忱云。

# 第九节 消化器病

## 一、口腔病

齿痛

【症候】齿龈红肿刺痛，剧痛不止，或不见他觉之症候，而齿龈间剧痛，如灼如刺，日夜不止，或进食时两齿相接，即发刺痛，痛久，颊部肿起者有之。

【预后】针灸治疗，病无不愈。但镶金之齿化脓刺痛，止痛后须令其请牙医脱下金牙洗净之，方能永久不痛。

【治疗经过】施术一次，即可治愈，亦有针治二次方获根治者。

【治疗】

（1）经穴。

主要经穴：合谷、颊车。

次要经穴：内庭、内关。

（2）治疗技术。第一法，医者诊断定是齿痛后，洗净两手，取特制之寸半毫针，先行消毒，然后叫病人对坐，手放案上，或仰卧（痛甚久，且虚弱之病人，仰卧施术，可免晕针）。在痛之一边之合谷穴处消毒，医者以左手之拇指掐之，使感酸麻以减少针刺入肉时之痛苦。然后针斜向上入，至病人感酸麻，如有气直达臂上时，用雀啄术，直至刺痛停止，然后拔针。倘病人牙痛多年或有一月半月，痛止后仍须用雀啄术三五分钟。倘仍不止，当刺彼手之合谷穴，手法同上。仍未止，再刺内庭穴，直至痛止。如是蛀齿，痛止后，再用樟脑粉（中药）擦患处，擦后吐出口水及药，如是者两三次。倘痛久颊肿，则刺肿之颊车穴（不肿可不针，不肿之一方亦可不针），俾肿消散。齿痛可从此根治了。

**注意**：好食辣味而致牙痛者，牙痛止后，要戒食辣味。

第二法，以绳量中指尖至掌后一横纹，折为四份，以一份量臂后当臂中，灸一壮，随左右取之（适当内关穴上一分余）。牙痛亦可根治。

第三法，蛀牙作痛，以药棉一二钱，摊成日字形，中夹樟脑粉（中药）二三分，卷成条如手指大，蘸以香油，用手捻紧，明火烧着，油即渐渐滴下，至油滴尽，吹熄火焰，令病人开口，以棉条按在所患之齿上灸之，至齿部发热，痛即渐止，如热度太过，痛未全消，又停片时再灸之，即痊愈矣。若棉条尚有油滴，不可入口，恐油滴下，有烫伤唇牙肉等事。

【治疗原理】兹刺合谷穴，用适当之刺激力，使病人感觉酸麻如有气直达臂上口内——一如人之掌内固执物件，擘开取出甚难，然遇人用力击其腋下，其力量又适足使掌放松者，则其固执之物，必立即放下，则齿部紧张之神经因受刺激而轻快，齿痛因而立止，不再发作，发炎现象从而消散，而痛根治矣。此较以药敷齿上，直达而效宏啊。如刺激力太小则须再刺一次，用雀啄术久些方能根治。

【治验例】民国二十五年（1936）三月，学员胡杏春带一女人来治牙痛。据云："余今天第一次用针，诊察她确为齿痛，乃刺患边之合谷一穴刺到酸麻时，疼痛即止，惜于针后不久，疼痛如故，不明所以然，故特同她来请求治疗云云。"问病人齿痛多久，据云齿痛已六七年，初右边齿痛，屡治不愈，特把齿拔去，镶回假齿，兹左边又痛，以又拔去食物恐不便，故特医治，以求保存云云。乃对胡君云，是病当刺针久些，止痛后仍须用雀啄术五六分钟久，使疼痛完全停止，发炎症状完全消散，方能根治。乃为之刺左边之合谷穴，疼痛立止，再用雀啄术五六分钟，再刺右边之合谷穴亦六七分钟久。休息五分钟后再刺左方之颊车穴亦五六分钟久，自后病人便不见齿痛，未拔之齿因而得保留。

【验方】昆布（俗名海带），烧灰存性（烧到黑色），混合烧盐，取少许填在痛齿上，齿痛立止。

## 二、咽病

### 急性咽炎、咽峡炎

【症候】咽下痛而不舒，咽痒而干，常欲咯痰咳嗽。其病多延入喉，致声嘶。或至耳咽管，致微聋。颈项强硬，颈淋巴腺或肿痛。全身症状罕有危重者。病起时畏寒，发微热，脉搏率增加。发热间或较重，腭扁桃体受累者尤甚，检其咽则黏膜皆充血，干而发亮，有数处且被黏液遮盖。腭悬雍垂亦有时大肿。

医者可使病人大张其口，以匙柄压舌，则上膜可以明视。若检咽后壁，则使发长音曰"爱"，如小儿不肯张口者，可以两手闭其鼻孔，则自然张开，小儿在号哭时检查最便，但如患白喉之小儿，或其他一切重病，勿强行此检查，否则每有危险。

**【预后】** 佳良。

**【治疗经过】** 施术一二次，即可痊愈。

**【治疗】**

（1）经穴。

主要经穴：少商、合谷、中渚、委中。

（2）治疗技术。医者诊断病人确为咽峡炎后，命病人对坐，置手案上，取合谷穴，针与经穴消毒后，医者以左手大指甲切合谷穴，针斜向上入穴，待病人感酸麻即用雀啄术，倘病人神经健全，反应力大，当即止痛。如未止痛，当使病人握拳置于案上，取中渚穴，直入针，如感酸麻则用雀啄术，久之咽痛可止。如病人症重痛仍未止，休息十分钟后再刺彼手之合谷、中渚穴，手法同前。仍未止痛，则命病人直立，两手扶案上，在委中穴处消毒，用二寸针直刺入，如酸麻直达脚跟上，则针拔出一半，针头斜向上直刺至酸麻时再用雀啄术，若干分钟后拔出再刺另一委中穴，手法同前。至此大多数咽峡炎可获痊愈了。

倘病人第二日再来医，病尚未愈，除照上列之经穴，照旧法施治后，再加针少商穴。法令病人伸其大指，医者以左手四指执其全指，消毒后大指甲切其少商穴，久之，取一寸针，直刺之，问酸麻否，如病人能耐痛，则左手四指放松些，使反应大些，酸麻能直达臂上。倘病人感刺痛，则左手四指用力固执之，不使走脱，仍须刺至酸麻，久之，如法刺另一少商穴，而病必愈矣。

第一日不刺少商穴者以刺是穴甚痛，病人难耐，刺上列三四穴可愈病，则以不刺为是，但若不刺少商不能愈病，则虽痛亦须刺之也。

**【治疗原理】** 炎症之现象为潮红、肿胀、疼痛、发热、官能障碍。兹以针之刺激，由手反射到炎症处之神经，神经一时轻快，疼痛即获制止，血管从而起收缩的现象，发热、潮红、肿胀随而消退，功能恢复，而病告痊矣。

**【治验例】** 惠阳西湖边钟某，于民国二十四年（1935）一月二十四日忽畏寒发热，咽痛不舒，咽痒而干，常欲咯痰咳嗽，颈项强硬，食药未效，二十六日特来求治，检视其咽则黏膜充血，干而发亮。为之刺合谷、中渚、委中三穴，咽痛即止。问怕刺痛否，欲一次愈否，曰不怕刺痛，欲一次愈，乃为之刺少商穴，病人云颇感刺痛，如有电直达咽头，转向他边云。果如余言，施术只一次而愈。

## 三、腭扁桃体病

### 急性腭扁桃体炎（俗称鹅喉）

此系一种急性传染病，为散发性或流行性。受累之处为腭扁桃体咽门之组织，常为链球菌类所致。

【症候】怕冷甚或显然寒战，背及四肢酸痛等状，或起于病发前。发热骤升，病人如系小儿，则第一夕即或升至一百零五华氏度（四十点五摄氏度），咽痛难咽。检查之，则见腭扁桃体肿而其窝有干酪样渗出物。舌有苔，呼气浓臭，尿色深而满含尿酸。小儿患之，则呼吸常急，脉搏大增速。咽下时每痛楚而声带鼻音，颈部各腺或微肿。

至于流行性类，则发热或甚高，继发性腺肿或甚剧烈，深处之组织或亦受累，并发病如心内膜炎、心包炎、肺炎球菌性腹膜炎及肺炎等皆甚危险。

有时候腭扁桃体之肿或羁留不退。

链球菌性腭扁桃体炎之与白喉病相似者，间或有瘫痪病继之而起。

凡此病之散发类及流行类之轻者，致命之数极罕。然在剧烈之流行，则因并发病而死者约百分之三四。在波士顿流行之一次，死者五十人。

【预后】佳良。

【治疗经过】施术二三次即可治愈。

【治疗】

（1）经穴。

主要经穴：少商、合谷、中渚、委中、尺泽直下一寸。

（2）治疗技术。本病少商穴最为主要，如是小儿须亲人捉紧方能针治者，则先刺少商穴，医者左手执大指之面底，指头与指头并行，大指甲强切少商穴，然后消毒，取一寸针，直刺入，用雀啄术约二三分钟久，然后拔针，挤出血液少许，再刺其他少商穴，手法同上。如症候甚重，则再刺合谷、中渚、尺泽直下一寸、委中等穴，俱用雀啄术凡二三分钟久。如能刺对神经，刺激力与病症适合，即可痊愈矣。

倘病人年长自来治疗者，则先刺合谷、中渚、委中、尺泽直下一寸等穴，然后再刺少商穴，因少商穴刺时感剧痛，刺了一次后，病者不再求针，病不获愈。兹刺上列数穴后，休息一下，医者对病人说，如欲一次痊愈，则少商穴亦须刺针，此穴虽有些痛，但为病之痊愈，亦宜忍耐一下，针入穴后问病人感酸麻否、如有电般由指达臂否，若否，则向上下移针，以见酸麻为止。能如是，病极易告痊。

外嘱病者卧床休养，至病愈时为止。食品须食液体品，病者要求固体食品，可择柔软者略加之。水分宜饮足。倘病人备有鹅喉散，为吹一二下亦妙。

鹅喉散1：冰片三分，川麝一分，大黄五分，朱末三分，豆根五分，灯心灰一分，浙贝母四分，细辛三分，细牛黄五分，甘草二分，田七七分，青黛四分，枯矾五分，龙胆草五分，川黄连五分，皂角三分，共研细末，好瓶收藏，勿令泄味，用时取少许吹患处，有特效。若加女指甲煅灰少许更妙。

鹅喉散2：冰片二钱，僵蚕二钱，火硝钱半，共研细末，取少许吹患处，验。

【治疗原理】针术刺对神经，如触电般，由手反射到腭扁桃体处，好像电灯甚亮，但一拨极远之开关，立即电灯熄灭，痛止、肿消，诸症如扫矣。但刺激力用得不恰到好处时，须施术多一二次方获痊愈也。

**【治疗验例】**民国二十四年（1935）春，广州汉兴国医学校学生谢冠洲君带其广花公路办事处友人来治腭扁桃体炎病。据称咽痛难咽，检观之则见左右扁桃体均肿胀如手指大，声带鼻音。以刺少商穴甚痛，恐病人不能耐，治好了不忘刺痛，到处说针灸甚痛，影响营业，乃只为之刺合谷、中渚、委中三穴，并告病人倘翌晨未全消散时当再来一次，加刺大指侧一穴，即可痊愈。兹为减免少许刺痛，暂行免刺。翌晨病人再来检视之扁桃体消了十之四，为之刺合谷、中渚、委中、尺泽直下一寸等穴后，加刺左右少商穴，病人能忍痛，致感甚酸麻，据谢冠洲君报告，急性腭扁桃炎即获痊愈云。

## 四、食管病

### 1. 急性及慢性食管炎

**【症候】**食管内有某物介在之感，或感疼痛，其痛往往放散至背部、胸部及胃部，咽食时诉胸骨内面疼痛，甚至不能摄食。少数因患部起反射的痉挛而呈狭窄样症候，起蜂窝织炎时，症候剧激，战栗高热，脉奇数，往往发汗，慢性症无著明症候，仅在咽下比较粗大食块时诉疼痛而已。

**【预后】**佳良。

**【经过】**施术一二次，即可治愈。

**【治疗】**

（1）经穴。

主要经穴：合谷、太渊、内关、中脘。

次要经穴：膈俞、中魁。

（2）治疗技术。医者诊断定病人为食道炎后，先取合谷穴，消毒后，以左手大指爪强切穴上，久之，斜针入穴至感酸麻，行雀啄术四五分钟后，慢慢拔针，乃令病人掌向上，取太渊穴，消毒后，直刺入，但勿刺及血管及骨，以免刺痛流血，刺对神经后一如触电反射入胸，再取内关穴，针略斜向上，则酸麻易及胸内。至此闷痛当可立止，轻症已愈大半。休息十分钟后，手法同前。再刺彼手之合谷、太渊、内关三穴。如病已数天，症候甚重，则加刺膈俞穴，加灸中魁二穴五壮。一次治疗未愈，翌日照法再治一次，当可痊愈。

**【治疗原理】**兹以针刺内关穴中之正中神经，合谷、太渊穴之桡骨神经，中脘穴之肋间神经，俱能直接或间接影响到食管内之迷走神经及交感干，立能使神经紧张减低，而痛立止，充血、温热、肿胀随而消散，官能从而恢复，而病告痊矣。

**【治验例】**惠阳县城万石路梁师母于民国二十四年（1935）三月二十六日始觉食管赤肿，呈热候，咽下硬物时诉胸骨内剧痛，患处常似有物滞留之感。二十八日踵门求治，诊得为急性食管炎，为之刺合谷、太渊、内关三穴，疼痛即止，翌日温卓卿讨媳妇，她便能赴宴大嚼，闻者惊奇不置。

### 2. 食管狭窄

**【症候】** 本病有二主征：

（1）通过障碍有二：一为咽下困难，应狭窄之程度而有差别。如原因于错咽异物者，则为急发性，其他诸原因所致者则为徐发性。在狭窄程度尚轻时，病者当咽下之际，自觉所咽食块滞于食管之某部而觉其下行迟缓。程度加重，则感知食块停带于食管之一定部而毫不下行，虽叩其背、击其胸或饮用茶水，仍难促其下行。于是病者不得不仔细咀嚼而仅将小食块咽下或径用流动性食品以资营养等。此通过障碍，不仅单由于狭窄之故，盖多种可以致本病之原因，兼能使食道肌质受有著明之侵害也。

（2）吐逆。高度之狭窄，食块停滞食管上部致起疼痛，寻来吐逆。如狭窄在食管上部者则食后即起，反之食管下部之狭窄，则因上部见管壁起扩张之故，能多量涵容食物，使停滞其中，故直至食后数小时间始发之云，吐逆物即为所停滞之食块，并混有多量黏液，呈中性或酸性反应，微有腐败臭。

本症除上述二主征外，其一般状态之最值得注意者，为营养上之损害，盖以食块之通过障碍，自难满足其营养上之需要，其极则羸瘦骨立，体温下降至三十五摄氏度以下，脉小而徐（四十到六十至），心音减弱，呼吸亦浅表缓慢，腹部陷没，大便秘结，尿量减少。倘不能根除其原因，终难免于一死。

**【预后】** 西医预后不良，针灸治疗曾经治愈有例。

**【治疗绎讨】** 视其症候之轻重而定，有施术二次而获痊愈者。

**【治疗】**

（1）经穴。

主要经穴：太渊、内关、中脘。

次要经穴：列缺、合谷、天突、膈俞。

（2）治疗技术。诊断定病人为食管狭窄后，令病人对坐，伸手案上，掌向上取太渊穴，消毒后，左手大指爪切穴上，使感酸麻，然后直入针，如病人觉酸麻达手指上，则针转斜向臂上，以病人感酸气直达臂上为妙，但须小心勿刺着骨及血管，以免疼痛流血。休息片刻，再刺内关穴，亦用雀啄术。倘病人不甚弱，可继针彼手之内关、太渊穴，手法同前。如刺激力适合，疼痛可止，症状可减轻也。

如病人病已数天，甚软弱，刺上列四穴后，即应停止施术。倘病人颇健，仍可针刺，则令病人仰卧床上，取中脘穴，先消毒，乃取最幼之毫针直刺中脘穴，如只觉胃内酸麻，则针斜向上，亦用雀啄术，如病人感有气直透胸内食管处，收效必大。再取天突穴，务使酸麻直透胸内，倘症候不重，当可告痊矣。

次日仍未能下咽，除照旧刺上述经穴外，加刺合谷、膈俞穴。俱以感酸麻至不能耐为止。加灸天突、中脘穴五六壮亦可。

【治疗原理】兹因某种原因致食管狭窄，黏膜呈炎症状态。而刺太渊、内关、中脘三穴，能直接或间接影响到食管内，如刺激力适合，则其疼痛可止，炎症渐消，功效确实而快捷。事实如此，理论亦如是吧。

【治验例】劳侠夫先生寓粤文明路七十七号二楼，其夫人于民国二十四年（1935）十月七日起，觉咽间生一小疮，以手扣之，吐血二碗，初作硬物咽下之困难，只能饮液质之食物，三日后食管狭窄愈甚，虽流动物亦不能咽下，甚至胸骨下时伴以疼痛，日夜不能入睡亦不欲食，经五六个中西医注射给药治疗，全无功效。病人甚疲惫。十三日晚蒙伍天民先生介绍往治，治之刺太渊、内关二穴，立即痛止思食，随煮鸡蛋麦片，即能食一大碗，再针彼手之太渊、内关二穴，诸症如扫。十四日早病人觉饿，竟能食一碗饭而无碍，再为之针治一次，所谓不治之症，痊愈矣。闻者惊奇不置。

### 3. 食管癌

【症候】因肿瘤渐次发育，故食管渐次狭窄，而有咽下困难吐逆等症，若癌瘤组织崩溃，则狭窄症候一时减退，而由其溃疡面出血，且癌瘤侵蚀食管壁之全层，而蔓延于周围，又常与支气管、肺膜、心包等愈着，更常转移于纵隔腔内淋巴腺，双方并进，以压迫返回神经，致声带麻痹，声音嘶哑，甚至失声，或压迫气管，致呼吸困难。病人觉局部疼痛，如决如裂，而放散于背部、项部、肩胛等处，既常发于夜间，而与摄取食物又无关系，然疼痛以前之数月间固有食管狭窄之前驱症候在也。胃机能多如常，致病人常饥饿烦渴，然终因癌瘤毒素与咽下困难，致病人形销骨立，营养衰退，终因恶病质致死也。

【预后】针灸治疗轻者可以治愈。

【治疗经过】施术十余次，可治愈。

【治疗】

（1）经穴。

主要经穴：太渊、内关、天突、中脘、背部不舒服处。

（2）治疗技术。医者诊断定病人为食管癌后，先刺太渊、内关二穴，使感酸麻直透胸内。休息片刻后，取天突穴，针尖向胸里下针，使酸麻透下胸中，然后令病人仰卧，取中脘穴，使酸麻透到食道，效力方大。倘癌瘤在食管下方贲门处，可以针刺激之，并以艾团灸治之，使热力内达，癌瘤消散，耐心求治，当可治愈。

倘背部感觉有处酸痛，可以针刺之，使感酸麻，复以麝香调艾绒灸治之亦可。

【治验例】澳大利亚张某患食管癌，每餐只可饮液体食物，在食管时尚须停留十余分钟久方可到胃。医嘱回粤静养，盖无法疗治也。回香港时见其一乡里，乡里之夫人患胰癌病，刚为余治愈。乃介绍张某到治，余按上法为之施治十余次，癌瘤逐渐消散，由食粥进而食饭焉。惜香港沦陷时治疗记录纸散失，名字与住址未能录出也。

## 五、胃病

### 1. 急性胃炎

【症候】轻者微有消化不良之状，腹觉不舒，头痛，郁闷，恶心，嗳气至呕吐。舌苔厚，涎增多，小儿则有肠症候如腹泻并绞痛，并常发微热。病程大约二十四小时，病重者初起时或寒战并发热。热至三十九摄氏度左右，舌垢浊，口气厚，且常呕吐，所吐始杂食物，继含黏液甚多，并有胆色汁。有时或大便秘结，唯腹泻者较多。尿显热病之常状，内含尿酸盐甚多，腹微胀，按其上部则略痛，唇或发疱疹，病程大约经一日至三日，然亦有较久者。所呕之物大概含乳酸及脂酸，黏液亦增多。

【预后】佳良。

【治疗经过】施术三两次即可痊愈。

【治疗】

（1）经穴。

主要经穴：内关、足三里、中脘、上脘。

次要经穴：下脘、建里、内庭。

（2）治疗技术。医者断定病人为急性胃炎后，如病人可起坐，则令坐在案旁，伸手案上，掌向上取内关穴（不能起坐，则卧在床上亦可），针略斜向上入穴，如感酸麻，直达胃内，则用雀啄术数分钟久，疼痛不舒，当可减轻。再刺彼手之内关穴数分钟久，病轻者即可痊愈。倘仍疼痛、呕吐，又再刺左右足三里穴，针亦微斜向上，刺至极酸麻时，亦用雀啄术二三分钟，然后拔针。如欲病人病不再发，则取最幼之毫针再在中脘、下脘二穴各刺一针，可用置针术，如无发热，各灸三五壮亦可。有热之可疑时，须探热。

倘施术一次，疼痛、呕吐停止二三小时后，仍旧发作，同日可再施术一次，手法同前。如次天仍未痊愈，亦可再为之刺内关、足三里、中脘三穴，置针术、雀啄术均可施用。如医者确能刺对经穴内之神经，刺激力又适合病人，病可痊愈矣。

尚有一法，亦可施用，即取最幼之寸半毫针七八支，用水煮滚消毒，摩定胃之位置所在，在正中刺一针，至感酸麻（下同），针安在穴内不拔出，再刺第二、三至七八支针入胃内，亦不拔出，然后每针均用捻旋法各一分钟久，然后一一拔出，急性胃炎之症候，亦可完全消散。唯病人有些惧怕，不如刺内关、足三里穴之利便快捷耳。

又本病须保持胃之安静,病者在二十四至三十六小时内使禁食,并令安卧,且注意其保暖。如病者诉口渴,不妨予以橘汁、水、茶等。经过时日之后,始生食欲,其时可先试以流动食,渐渐移行以半流动食(如牛奶、麦片),乃至固形食。

**注意**:医治胃病,须饭后一小时半后方可施术,缘饭后胃在消化,刺胃病之经穴,影响胃消化工作。饭后一小时半后,食物已移入小肠,针灸无妨也。又施术后亦须一小时后方可饮食。施术后即饮食,常会发生胃病。

**【治疗原理】**胃因某种原因,以致黏膜红肿,或微出血,或略水肿。兹以针刺内关、足三里二穴,据治疗经验,病人可自觉能影响至胃,用雀啄术一而再,其刺激力又适合该病,当然能使胃之炎症症状减轻以至消灭。再在中脘、下脘二穴,针灸之,直接影响胃部,的确功效确实,而且安全。

**【治验例】**民国二十五年(1936)二月,广东光汉中医学校学生方锡干君带伊父方某到治本病。据称:突然发生消化不良之症候,食欲缺乏,口渴,恶心,呕吐,嗳气、嘈杂,胃部疼痛或觉压重膨满,头微痛,但无热。吃药数剂,未见有效云云。为之刺内关、足三里、中脘三穴,兼灸一二壮,立即止痛,兼获根治焉。

## 2. 慢性胃炎/慢性胃卡他/慢性消化不良

**【症候】**本病症候,不如急性之著明,多为徐发性,渐呈消化不良之症。

(1)自觉之症候。食欲大多减损,少数则反亢进,病者诉食味不良,企望香料及刺激性食物,食后胃部有压重及膨满之感,恒发嗳气、吞酸、嘈杂、恶心、呕吐。呕吐每起于消化炽盛时,吐物由未消化之食物及黏液而成。亦有在空腹时呕吐者,酒客之早晨呕吐其著例也。其吐物大部分为咽下之涎,普通由于合并慢性口内炎及咽头炎之故。病者诉胃痛者不少,但亦有并无此症候者。本病多数涎液分泌亢进,故不如急性症之剧渴,唯少数病人亦有口渴及口内干燥之诉述。

(2)他觉之症候。胃部多少有压痛,食后胃部膨满,舌有苔,口内屡有恶臭。于试验餐后检其胃内容,如为空腹时则富有黏液。胃酸之关系则有种种,在肥厚性胃炎则正常或亢进,在萎缩性胃炎则减少或消失。至末期则酸蛋白酶亦消失。其时检查其胃内容,则食物无异浮于水中而毫无消化之痕迹,所啜之牛乳亦不凝固。又有时胃内容中能证明隐血,但非恒有。

胃运动普通无障碍,即有之亦极微。

大便普通闭结,但亦有泄泻者,亦有情形不定或竟毫无异态者。

尿中有尿胆素及尿胆素原。

(3)一般状态。病者陷于神经质,诉全身倦怠、头重、头痛、眩晕、不眠等,精神易受刺激而趋于悲观,乏力,终至不能从事于其所业,或减少其工作效率。其甚者更有心悸亢进、心窝搏动、脉搏结代、食后之呼吸促迫等症候,逮达末期,营养著衰,乃呈贫血症候。

【预后】佳良。

【治疗经过】施术三五次即可痊愈。

【治疗】

（1）经穴。

主要经穴：内关、足三里、中脘。

次要经穴：下脘、建里、下脘。

（2）治疗技术。医者诊断病人确为慢性胃炎后，先在内关穴上消毒，刺入后，用雀啄术约二三分钟，然后刺足三里，手法同前。休息片刻后，令病人卧床上，平心定气后，乃在中脘、上脘、下脘三穴处消毒，然后取最幼之寸半毫针消毒，刺入该三穴令感酸麻，以减低压痛、嗳气、吞酸、嘈杂等，再切一分厚姜片，置于中脘穴上，上捻箸头大艾绒贴实中脘穴，用线香阴火燃烧，如觉刺痛则移至上脘或下脘穴上（整个胃部亦可灸治）。火熄后，又焚第二炷艾，照旧按穴轮流灸治。因为对正针口，艾火对正经穴，艾火力可以深入，灸治久之，皮面及胃内必觉滚热。膨满、嗳气、恶心、呕吐等症状乃逐渐肃清，倘一二次未能治疗，依法再治二三次，当可痊愈矣。

又令病人改革过食、急食及其他各种饮食不摄生之恶习惯，绝旨酒，洁口腔，医其病齿，食后须休息少时方可工作。如遇便秘，用适当之饮食、按摩腹部等。

【治疗原理】兹刺内关、足三里二穴如感酸麻，能间接影响至胃，则胃之胀大、静脉变大、胃腺之发炎等，可因一再刺激而炎消、肿退。再在中脘、下脘、建里、上脘等穴，或胃之全部，刺针后又用姜垫穴长久灸治，使热力艾火借姜之辛辣而增其力量，直达胃内，胃之血量必加增，循环必旺盛，胃之嗳气、嘈杂、恶心、呕吐等烟消云散矣。胃腺恢复常态，消化不良之症候不见了，而病痊愈矣。

【治验例】广州肾思街维生印刷场店东陆棠先生，前因晚饭后赶赴夜学，散学后又赶回印刷场，以吃饭后而奔跑，致胃大受影响，变为慢性胃炎。常食欲不进，食味不良，胃部痞满，嗳气、嘈杂，食后恶心、胃部疼痛、胃窝膨满压痛等，做事全无精神，生意大受影响。闻余能以针灸治病，特请余施治，余依上法为之针灸一次［民国二十二年（1933）十二月六日］，说也奇怪，针灸后，诸症如扫，每日食两餐饭，上三次茶居饮茶吃东西，并无妨碍，精神日健云。

## 3. 胃溃疡

胃圆形溃疡，又简称之曰胃溃疡，盖为抵抗力减少之胃组织，经胃液之作用，所谓自己消化之结果，所来之局限性实质缺损也，故又名消化性溃疡。此种溃疡，亦往往发生于十二指肠始部，少数则生于食管下端或胃肠吻合术后之小肠端云。

【症候】本病取持久性之全然隐伏性经过而突然来大出血或穿孔性腹膜炎者不少。亦有在久时期中，别无特征而误认为其他慢性胃病者。虽然，多数之例有固有之病症，即下述四者：

（1）溃疡痛。又有胃痛、背痛及压痛之三种：

胃痛，厥性如刺如灼或作痉挛样，恒局限于心窝部，故有心窝痛之名，其痛发于食后，与食物之质及量有关。摄过热过冷物及固形物后，易起疼痛。普通始作于食后二至三刻钟。少数在食事中疼痛发作不止或在空腹时亦发生疼痛。后者恐为过酸性之结果，故如略用流动食物，反稍缓解。胃痛能依体位之变换而增减，例如幽门部溃疡，右侧卧时剧痛，左侧卧时则见缓和，又后壁之溃疡，在伏卧时可避去疼痛，前壁之溃疡，则需仰卧。此外月经及妊娠亦与胃痛有关，如月经多则胃痛减，反之则胃痛强焉。妊娠中则胃痛往往停止。又本病之胃痛，往往见周期性发作，且有定时，例如春秋两季，有一二星期之食后胃痛症状，每年不易，屡屡见之。

背部疼痛亦为重要症状，厥性如咬，存于脊柱左缘第八胸椎乃至第三腰椎间。亦有诉两肩胛骨之中间疼痛，全经过中其疼痛部位殊少变异。

压痛存于心窝部及背部，所谓心窝压痛。心窝部压痛之处，在正中线上胸骨剑状突与脐之中央。仅指点大之局限区域，与内脏神经节之位一致。其压痛性质极强，即以叩诊槌或指头叩打时，亦诉疼痛。至背部之压痛，如为幽门或十二指肠溃疡，则存于第十一胸椎乃至第二腰椎高处脊柱之侧方，左侧较右侧著明。如为小弯或后壁之溃疡，则存于第七胸椎乃至第三胸椎高处脊柱之两侧，左右同强或右侧稍弱。

（2）呕吐。约有三分之一病例具此症候，普通发于剧痛之际，食后即吐物中之食物虽无甚变化，然经时稍久之呕吐，吐物必呈吐酸糜粥状。此酸性吐物殊害牙齿。食后立吐者，为贲门部溃疡，经二三小时方吐者，为幽门部溃疡。又呕吐之后，疼痛往往一时缓解。

（3）胃出血。此因溃疡底之血管受侵蚀而起者，其轻重缓急关于被侵血管之大小，其大量出血者，每致大吐血及下血，有致失血而死者。出血微量时则来隐血症候。吐血或自然发作，或以心身之劳动或饱食为诱因。其固有之症候，吐血前有胃痛之前兆，胃液中所含之胃酸，于吐血之前后皆著明增加。出血极多之际，吐物虽如普通之血红色，唯一般其部分先已在胃内凝固、氧化，故呈咖啡渣色。又血液一部分每移行于肠，故粪便成暗黑色。故如有胃溃疡之可疑，忽呈急性贫血或失神时，不可不注意粪便之情形。除吐血、下血外，其50%～83%粪便中恒见隐血。

（4）胃酸分泌过多。胃溃疡大多数之例有此症，然亦有不仅无此之情形且来胃酸减少之病例也。又本病常合并食饵性胃酸分泌过多症，如酸度忽然降低，则有变为恶性肿瘤之虞。

（5）其他症候。病者屡诉吞酸嘈杂，伴有胃酸分泌过多症时亦诉渴。舌普通清洁，食味亦正常，食欲不减或反亢进。至其食量之所以减者，为恐食后之疼痛耳。病人之一般症候不等。有贫血羸瘦者，亦有营养佳良者，如无并发症，则不发热。但大便常秘结，有时且有头痛、不眠等神经症候而陷于忧郁。

【鉴别】胃溃疡有时与胃癌误诊，然就下表所述，不难鉴别。

| 胃溃疡 | 胃癌 |
| --- | --- |
| 年龄以少壮者为多 | 年龄以四十岁以上者为多 |
| 经过慢性 | 经过比较速，鲜有达二年以上者 |
| 食后发作性疼痛，压痛点在心窝及脊柱侧 | 疼痛为存续性，不限于一处 |
| 呕吐来于剧痛时，在吐血时吐出血块 | 不规则之呕吐多在滞食过多后，吐血之量少，作咖啡渣色 |
| 胃内容富于胃酸，无异常发酵 | 胃酸减少 |
| 除瘢痕形成及胃周围炎外无肿瘤 | 触知肿瘤 |
| 食欲佳良而有恐食症 | 食欲不振 |
| 无舌苔 | 舌有厚苔 |
| 营养一般佳良 | 恶病质及水肿 |
| 在锁骨上窝之淋巴腺不肿大 | 在锁骨上窝之淋巴腺往往肿大 |

**【预后】**预后佳良。

**【治疗经过】**施术十次左右，当可治愈。

**【治疗】**

（1）经穴。

主要经穴：内关、足三里、中脘、天应（患处）。

（2）治疗技术。医者诊断病人确为胃溃疡后，令病人对坐，在内关穴处消毒，直针刺入，致感酸麻，用雀啄术四五分钟久，然后刺足三里穴，手法同前。休息片刻后，令病人仰卧，取中脘穴，先消毒，次取最幼之毫针亦严格消毒，直入针，亦须刺到全个胃感酸麻，亦用雀啄术二三分钟久。然后问病人最不舒服何处，扪得后轻力按之（天应穴），消毒后亦直针刺入，致感酸麻，然后切一分厚姜片置穴上，捻箸头大艾绒，着火燃烧，以能耐为度，不能耐时除去其灰，再捻第二炷，灸至七八炷后即停止，但勿灸太厉害，灸至皮肉红热，热力直达溃疡处即可。如病人有十次之耐心求治，可以痊愈矣。

又显性出血停止后，食养疗法开始。在最初旬间，选无刺激性不加食盐之流动食，第一日每二小时予三十公撮（毫升），并注意有无异常。设无异常，则每口逐渐增加其量及种类。迨第三旬以后可用粥食。以后可渐复常食。但一年以内，仍宜禁忌坚硬之肉类、野菜、辛辣芳香性嗜好品等，此外宜禁止吸烟、禁止饮酒，以防再发。

**【治疗原理】**兹刺内关、足三里二穴，可以制止胃痛及动脉痉挛，刺中脘、天应二穴直接刺激胃本部，可使胃部起大变化，再加灸治，热力直达胃内，则胃之血行，得以调整，血行障碍除，血管之病的变化减，胃溃疡经十次八次之针灸刺激，从而结痂收口，而病痊愈矣。

**【治验例】**李象明先生患胃溃疡凡五年。胃部常于饭后一小时度剧痛，痛时曾呕吐血液，大便亦常见血，如大便见血时则不能起行，亦不能食凉物，请西医诊疗，断为胃溃疡，中医则谓为胃积，可是食药五年，未见痊愈。因此辞职回常平东坑家居。民国二十七年（1938）四月闻余虚名，函询是何病症，能否治愈，余答：是胃溃疡，当可治愈。是年五月七日李君来省求治，经余诊察后，认定要施十次手法。按上述治疗技术施术二次后，胃痛不再见，施术十次后即五月十八日李君请得广东陆军医院医生用X线透视，上下午各一次，给军医学校学生参观。透视结果，知胃溃疡系在幽门部位，但现已收口，结痂，痊愈云。李君快慰非常，是晚特来报告透视结果如上。

### 4. 胃癌

**【症候】**

（1）发病之状态。①有在生前无胃症候，于剖检时偶然发见者。②因有进行性衰弱、贫血、腹水、吐血等症候或胃以外脏器之癌肿症候（尤以肝脏癌为多）而访医，初不知其胃癌焉。③久存之胃溃疡症候，渐增本病之固有症候。④或为本无胃病者，突如其来胃癌之症候。陆衣培曰："五六十许人，其胃本极健康，如忽发急剧之消化障碍者，胃癌也。"观乎此可以深长思矣。⑤初发症之最多遭遇者，为胃部之压重、疼痛及食欲不振，从时日之递迁，渐次现一般症候、局部症候乃至其他诸症候。

（2）一般症候。

体重及体力之减退，体重渐进性减少，体力与之成正比而递次衰弱。故临床上遇高龄人体重、体力之正比例渐进递减者，不论其有适当治疗与否，不可不置疑于胃癌也，虽然有一时停止减退而反来体重增加之例。

贫血及恶病质。本病因胃出血及癌肿组织所产生之毒素而起贫血。病势进行，则随躯体之羸瘦及体力之减退而贫血更甚。皮肤干燥而苍黄，肌肉瘦削而柔软，颜貌憔悴，具特有之外观，此即所谓癌肿恶病质。

浮肿。与恶病质同时，身体末梢部浮肿，有时在该时期之前，先在足踝部附近，现一过性浮肿。

有时发热。本病普通虽无热，但长时期经过中，或合并腹膜炎、肋膜炎、膈下脓肿等炎性疾患，或偶发传染性疾患，或肿痛自己化脓，此等遭际，则每发三十九摄氏度左右之热，但鲜有恶寒者。

昏迷。本病末期，因酸中毒之结果而致昏迷，所谓癌肿性昏迷是。少数转移于脑膜而生转移癌，致生脑膜炎症候，除上述情形外，病者之意识，直至最后一霎，始终保持之。

（3）胃症候。

胃部之疼痛及压重。疼发现最早，且为全经过中屡现者，全然无痛者，其例甚少。痛之程度不一，或仅胃部有不快紧张压重之感，或为牵引性、灼热性、刺痛性，少数甚至发痉挛性。疼痛部位都在心窝部，由该部向背部、腰部放散。唯其痛性较胃溃疡略弱，且非发作性，食后虽略增强，然敢言与食物消化无关。

食欲不振。食欲不振为早期症候之一,诊断上极紧要。其更值得注意者,为嫌恶肉类及富于脂肪之食物。又痛者往往口渴,特以幽门癌为然。

嗳气。本病之发嗳气者,以异常发酵之故。

呕吐。多数病例,有呕吐之症候,或最初即发,或经若干时日后始起,尤以幽门癌、贲门癌为屡见。若胃腔著明扩张者,则每有越数日而吐出大量之吐物者。吐物为不消化之残食及黏液或混脓汁。幽门狭窄时则放酸臭。又有时候吐物有放腐败臭者。

吐血。本病之42%有吐血症,出血量少而时久,血液久存于胃中,经胃液之作用,故吐出之血恒呈咖啡渣色,但高度之出血,则仍为鲜红。此外亦有隐血可证,为一时性,或为恒存性。

(4)局部症候。

视诊:如腹壁菲薄弛缓,则可见胃之轮廓,若以指头急叩时,可见其蠕动及逆蠕动,特以幽门癌为然。小弯及幽门部之癌以胃下降故,屡现小隆起于腹壁上,随呼吸而略有移动。又肿瘤如位于腹部主动脉上时,则能传其搏动。

触诊:就空腹时或食后等各种时间,及仰卧、侧卧、上体前屈、立位、膝肘位等各种体位,反复用触诊法精查,在触诊之前,先须灌肠以除宿便,又有时宜于温浴中诊之。触诊之时先用手掌平贴腹壁,自浅而深按触之,在右季肋缘下及剑状突下之触诊,可乘病者深呼吸之瞬时,将手深深压入以触之。本病约80%迟早可触知肿物,大抵硬固而凹凸不平。本病虽略有压痛,但无胃溃疡者之甚。肿物往往由胃之盈虚及体位变更之关系而移易其位置。幽门癌位于正中线之右方,小弯癌位于左季肋缘之直下。大弯及胃前壁之癌肿,多偏于正中线之左方。其他贲门及胃底之癌肿,广浸胃癌壁之软癌肿,以及与肝愈着且隐于肝左叶下之幽门部癌,极难触知之,主于后壁之癌或癌之小者亦然。

触诊上所宜注意者,为肿瘤之呼吸的移动性,幽门癌对于呼吸的移动性极微,但与肝愈着时则移动性极著明。小弯及大弯之肿瘤,则依深呼吸而能为上下数分之移动。各种胃癌(尤以幽门癌)在吸气时虽下降,然呼气时其位置仍不变,此即所谓呼气的固定性,但与肝脏相愈着者,则呼气的固定性缺乏。

(5)关于发生部位而有特殊之症状。

贲门癌。自觉症中以咽下困难为主征,时有吐逆,吐物呈中性碱性或弱酸性,在胸骨剑突处叩诊则呼痛,贲门部觉有抵抗,食管镜检查时则窥见肿物,X线检查时,初期有闭锁不全之状,造影剂自食管连续地移行于胃,贲门完全放开而乏闭锁机转,至末期,或因贲门狭窄而食管下部著明扩张,或示小弯上部之充盈缺损及缘强硬,胃泡内示肿瘤之阳性象。

幽门癌。每诉胃部之压重、疼痛、膨满之感,频回之呕吐,尿量著减。吐物极多,每含有一二日前之宿食。肿瘤在正中线之右侧,胃发蠕动不安,其X线所见,在幽门部之大弯侧或小弯侧或两侧,认有充盈缺损之际,造影剂呈"突状之影像"。

胃体癌。诉胃部压重、疼痛及食欲缺损,屡现恶心,唯皆较幽门癌为轻,且发现亦较迟,肿瘤恒存于正中线之左侧。检查胃机能时，试验晨餐后，胃内容常为未消化物且混有多量之黏液，虽乏游离胃酸，然无著明之运动障碍，至于空腹时之胃内容，恒来定型的变化。X线所见，往往呈沙漏状胃，于其大弯侧，得认有著明之充盈缺损。

**【预后】** 预后不良。针灸治疗曾经治愈有例。

**【治疗经过】** 视症候之轻重，病人能耐灸治与否而定，须施术二十次左右。

**【治疗】**

（1）经穴。

主要经穴：内关、足三里、中脘、天应（患处）。

次要经穴：曲池、委中。

（2）治疗技术。医者诊断定病人为胃癌后，先取内关、足三里二穴，针刺至酸麻，间接影响至胃，然后令病人仰卧，按其肿癌之所在，用毛笔画出范围，第一日在正中处，直入针，看可刺入否。如不能刺入癌内，则在针口处，贴大片肉姜，捻箸头大艾绒于上，对正针口，着火燃烧，使热力直达里面，灸至十数壮，内面觉热滚，乃把姜片除去。敷以姜汁，以免起水泡（如姜片中途反起不着肉则换过一片），次在癌之最上、最下、左之边缘、右之边缘直入针，如可刺入则持针左右捻旋，使癌发生变化，或在针之铜丝上，捻艾绒围绕针灸之，至病人觉热不能耐时则除去之，再灸三五壮，针传热入里，最内之癌，因火力能直达，易生变化也。如病人能耐，则日日针上灸二三处。

第二日再治，如病人无热，照旧刺足三里、内关二穴，癌上灸火处如起水泡，则以针刺穿之，放出黄水，是日不再灸该处，乃灸癌之最上或最下一处，亦须先行针治，使火力易入里。灸了十数壮后乃止灸。

第三日除刺足三里、内关二穴外，再刺癌之左右上下正中各处，亦用旋捻法，再在癌之左方或右方，捻箸头大艾绒，灸十数壮，使皮内起赤觉热，则癌易消。

灸治间如发觉病人发热、口苦、喉干，则当使食凉物解去其热，当灸少几壮，为之针曲池、委中二穴以降其热更妙。

又病人之食物，务宜用最易消化者，能仅食牛乳最善。少量之葡萄酒、咖啡或茶亦可酌予之。

**【治疗原理】** 本病中西医无特效药，西医主张用割治。然割治之于多数病人，只能减轻症状，不能断除病根。针灸治疗用捻旋术，用若干分钟久，癌肿发生变动自在意中。再用姜片艾绒于针口处灸之，艾力热力由针口入，起初充血，即觉皮肤红热，灸了十数壮后，则内部必觉热滚，癌受热力一再刺激，自易日渐消散。灸治后，白细胞因而增加，捕灭细菌及其他异物。倘病人能耐痛，有十天八天之针灸刺激，癌瘤则可能日渐消散。

**【治验例】** 重庆夏明初之夫人吴月秀女士寓下罗湾二十九号，患本病凡三月，其痛非常，中西医药，无法可止。痛时起一硬块，大便下血，民国三十二年（1943）十一月到所诊治，施术六次后疼痛减轻，续治十余次，疼痛全止，癌瘤全消。曾送来横屏一幅，用伸谢忱焉。

### 5. 胃下垂症

**【症候】** 无一定症候。自觉症候中，神经性症甚多，如胃部压重膨满、心悸、头痛、忧郁、睡眠不安等。此外食欲变常，食后发嗳气、恶心、呕吐，有时因全身营养障碍，异常羸瘦，稍一运动，即觉疲劳。他觉症候，即胃之位置变常，与他脏器垂至下方，试以人工膨满之，见幽门及小弯在肝之下缘，心窝上部凹没，下部膨隆，熟视之，凹陷部即小弯，膨隆部即大弯，因呼吸而上下运动，胃之运动机能，初虽如常，后亦减弱，以致食物停滞。又胃下垂时，结肠亦下垂，致有顽固便秘，且同时有头痛、眩晕等神经症候。

**【预后】** 佳良。

**【治疗经过】** 视症候之轻重而定，施术二十次左右，当可治愈。

**【治疗】**

（1）经穴。

主要经穴：内关、足三里、中脘、建里、天枢。

（2）治疗技术。诊断定病人确为胃下垂后，令病人对坐，伸手案上，消毒后刺内关穴，直入针至感酸麻，乃用雀啄术三五分久，遂刺足三里穴，手法同上。休息片刻后，令病人仰卧，中脘、建里、天枢穴刺针后，加以灸治，务使剧痛，使病人收缩腹肌。先灸中脘穴，痛至不能耐时则移置天枢或建里穴，轮流灸治，使血行旺盛，肌肉紧张。如病人有坚决信心，求治十余天，每日按上述方法施治，当可治愈。

医者须嘱病人安静，重病者卧床一二月，轻症或重症而不耐久卧者，至少每食后有安静仰卧之时间。平常每隔三十分钟或一小时至少须横卧五分钟。卧位时不但能使肌肉休息，且可使肠系膜及内脏韧带之牵引症候缓解。

欲使全身肌肉强壮，乃行锻炼法，轻症者可习划船及游泳。重症者使仰卧，伸展其下肢，再使之屈曲，反复为之，以伸腹肌坚强。

用腹带紧绕腹部，可助肌韧坚强。

**【治疗原理】** 胃因某种原因，以致胃壁弛缓，胃脏下垂，兹刺内关、足三里二穴，如刺激力适合，胃部之压重、嗳气、恶心、呕吐、心悸，当可铲除，刺中脘、建里、天枢三穴，又重灸治，灸至剧痛病人往往感痛而收缩腹肌，久之，胃之运动消化机能日渐回复，更加腹带，紧缚腹部，则针灸时发生之效能，不致消失。如病人有求愈之决心，继续求医之耐心，经十多二十次的针灸手法，病可获痊愈矣。

**【治验例】** 九龙培道中学国文教员易先生，患胃下垂病凡四年，胃部压重膨满，坐一小时后胃即感痛，即须睡下，行路不能快，快则剧痛，头常痛，易感疲倦，两度前在广州东山浸会医院用X线透视，知为胃下垂，唯用肥胖疗法、束胃法、服药法，俱未能根治。承学员刘公铎先生介绍，乃于民国二十八年（1939）三月六日一连来治五次，余按上法为之施术，三次后痛少减，行路甚久，不感疼痛，施术五次后，疼痛停止，腹内不感障碍。嗣因某种原因改由刘公铎先生继续施治五六次，现已获痊愈云。

**附：神经性胃病**

胃仅有机能的障碍而无解剖的变化者，总称之神经性胃病。本类疾病，恒为神经衰弱、脏躁病、神经性症等之一分症。有时亦有与脑、脊髓及其他脏器暨胃自己之器质的变化并发。又女子有生殖器病时，因反射而发生本病者不少。本类疾病，亦有纯为独立之疾病人。

神经性胃病，或来胃之知觉机异常（例如胃痉挛），或来胃之运动机异常（例如神经性呕吐、胃蠕动不安），或来胃之分泌机异常（例如胃酸分泌过多），亦有同时有异常者（例如神经性消化不良），但在实际上殊难判别之。

6. 胃痉挛

一名胃神经痛，胃知觉神经病之一。

【症候】心窝部突有发作性剧痛，或有胃部膨满、嗳气、恶心呕吐、善饥流涎、头痛晕眩、精神异常等前驱症，痛之发作与饮食无关，往往因精神刺激（忿怒忧闷等）而起。

痛渐加重，至极度而复轻快，痛时如灼如刺、如咬如钻，痛点在心窝部，而放散于背部、左侧肩部及季肋部等，因压迫而轻快，故发作时病人常以手或他物用力压迫胃部，或就腹卧位，或屈其前身，痛极时有颜面苍白、四肢厥冷、脉搏细小不整、流汗、人事不省、痉挛等症。

心窝陷凹，腹壁硬固，收缩如板状。有时候胃部膨满紧张如球形，又太阳神经丛、上肠间膜神经丛及回结神经丛等部，按之过敏。

病之发作，常以嗳气、欠伸、呕吐等而止。发作时间，自数分钟至数小时，隔数日、数星期、数月而复发。不发作时，病人完全健康，至胃之机能与健康人无异。

【经过】一般经过数日药物治疗或数月又复再发。针灸治疗，立即止痛，二三次除根。

【预后】佳良。

【治疗】

（1）经穴。

主要经穴：内关、足三里、中脘。

（2）治疗技术。医者诊断定病人确为胃痉挛后，取特制之毫针，先行消毒，并在经穴上消毒，一如注射疗法。先令病人平置左手或右手，掌向上取内关穴，以爪强压，不使左右两腱走动，兼可减少刺针时之些微痛苦。针入肌肉后，针对正中神经时，病者觉酸麻，针如雀之啄饵，插入提起，往返再三，轻症当即止痛止呕。针此手之内关穴后，再针彼手之内关穴，如手法巧妙，痛即止十之七八，或已全治。

倘病仅减轻，仍觉微痛，当再刺足三里或中脘穴，手法同上，如仍未全治，当在足三里、中脘穴上垫以姜片约一分厚，上置艾绒如箸头大，点阴火燃烧各三五炷，倘仍未根治当再针灸一二次，以全治为度，作者以此方法治疗五六十人，未见有一不愈者，此诚可称为特效疗法矣。

**【治疗原理】** 胃因某种原因而疼痛痉挛，胃黏膜收缩而向上提，似觉痛在心脏部位，故俗称本病为心气痛。痉挛一再发作，而贲门开张，食管因起于咽下相反之蠕动而呕吐。食物吐尽后，继呕胃液。兹针内关二穴，针对正中神经后，病者必觉酸麻直达胃脏。用雀啄术一而再、再而三即制止胃神经之痉挛疼痛，是原因疗法也。再针足三里二穴，病者亦可觉酸麻直达胃脏。再针中脘穴则是直接刺激胃神经而制止之。有时候胃痛敷以热水或敷发泡药，痛苦痉挛亦能缓解，况直接或间接以针刺激达胃脏之神经乎？至于艾绒是以大热的刺激，对正经穴直接或间接刺激胃神经，亦能使病人感觉到火力能直达胃脏。胃受针灸的一再刺激，将发作之障碍物消灭，病即痊愈，而且根除。

**【治验例】** 病人林某，女性，业牙医，住广州某公安分局斜对面。素健康，既往症未详。民国二十三年（1934）十二月十二日午膳后病人拟同友人出街，忽胃部发痉挛刺痛，继之恶心呕吐，痉挛发作每小时约二三十次，当即请某名医治疗，一连二日，未见有效，嗣改延某名医治疗，病依旧。十二月十五日下午五时病人之女友的未婚夫佛山华英中学学监谢志理先生介绍天治到诊，医时病人痉挛一再发作，声甚悲惨。病者自诉为病已三日三夜未尝停止，初痛时曾呕吐饮食物及一二条蛔虫，后继续呕吐黄水，杯水不能入口，且已三日三夜不睡云。诊断为胃痉挛或胃神经痛。当即按上列经穴为之针灸，针内关穴时病者云酸麻异常，似已影响至胃，针足三里穴时亦然。针治后继以灸治，灸治时适名西医王德光之夫人前来探视，病人有难色，王夫人云："疾病必须治理，此种方法用之不见效时当求他种方法。总之能治愈疾病为目的耳，针灸能治愈疾病，用之可也。"病人恐一次治疗不能痊愈，嘱是晚七时后再治一次，但余七时后至病家时病人已痊愈。五个月后，天治出诊到西关顺探候病人，据称针灸后至今并无再痛云。

### 7. 神经性呕吐

胃运动神经病之一，胃无变化而呕吐者，谓之神经性呕吐。

**【症候】** 症候性神经性呕吐，为他病之一分症，特发性神经呕吐中，有可特记者为少年性呕吐及周期性呕吐。

少年性呕吐：年少者及身体虚弱者精神过劳时，往往呕吐，同时有消化不良及胃痛等症。此呕吐每日有之，且往往每日定期性反复，所谓再归性呕吐。吐物混胆汁，甚至混血液，带有醋酮臭，尿中亦能证明有醋酮。

此种再归性呕吐，有谓原因于醋酮血者，然醋酮血似为呕吐之结果，而非呕吐之原因。

周期性（定期性）呕吐：此为健康成人所发之周期的呕吐，或突然而起，或先有头痛、倦怠之前驱症，次胃部发生剧痛，放散至背部、腰部，续起呕吐。吐物初虽为胃内容，继则为黏液、胆汁、肠液等。病者因呕吐而不能摄食，因之甚为衰弱，颜貌憔悴，舌干燥且被厚苔，脉细小，胃部舟底状陷没，尿量减少，大便秘结。此等发作，有继续数日至半月者，夜间其疾苦一般缓解，因之无妨睡眠。发作徐徐停止，病者食欲恢复，仍归于健康。

【预后】佳良。

【治疗经过】视症候之轻重而定,轻症施术三五次,当可治愈。

【治疗法】

(1)经穴。

主要经穴:内关、足三里、中脘、天突、间使。

次要经穴:中魁。

(2)治疗技术。医者诊断定病人为神经性呕吐后,用毫针刺内关穴,须用轻雀啄术,或置针术。再针间使穴亦然。倘手法适合病症,即可止吐。如刺手不便,先针足三里二穴亦可,手法同前。倘针后未止,再针天突、中脘穴,针到酸麻时,置针不动,以收镇静之效。针后再灸中魁穴五壮。倘一次施术未痊愈,继续治疗三五次,当可治愈。

【治疗原理】兹以胃受某种刺激,因而发幽门痉挛、贲门痉挛,而发生呕吐,刺激内关、间使穴之正中神经,足三里穴之胫骨神经、腓骨神经,用轻微之刺激,极易收神经镇静之效,再刺天突、中脘穴,则是直接刺激胃本部,如手法恰到好处,则惹起痉挛发作之障碍物,当可消灭。倘症候重大,再施三五次之手法,当可完全铲除了。障碍物完全消灭,则以后吃什么东西,无论如何刺激胃黏膜,也不致再生呕吐了。这是神经性呕吐的根本治疗法,最有效的疗法。

【治验例】惠阳蔡炳文君,患神经性呕吐凡数月,每逢食后,偶一用精神则恶心,继之呕吐,初吐出为胃内容物,继则为黏液、黄胆水,食止吐药无数,未见有效。民国二十四年(1935)五月八日踵门求治。余为之针内关、足三里二穴,用轻微之刺激,食后便不见恶心呕吐。五月九日再来治一次,除针足三里、内关穴外,加针中脘、天突穴,灸中魁穴各三壮,一月后蔡君来所谈天,谓针灸后迄今,未再呕吐,胃口亦比前好,确已根治,不必再治云。

8. 胃蠕动不安

胃运动神经病之一,指为胃蠕动机能之非常亢进者而言。

【症候】胃之蠕动,生理上虽不能目击或触知,而在病态则甚活泼。即于腹壁之下,凸出如丘状,时出时没,其运动常自左(贲门)向右(幽门),或自右向左。此不安之蠕动,微特他人可目击,即病人亦能自觉,且有因此而睡眠不安者。

蠕动之起,虽不择时,以食后为甚,又腹壁弛缓、胃下垂时,亦甚著明。

蠕动异常旺盛,多由幽门之器质之狭窄(幽门癌、瘢痕形成)及机能的狭窄(幽门痉挛)而起。

病者主观的感觉最为苦恼。寻常心搏动亦自觉可厌,恰如神经系统有过敏性状况者。感情用事时每致胃蠕动益不安。此等胃蠕动或可延至十二指肠。扣诊时可闻得胃中之气过水声颇显著。

【预后】佳良。

【治疗经过】视症候之轻重而定,施术十五六次,当可治愈。

【治疗】

（1）经穴。

主要经穴：内关、足三里、中脘、下脘。

（2）治疗技术。医者诊断定病人为胃蠕动不安后，令病人对坐，在内关处消毒（每穴均须消毒，切勿忘记），然后直刺针入穴，使感酸麻，用置针术三五分钟久，然后拔针。再刺足三里二穴，手法同上。休息片刻后令病人仰卧床上，取最幼之毫针，先行消毒，然后在中脘或下脘穴上消毒，直针刺入，如感酸麻，则置针穴上三五分钟久，以收镇静之效。倘病人果为本病则立即如食苏打水嗳气、吐酸气。病人如决心求愈，施术十多次，当可治愈。

食物择其易消化者，大便须留意。

【治疗原理】兹以某种原因致胃蠕动非常亢进，食物未经消化吸收，即移入十二指肠。无论什么疗法，都欲制止胃之蠕动亢进，消灭胃之种种症候。兹刺内关、足三里二穴可间接影响胃神经，刺中脘、下脘二穴，可直接影响至胃，用轻雀啄术或置针术，则可制止胃神经之亢进，而收镇静之效——初痉挛，后镇静——经过十多二十次直接和间接之刺激，胃蠕动亢进之获治愈，尚有何疑？

【治验例】香港西营盘救恩堂牧师曾君恩蔚，患胃蠕动不安病十余年。每早起床时，必觉胃内有物一团，扪之又无物，常嗳酸气，消化不良。如饱食肉类、粽类及饮茶后则懑闷难堪。曾在梅县德济医院用X线透视，见食物不及一秒钟即到小肠，医生叹见所未见。来港后用种种方法治疗，病仍如故。经余按上述方法施术十余次，胃口大开，嗳气全消，不再觉胃内如有物然。再施术十余次，可饱食禁品及肉类而不见碍，十余年不治之痼疾，竟根本痊愈。

9. 胃酸过多症

分泌性胃神经病之一，胃酸过多者，乃当食物消化旺盛时，胃内容酸度较通常酸度增高之谓也。

【症候】本病发作，一般皆甚缓慢，自觉症状为胃部不快感、压重、吞酸嘈杂等，一般时常引起胃痛。疼痛发作于食后二三小时以及空腹时，又因摄取少量食品而缓解，是为本病特征。嘈杂及疼痛，特易发于摄取硬固食物、野菜及过咸或富于渣滓之食品，有时口内有酸性液体，此外且有便秘、口渴等。

他觉的症候为胃内容胃酸增多，但有时行胃内容酸度之检查时，酸度反行降低，故不可仅依胃内容酸度之检查，而决定诊断。胃运动力一般不生障碍，但淀粉食之消化极缓，而肉类之消化则颇强。

【预后】佳良。

【治疗经过】施术三五次，便可治愈。

【治疗】

（1）经穴。

主要经穴：内关、足三里、中脘、下脘。

（2）治疗技术。医者诊断定病人为胃酸过多症后，如常法先刺内关、足三里二穴，然后刺中脘、下脘二穴，手法侧重用置针术、雀啄术，中脘、下脘二穴灸三五壮亦可。如病人有求治三五次之耐心，即可治愈，全无难事。

食物择无刺激性且易消化者，如各种香料，各种酸类（醋酸、枸橼酸等）、酒类、含有碳酸之液体及咖啡等，又富有木材质之蔬菜类、坚韧之肉类均不宜。肉类最易消化，食之本无碍，但肉类虽能中和酸类，而其刺激胃黏膜、旺盛泌酸之力亦大，故以不偏于肉食而用混食法为最相宜。本病人之最良食物，厥为脂肪类，脂肪不特可减退酸度，且对虚弱之病人，作为营养品，亦最有效。脂肪性食物中，尤以牛乳为最。

【治疗原理】兹以针刺内关、足三里、中脘、下脘，确能直接或间接影响至胃，胃受针之一再刺激，亢进减退，复其正常，而病告痊矣。

【治验例】重庆大溪沟二十八号源记机器厂周源义先生患本病多年，常嗳酸气，饥饿时则痛，吃东西后缓解。来治五次，即获根治焉。

## 10. 神经性消化困难症/胃性神经衰弱症

本症于胃脏无解剖的变化，仅有官能的障碍。自觉症状颇为著明。其症状与胃弛缓症相似，但本病多见于体质较佳良者，大多皆有神经系之障碍。

【症候】自觉症状常无一定，饭后立即发生不快感，胃部膨满、压重，频发恶心或嗳气。此外常有神经症候，有精神忧郁之倾向。以上症候可因身心之安静而逐渐减轻。他觉症候，胃之全部官能并不能全部受其侵犯，尤以胃之运动力多无障碍，一般于饭后五六小时检查，即可证明胃内业已空虚，分泌机能之障碍亦颇不规则。全身之营养状态随病势之增进逐渐不良，体重减少。且往往诱发肠之症状、便秘、腹胀等。

【预后】针灸疗法，预后佳良。

【治疗经过】视症候之轻重而定，施术十次内外，总可根治。

【治疗】

（1）经穴。

主要经穴：内关、足三里、上脘、中脘。

（2）治疗技术。医者诊断定病人为神经性消化不良后，先刺内关、足三里二穴，然后令病人仰卧床上，取上脘、中脘穴，用最幼之毫针直刺入致感酸麻，用雀啄术三五分钟后，乃在穴上或全胃部用姜垫艾灸至内部觉热，发生蠕动，然后休息，倘病人病重，则一而再、再而三，继续治疗，当可彻底治愈。

营养不良者，肥胖法有效。肥胖者其所取食物以不增体重者为宜。本病之诊断不确实者则食物须时时变换，且食物中宜加以香料，使有佳味为要。咖啡及浓茶不可用。

**【治疗原理】**用针刺内关、足三里二穴，间接影响至胃，刺上脘、中脘穴，兼施灸治，直接影响胃神经而恢复其机能，促其分泌胃液，增加消化力量。倘病人有几次求治的耐心，消化不良病安得不获愈？

**【治验例】**九龙弥敦道神召会礼拜堂田淑媛先生之女工罗氏，患消化不良症凡数年。据称食后觉胃部压重、嗳气、嘈杂、恶心呕吐，至空腹时又感疼痛样之不快，全身倦怠渐至晕眩，心窝苦闷，心悸亢进，精神抑郁等。蒙田先生介绍来治。断为神经性消化不良，余按上述方法针足三里、内关二穴，灸中脘、上脘二穴，嗣据田先生报告罗氏消化不良病诸症如扫，罗氏称谢不置，说当尽力介绍病人来治云。

## 六、肠病

肠起始于胃之末端，蜿蜒盘旋于腹内，下达肛门，通常分为二部，曰大肠，曰小肠。

（1）小肠。起于幽门之末端，蜿蜒迂回，达右肠骨窝终向大肠开口而终焉。小肠为肠管之主要部分，消化吸收，皆赖于此，故又可分为三部，即十二指肠、空肠及回肠是也。

十二指肠为小肠之最上部，弯曲成马蹄状，上端与胃之幽门相连，全长与十二指之横径相等（约20厘米），故有此名。胆管及胰管，均于肠内开口焉。

空肠居于十二指肠之次位，回肠为小肠之下端，居于空肠之次。

（2）大肠。大肠乃连于小肠下端之肠管，较小肠粗而短，长约一米半，分为盲肠、结肠及直肠三部。

盲肠为大肠之上段，与小肠中之回肠下端相连，两者以回肠瓣为境界。盲肠之下端闭塞，以盲囊为终点，但其后壁之下端有一长突起，形如蚯蚓，名曰蚓状突（阑尾），此为肠之退化部分，其内腔有小口通盲肠，下端为盲端。

结肠为大肠之中段，且占大肠之大部。弯曲成穹窿状，回旋于肠腔之周围。

结肠更分上行结肠、横行结肠及下行结肠。起始部由腹腔右侧而上，中部横行于腹腔之上部，终由腹腔之左侧下行，遂连于直肠。

直肠为大肠之末端，始于结肠之下端，以肛门为终点。肛门部有肛门内、外括约肌，专司肛门之闭锁，与排便最有关系。

### 1. 卡他性肠炎/腹泻

依解剖而论，卡他性肠炎可分为十二指肠炎、空肠炎、回肠炎、盲肠炎、大肠炎、直肠炎等，但病发时大多数致全肠轻重不等之受累，或小肠较重，或大肠较重，有时当病人生活时每不能断定究系何处专受其害。

**【症候】**病有急性慢性两类，此两类之要状均为腹泻，或除腹泻外无他症候。然腹泻又未必尽因卡他性肠炎而起，或由神经作用及他种刺激力所致亦属常事。空肠卡他性炎或竟不泻，常有人生活时从未患泻，迨死后剖验，则小肠有卡他性状况焉。粪质极无定。其色则与所掺胆汁之多少有关系，或黑或微黑棕，或淡黄，或白而带灰色。其质大概极薄似水，有时或似稀粥，常含未消化食物及淡黄棕色黏液。凡系肠炎则有未改变之胆汁，粪或呈绿色，植物纤维素未经消化，黏液与粪掺杂极匀密。若系大肠炎，则粪色常深黄，植物纤维素大致已经消化，黏液粪之外面，或且聚集成大片。

急性肠炎每有腹痛，尤常因食物而起。其痛性属酸痛类，而大肠受累者并有肛门急迫状。此外有轻重不等之气臌。更有气过水声，盖肠内之液及气急流所致也。病甚急者或呕吐。发热则少，然亦有体温升高一二度者，食欲丧失，极渴，舌干而污浊。急性病之泻出液甚多，而腹痛剧烈者且有精力虚脱状，每日致泻次数少则四五次，多至二十余次。病发后或经二三日即止，甚或延至七日或十日以外。

慢性卡他或继急性而起，或渐自起，或系门静脉血液循环受阻。其特状即腹泻，或兼酸痛或否无定。粪质不一，倘小肠受累甚则粪含不消化之物，而大肠受累则粪稀而多黏液。慢性病皆于全身营养功用大有损，故致消瘦，且面色带白。其人心志每抑郁。

碳水化合物消化不良，必系累及胃与肠两者，主要症候为气胀。粪呈酸性，含未消化之淀粉甚多。若发酵极甚，则粪稀软，内含小气泡。用蛋白质且脂肪之饮食之结果，系诊断之要点。

**【预后】**针灸治疗，预后佳良。

**【治疗经过】**施术二三次，即获治愈。

**【治疗】**

（1）经穴。

主要经穴：内关、天枢、足三里。

次要经穴：气海、关元、脾俞

（2）治疗技术。医者诊断病人确为肠炎后，如觉腹痛、呕吐则先刺足三里穴或内关穴，使感酸麻后，乃用雀啄术以镇静之，止其疼痛，休息片刻后令病人仰卧，取左右天枢穴，用最幼之毫针直刺入，如感酸麻，则用雀啄术，约五分钟久，即行拔针。继捻箸头大艾绒，各灸三四壮，再在足三里穴灸三四壮，如病人病初起，医者手法恰到好处，病即治愈。倘病已多日，或屡治不愈，则气海、关元、脾俞等穴亦应针灸。一次不愈，再次施术，直至痊愈。

病人宜卧床休息，可用热水袋温护腹部。

亦应讲求食事之摄生，在最初二十四至三十六小时中宜绝食，口渴则予大麦汤、米仁茶，忌用冷饮及碳酸饮料。牛乳有使腹泻增恶之不利，亦不可用。至第三日后方可予藕粉及开水冲鸡卵等。第四日后，又渐渐给予较稠之粥及半熟鸡卵等。

【治疗原理】腹泻之来，有因某种病菌或原虫之微生物寄生而起者，或由于中毒时腹之蠕动非常亢进，或由于肠管内水分吸收之减退，肠之分泌非常旺盛，过食等而未吸收之营养品在肠内起异常发酵，因其发酵产物刺激而起者。兹以针刺内关、足三里、天枢三穴，用雀啄术各数分钟久，则肠之蠕动，分泌旺盛，得以制止，足三里、天枢二穴各灸三五壮，则能新生白细胞，增加抗毒素，杀灭有害物，障碍物一经肃清，病乃根本痊愈。

【治验例】某部军人梁新君，于民国二十四年（1935）一月尾肠鸣腹痛，腹泻日凡十余次，小便减少，小腹胀满，全身倦怠。三日后（二月一日），其长官梁季平君请余为之针治。余为之针足三里、天枢二穴，各灸三壮，立即止痛，然后别去。久未再请，嗣问梁新君针后情形，据称针后诸症如扫，翌晨即痊愈，故不用第二次治疗云。

2. 便秘

健康人每日排便一次至二次，或二日排便一次，如次数减少，或间隔增大，且分量减少者，是为便秘。

【症候】一时性便秘于经过中无著明障碍。慢性者自觉症候为腹部轻微之压重、紧张膨满感。有时候发生疝样疼痛（所谓粪便性疼痛），食欲减退，恶心，嗳气，且伴有头部充血、头痛、晕眩等。症候顽固者，即投以下剂亦无效果，且发生血管强度收缩，往往即呈闭塞症之症状。他觉症候特异者，即粪瘤之形成，沿大肠之径路可触知特异之粪块，具移动性，又因压迫而变形。硬固者往往因之形成粪瘤性溃疡，引起局限性腹膜炎。又有因粪便在直肠内长期蓄积，水分全被吸收，排便时如不以手指揉掘无论如何努力亦难得排出者。此外因粪便之蓄积引起痔静脉之瘀血，诱发痔核者颇不罕见。亦有因宿便引起种种脑神经症候者，有伴发发热者。

【预后】生命之预后大多佳良。但于其经过中，时呈肠溃疡、腹膜炎、肠闭塞之症候，不可忽视。针灸治疗，预后佳良。

【治疗经过】施术六七次即可根治。

【治疗】

（1）经穴。

主要经穴：天枢、关元、气海。

次要经穴：大敦、支沟、照海、大肠俞、痞根。

（2）治疗技术。医者诊断定病人确为便秘后，令病人卧床上，先在天枢、关元、气海三穴上消毒，然后取寸半最幼之毫针，直刺入，以病人感酸麻时乃用雀啄术，各施术约五分钟久，嗣取老姜切一分厚，安天枢穴上，灸五六壮，如病人觉痛，则移另一穴上或关元穴上，如灸至内觉热，发生蠕动，则收效甚大，再刺支沟、照海、大肠俞三穴，然后再灸大敦、痞根二穴，灸大敦穴以病人觉有气自下直上入腹，则治疗时间可以缩短，一次不效，继续治疗至痊愈为止，倘病人有耐心，当可彻底痊愈。

又令病人如厕须有一定时间习以为常。届时无论欲大便与否，务必往试。而寻常若欲大便，宜立即如厕。肥胖及妇人之腹悬垂者，其腹肌当用带托之。避去惹起便秘之食物，用能使肠蠕动活泼之食品：麦饭、野菜、薯、豆及桃、李、梨等果实含有多量之糖分，酸味之果实、食醋等含有机酸，胡麻油、花生油含有多量之脂肪，以及咸味食物及香料，皆能予肠以刺激而促其蠕动，可以酌酌用之。每晨饮一至二杯之冷开水（或食盐水）或一杯之碳酸饮料，每能因其寒冷刺激而催起排便。忌用浓茶、咖啡、酸味之葡萄酒，以其能助长便秘也。

小儿便秘，可服西梅二三粒，或服芝麻糊。

**【治疗原理】** 兹刺天枢、气海、关元三穴，助以灸治，直接影响肠之迷走神经、交感神经、副交感神经，如手法适合，五六次施术，当然能亢进肠之蠕动，兴奋其排便机能，制止肠之过分吸收水分，而便秘告痊矣。

**【治验例】** 前万福路护生医社女工林亚二，患便秘十余年。常五天至一星期方大便一次，大便时竭力努责，必致头晕眼花、大汗淋漓。宿便停于肠内虽常用下剂，亦不能通便，因之腹部膨满，全身营养障碍。民国二十四年（1935）七月十九日来余处求治，为之针照海、天枢、关元三穴，灸天枢、关元二穴，治五次，便如常人。依时排便，并无困难云。


## 3. 肠出血

**【症候】** 因出血之量及存续之长短暨原病之不同，症候大有差异。兹仅就直接关于肠出血之症状记述之：

（1）全身症候。少量之出血，殆无何等症状。反之多量出血之时，病者感有腹内温液急湍流出之状，同时觉腹痛或下腹部之膨满及搏动，立呈急性贫血之症状，即心机能衰弱、脉搏细数、四肢厥冷、皮肤黏膜苍白、耳鸣、眩晕、眼花闪动等，少数则起失神，其尤甚则死亡。幸而血止，病者虽可暂见恢复，然在大出血之后，往往续起黑内障至数小时之久，又每于仰首时来失神之发作，此皆为脑贫血之结果也。出血轻度时病者能堪耐之，但吾人遇有血便之情形，不论其有无上述各症，要不能不重视之云。

（2）贫血。出血多者，或虽不多而反复存续者，则续发各种轻重不同之贫血症状，应其程度来心脏扩张、杂音、独乐音、脸及踝浮肿等征象。

（3）腹部所见。除原病所示外，现鼓肠症。

（4）血便之性状。肠出血时虽有伴疼痛者，然多数则无痛者。排出之血便，依其血量、出血部位、出血新陈等而外观不同，出血部如在高位者，粪便与血液亲密混合，此即所谓黑便。然在出血极多量时，自十二指肠等高处之出血，血液迅速通过食肠管，此际血便乃呈暗红色半流动性。在伤寒症之肠出血，则每呈咖啡渣状。又出血极微量时，肉眼难于证明，必待化学检查后始克明之，此即所谓隐血。肠管下部之出血，血液不与粪便混合，故屡呈鲜红色而附着于粪便之表面，或在粪便排出之后滴下之。直肠上部之出血，例如直肠癌、乙状结肠癌症，粪便中混有血液或黏液，粪便如为液状时，血液为岛屿状散在其中。痢疾之肠出血，粪便中之血液与黏液、脓汁亲密混合。肠重叠症等，粪便呈黏液血样或浆液血样。

粪便中血液之混在，非恶臭之原因，其所以恶臭者，则因久留肠内致分解而起，或伴有组织坏死之故。

（5）尿之关系。肠出血时，尿中之尿蓝母增量，故易来肠出血之疾患或别无其他原因而尿中有高度之尿蓝母反应时，不能不置疑于肠出血，应即检查粪便中之血液。

【预后】伤寒之出血，预后多不良；其余之出血，预后多良。

【治疗经过】视症候之轻重而定，施术三五次当可治愈。

【治疗】

（1）经穴。

主要经穴：命门、膈俞、命门旁开一寸。

次要经穴：天枢、长强。

（2）治疗技术。医者诊断定病人为肠出血后，如病人可正坐，则先直立，取竹杖由地量至脐心，在脐心处以墨点记，然后把杖置于病人之脊后亦由地起，对正脊椎在墨点记处，以爪强切病人做标识，然后令病人正坐，低腰，使椎骨开，在爪切处（命门穴）捻箸头大艾绒连灸七壮，又在旁开一寸近肾俞穴处再灸七壮，倘病人能耐痛，病症又不甚重，当可止血。如仍未止，再在长强穴处，先刺（用雀啄术）后灸，以艾火直入穴内（勿烧及两旁好肉）为度，凡十数壮，血可立止。如仍未止，再在膈俞穴处灸数十壮可也。

一次未获痊愈，可再治一二次，如病人有耐心，必可治愈。

注意：全身发热之肠出血者，只可针治（用雀啄术），不可灸治，灸治则热度高，于病人不利。

一方面嘱病人须安静身体及精神，肠之安静亦属紧要。最初24～48小时应绝食，渴时可使口含冰块，腹部可贴用冰囊。

又大便后泻血，可令病人取韭菜一大握，煮出味，放在干净之痰壶内，趁热，除去裤坐其上，使热力上升，如有痛，当忍耐一会，血可立止。

【治疗原理】针灸治疗不用药物，只用针灸，而能达止血之目的者，全在用强剧之针灸手法，刺激血管收缩神经，使之收缩血管。血管收缩神经之中枢在延髓，兹灸命门穴、长强穴，一在脊髓之正中，一居脊髓之末端，同距肠管不远，如刺激力适合，能使血管收缩神经发生制止作用，肠出血安得不痊愈？

【治验例】民国二十四年（1935）十二月，劳侠夫先生介绍张女士来治肠出血病。据称患腹部疝痛，大便流血病已数月，血液纯粹排泄，色鲜红，液状，经中西医生医治，服止血药无数，均未见效云。余为之刺内关穴，疝痛即止，为之灸命门穴及命门穴旁开各一寸，各灸七壮，翌日血已减少十分之六，次日再依上法施灸一次，病竟痊愈。张女士非常惊奇，曾逢人宣传针灸之灵验,并介绍数人来医。

#### 4. 盲肠炎

**【症候】** 本症多为急发性。即不认有任何原因及前兆,突起右下腹部之疝痛型剧痛。每向脐部及胆囊之方向放散。剧甚时则至失神,此际每伴呕吐。

但本症亦有徐发者,最先数星期或数个月中有消化障碍、下腹部不快感及便秘(或腹泻)等,此等症状,因感冒及饮食不卫生而加重,同时起右髂骨窝部之疝痛型剧痛。其痛为存续性或发作性,且往往于运动咳嗽或努涨时发现。发三十八摄氏度左右之高热,食欲不振,时发咳逆或呕吐。舌被苔,每有口臭。病者示倦怠衰弱之状。

腹部示轻度之鼓肠。在右髂骨凹处触诊时,除腹肌有著明的反射的紧张之外,每诉压痛,压痛不甚著明时,则在与盲肠所在之一致部,得触知腊肠型肿瘤。按压之际发咕噜音。大便常闭结,如有充分之排便时,则各症顿见轻快,但亦有不尽然者。粪便之量较多,中杂微细之黏液片。

在本症经过中,间或炎症波及盲肠周围之腹膜,而有续发盲肠周围炎者,此际局部及一般症候,即见增剧。有时盲肠虽生有溃疡,但因其无症候之故,不知不觉,突然变为盲肠周围炎时,始唤起注意。

**【预后】** 针灸治疗,如已经化脓,预后可虑,未化脓者预后良。

**【治疗经过】** 未化脓者,施术三五次,总可治愈。

**【治疗】**

(1) 经穴。

主要经穴:足三里、天应、归来、大敦、独阴。

次要经穴:委中、三阴交、阴陵泉、天枢。

(2) 治疗技术。医者诊断定病人为盲肠炎后用检温器检查热度,令病人仰卧床上,在右足三里穴消毒,直针刺入至感酸麻时,行雀啄术或置针术,约五分钟久,当可减轻疼痛及呕吐,如只微热,再在右大敦、独阴二穴灸五六壮,如症状非重,即可止痛、止呕。休息片刻后再在患处(天应穴)放一分厚姜片,捻箸头大艾绒灸五六壮,以皮里感热为度,切不可灸至起水泡。倘病人感疲倦,当停止施术,以观术后如何。次日症候减轻,热已如常,则除针刺外,天枢、天应、大敦、独阴、归来等穴俱可各灸三五壮。倘病人忍耐治疗,必可治愈。

次日如热仍不退,则刺天枢、足三里、委中三穴,以病人感酸麻至不可耐为止,如病人甚软弱,则刺了一次后休息五分钟再刺他穴。患处灸三壮,不灸至起水泡,亦无妨碍。

如已经化脓,须请西医用外科手法,排除脓汁。

病人宜绝对安静。在未排便前,禁止饮食,下剂切不可妄用。如病人坚要饮食,以无刺激流动性食为宜,如牛乳、无脂肪之肉汤、含乳咖啡、含乳茶等。及肿疡消散,于是由薄粥移于常食可也。

**【治疗原理】** 盲肠因某种原因而致发炎，病灶部疝痛、压痛，经医者刺两侧足三里穴，用反射的刺激，影响到盲肠部往往疝痛立即减轻，痛一停止，症候便轻了。再在大敦、独阴二穴，各灸三五壮，病人常觉如有气直达腹部，疝痛、呕吐、鼓肠之症状可暂时制止。如无热候，再在患处用艾灸数壮，是直接刺激盲肠部，旺盛其血行，通其瘀滞，洗涤有害物质。经两三次的手法，有害物质日渐减少，症候日轻，病遂痊愈矣。

**【治验例】** 龙川老隆藏珠街达生产妇科诊疗所主人陈鸣海先生于民国三十一年（1942）一月三日患盲肠炎病，发热，腹痛，盲肠部肿满，按之硬实压痛。当即请医生治疗，未见有效。本拟往河源仁济医院剖割，因闻惠州军事紧张，未果。适是时余由香港返抵老隆。本院毕业生刘辉光亦同时到埠，刘君与陈君有亲戚关系，因力请陈君请天治诊治，六日早天治往诊，症候如上述，乃按上述疗法施治，立即止痛。继续治疗四次，病即霍然。陈君欢喜无既，曾介绍数个病人来医。

### 5. 肠结核/肠痨

**【症候】**

（1）结核性肠溃疡。分为原发性和继发性两种。

原发性肠结核。初期无甚特征，年少之病者，大抵有高度之贫血，渐次羸瘦。下腹部略膨大，呈鼓肠状，在腹股沟部能触知肿胀之腹股沟腺。大便不整，病机进行乃至腹泻，于是益瘦，普通来不正之发热，次则下腹部疼痛，有时恶心、呕吐、胃痛、食欲不振、贫血，症状加重，粪便有恶臭，含黏液及隐血。

症候具备者，下腹部膨隆，有时得触知肠系膜腺，在右髂凹部压痛。如续发腹膜结核致起蔓延性腹膜炎时，得证明其渗出液之一部分由腹膜包裹或完全游离于腹腔之中。至末期则因腹泻、消耗热及食欲不振之故，病者来显著之脱力及羸瘦，终至死亡。

经过较长者，则因溃疡后之瘢痕而发肠狭窄型之症状。

继发性肠结核。其症状不如原发性者显著，发病大抵为缓徐性。

本症固有之症候为腹泻，大抵在夜间，故曰夜间腹泻。但白昼腹泻者亦有之。每日数次，粪便恒为糊状或稀薄液状，混有多量之灰白黄色絮状片。倘溃疡面有少量出血，则粪便呈暗褐红色，有时即无显出血，亦可证明其有隐血，此外便中尚含有不消化之食渣及黏液小片。少数之情形，则腹泻之次数较少，或完全无此主症。

疼痛之情形不一，有全缺者，有在如厕前作疝痛者，腹部陷凹，恒示压痛，往往能触知肿大之肠系膜。

溃疡如主侵小肠，则反来便秘，如侵大肠则起剧泻，如侵盲肠，则呈盲肠炎或阑尾炎之症候。

病者一般状态所蒙之障碍极大，脱力，羸瘦。肺痨病者末期并发本症时，屡发下肢浮肿。

（2）肥大性回盲部结核。回盲部现鸡卵大、手拳大或更大之圆形或长形硬肿瘤。表面硬而平滑，其境界不明者为多，其压痛度亦不强。此肿瘤初虽无甚症候，迨发育至一定程度时，则发肠狭窄症，致有雷鸣、钝痛、疝痛、便秘或腹泻与便秘交互之症候。

体温或略升，或为平温，粪便中发觉结核杆菌者甚少。

（3）直肠结核。极鲜。偶或在临床上遇之，发直肠炎或直肠溃疡，有里急后重之症候，泄出黏液、脓汁及血液，或续发肛门周围脓肿，或痔漏，有时候溃疡治愈，遗直肠之狭窄。

【预后】本疗法预后佳良。

【治疗经过】视症候之轻重、复杂与否、病者能否忍受灸治而定，施术二十次左右，总可痊愈。

【治疗】

（1）经穴。

主要经穴：天枢、关元、气海、足三里、神阙。

次要经穴：百会、长强。

（2）治疗技术。本病侧重灸治。但针后灸治，功效更大。医者断定病人为本病后，令病人仰卧床上，先刺天枢、气海、关元三穴，使感酸麻，然后捻箸头大艾绒于天枢、气海、关元三穴上，各灸十数壮，如病人欲速愈又能耐痛，则取生盐填脐中，在盐上灸十数壮，再灸百会穴五壮，倘病不甚重，则治一次即可痊愈。倘灸天枢后感疲倦不能耐，则次日方灸其他穴，每日只灸一经穴。又发觉病人有肿处时，则在肿处灸数壮，使内觉热，消肿最快。直肠如有结核，则灸长强穴十数壮可也。

【治疗原理】一次灸治十数壮，白细胞渐渐增加，血液循环旺盛，排泄促进，则结核菌逐渐死灭，症候一一肃清，是极明了的事。

【治验例】香港德辅道西陈木铭君患肠结核凡九月，日夜共有腹泻三四次，粪便中混有血液及脓汁，腹部有自发痛及压痛、贫血、消瘦，吃药数月，未见痊愈，民国二十七年（1938）十一月六日到所求治，为之刺足三里、天枢、气海、关元四穴，并加灸治，施术五次，病即获愈。

### 6. 乙状结肠炎及乙状结肠周围炎

【症候】此病由经过分为急慢性之两种，急性者，左肠骨窝剧痛继便秘而起，兼且发热，压之过敏，乙状结肠触有肿胀硬固之肠结状瘤，大便混血样黏液，或血液脓样分泌物，有秘结之势，甚至废绝，而于升结肠及横结肠发膨满刚强，而有肠闭塞症状。重症者疼痛剧烈，放散于膀胱、左腿，腹部膨满过敏，发呕吐、咳逆等虚脱症状。尿量减少，排尿疼痛，白细胞增多，热持续不退，经过数周，肿瘤之渗出物或自然吸收，或向膀胱破溃。亦易再发。除左右两方之部位不同外，一如盲肠炎，炎症多局限，继发化脓性腹膜炎亦少。慢性者发病徐缓，不发热，镜检患部黏膜充血，被黏液，常有小糜烂面，动易出血，且常时加剧而发全身症候。

【预后】针灸治疗，预后佳良。

【治疗经过】施术十次内外，即可根治。

【治疗】

（1）经穴。

主要经穴：左天枢、左水道、左归来、天应、足三里。

次要经穴：环跳、风市、阴陵泉、阳陵泉、昆仑。

（2）治疗技术。医者诊断定病人为乙状结肠炎病后，先刺足三里穴，刺至酸麻，直透腹部。然后令病人解开内裤在天枢、水道、归来三穴或最硬最痛处各刺一针，以病人感酸麻为是。倘无发热，再捻艾绒而灸之，止痛消肿极快。

倘痛延及左大腿，则环跳、风市、阴陵泉、阳陵泉、昆仑五穴俱可刺针。如刺激力适合，可缓解其痛苦。

【治验例】重庆二十一厂陈家院二十一号刘文生君患乙状结肠炎甚久。左肠骨窝肿胀如盘，坚硬如石，高热如火，剧痛如烧，痛及左大腿，用轿抬来，行动需人扶持。余按上法施治后，痛立止，热渐退，次日不见到治。嗣刘君派一人来所报告，他的肠炎病已痊愈甚久，倘经济充裕的话，当刊报鸣谢云云。

## 7. 肠神经痛/肠疝痛

本病无解剖的变化，为发作性肠管疼痛，又名为肠系膜神经痛。

【症候】在疼痛之前，有鼓肠、恶心、雷鸣等前驱症。疼痛之来，少数一起即非常急剧，多数则为徐徐加甚，痛之性质，如切如刺，其部位大抵在脐部（所谓脐部痛）。神经痛强甚时，每放散于腰部及四肢，甚至及于头部。肠疼痛更剧，屡致失神。

疼痛发作时，四肢厥冷浮汗，脉细硬而且缓徐，病者多俯屈，两脚曲向腹部，或以自手或硬固物压其腹壁，大多取腹卧位。腹部或因鼓肠而膨满，或反来舟底状陷没。腹部皮肤过敏，特于脏躁病者为然，强压之则反觉轻快，然非无因强压而使疼痛加重之例。发作之存续时间，自数分至数小时不等，大多徐徐缓解，或在消散时呕吐。发作既消，诸症悉退。

此外本症殆常伴便秘，同时有恶心、呕吐及里急后重，或有咳逆、喘息型呼吸困难、心悸亢进、尿意窘迫、存续性阴茎举起、精漏及震颤等反射的症状。

在发作休歇时，大多完全健康，肠系膜神经痛如其他之神经痛然，当加压于脊柱上或其左侧之一定部位时，则因该相当神经丛被压迫之故，每得唤起疼痛。

【预后】针灸治疗，预后佳良，而且断根。

【治疗经过】视症候之轻重，患病之经过而定，施术十次左右，总可断根。

【治疗】

（1）经穴。

主要经穴：足三里、天枢、气海、关元。

次要经穴：公孙、内庭。

（2）治疗技术。医者诊断定病人为肠神经痛后，先在两侧足三里穴刺至酸麻，用雀啄术三五分钟久，缓解疼痛后，令病人仰卧，在天枢、气海、关元三穴上刺针，如感酸麻时，可用置针术，刺后再在天枢、气海二穴捻箸头大艾绒，放在经穴上同时燃烧，各五六壮，则火力猛烈能使肠之跳动、刺痛停止，发作之障碍物排除消灭。如症候非重、起病不久即可治愈。

倘剧痛未止，则以绳贴赤肉量病人口角之横径，照量得之分寸，量三次，折成三角形。上角置脐正中，下二角置脐下左右，安定后爪掐为记即在脐下二角处，捻指头大艾绒同时灸火，或右患灸左，左患灸右，直至痛止。

次日如仍有发作，依旧刺足三里、天枢、气海、关元四穴，再灸未灸之主要、次要之经穴，或昨日灸过但未起水泡之经穴，如病人能耐疼痛，病极易痊愈。

【治疗原理】本病为肠知觉性神经系官能病，发作时痛苦不堪，脐部上下左右常跳动、绞痛。兹刺两侧足三里穴，用反射的刺激，常能使肠部之疼痛痉挛制止，再刺天枢、气海、关元三穴，直接制止之，又在经穴上用大艾灸治，热力直入，一则使发作之跳动痉挛停止，再把发作之障碍物向上下排除、消灭，灸治时病人不感疼痛，而觉舒服。经过三五次的针刺艾灸则发作之原因及其症候，都得烟消云散，而病告痊矣。

【治验例】惠阳青边乡刘卓先生，患肠神经痛病凡十年。痛时有气胀大如拳头，上下奔走，其痛非常。痛甚则心悸亢进，脉搏不整，呼吸困难，颜面呈苦恼，每月二三次不等，吃药数百剂，未能停止疼痛。蒙刘秉纲先生介绍于民国二十四年（1935）六月十八日来治，余依上列经穴针灸之，当即止痛，是晚复发，但痛减轻，翌晨再依法针灸一次，自后便不再见痛云。

8. 肠癌

【症候】

（1）通有症候。病人体重徐徐减轻，贫血浮肿，现恶病质症候，腹部压重不快，蠕动亢进，鼓肠，腹痛轻微。贫血渐进，常发腹水，初期多不发热，俟破溃后续发传染，则发中等度热候。大便多秘结，然肿瘤崩溃，狭窄现象已去，而肠内容又异常发酵，则下痢不止，亦有便秘下痢交互发作者，若狭窄在肠管下部，则便秘纤细如索，或扁平如带，或累累如羊粪，其便中常混有血液、脓汁、黏液及破坏之癌肿组织片，因腐败分解，故恶臭难闻。触诊腹部，则觉有大小不等、形状不正、表面不平、硬固而有压痛之肿瘤。初虽可得移动，然与附近愈着则不能移动矣。若肿瘤压迫或牵引波近脏器，则觉疼痛而障碍血行，涉及腹膜则发局限性或弥漫性癌瘤性腹膜炎。若与胃及附近肠管、膀胱、子宫、膣腔、肠壁等处愈着，则终至穿通该部而生瘘孔。

（2）各部肠癌之症候。十二指肠癌瘤之在起始部及上横行部者，则有食欲不振、吞酸、呕吐，间且吐血、胃部疼痛、胃扩张、便秘等胃癌症状，而肿瘤皆易移动。若在下行部及下横行部，则深藏于右季肋下，不移动而难触之。若侵及十二指肠乳头附近，则发慢性黄疸及胰液分泌障碍。若在乳头以下，则胆汁、胰液逆行于胃，而吐黄色物。

小肠癌除有不定之消化障碍外，徐发肠狭窄之症候，因之觉腹痛或酸痛发作。肠管刚劲，局部鼓肠，或猝发肠闭锁症，其肿瘤出没无常，留止不定。常发腹水。其发生于回盲部者则呈盲肠炎，或结核性回盲部肿瘤之症候，其肿瘤硬固，表面不平，形状不整，全身进行性衰惫，羸瘦浮肿且他部每生转移肠瘤。

大肠癌病人觉腹部紧张不快，肿瘤部疼痛，压之加剧，间发绞痛，放屁或通便而后则觉轻快，常以便秘为唯一之症候。顽固而渐进，然若肿瘤破溃，或并发肠炎则下痢。其发生于左右结肠弯曲部者，则位置隐蔽，触知非易。而生于横结肠者，则大而有移动性。间有肿瘤上部肠管刚劲。由腹壁得见肠蹄系，兼觉疼痛而发局限性或弥漫性鼓肠者。

直肠癌病人大便里急后重，骶骨直肠疼痛，而放散于腰部大腿等处，肿瘤破溃，疼痛如前，大解时尤甚。肠管因肿瘤而狭窄，便意因疼痛而抑制，致顽固便秘。迨肿瘤破溃下痢，则排泄混有黏液、血液、脓汁而放恶臭之大便。宛如慢性下痢。其侵及肛门附近，括约肌破坏或麻痹者则便液源源排泄而恶臭不可闻。指触直肠觉有表面不平之硬固肿瘤，且能触知狭窄部，若狭窄特甚，则腹部及大肠鼓胀致疼痛咳逆，甚至肠管闭锁。

【经过】此病经过由肿瘤之部位、种类及转移症、并发症之有无而有久暂。小肠癌平均经过二年至三年，大肠癌经过稍长，直肠癌经过三年至五年。

【治疗经过】施术二十次左右，当可治愈。

【治疗】

（1）经穴。

主要经穴：天枢、气海、关元、足三里、天应、长强。

（2）治疗技术。医者诊断定病人为肠癌后，要细心分辨是大肠癌、小肠癌抑或直肠癌。天枢、关元、气海、足三里等穴无论何种肠癌，都可刺针、灸治。针后可在针口上用艾绒直接灸十数壮，如病人能耐痛，则艾绒加大，消癌最快。如为直肠癌则每次加刺长强穴，灸治数壮亦妙。

【治验例】重庆国府路大溪别墅航委会副官王承銮先生患直肠癌病数年，初里急后重，一如下痢，久之每日大便二次，排泄混有黏液、脓汁而放恶臭之大便，经本市医院治疗，断为肠癌，但未恶化。嘱恶化时到院开刀，把它切除之云云。王君闻针灸神效非常，乃于民国三十三年（1944）一月二十二日到所诊治，余按上法施术四次，诸症如扫，病乃霍然。王君感针灸神效，乃加入函授班研究针灸焉。

### 9. 痔/痔核

本病为肠血管的疾患。

【症候】初于直肠及肛门内有瘙痒、灼热、压重、膨满及疼痛感觉。唯其主症为发作性出血，病势增进，则肛门内或外生静脉瘤性结节。

外痔在肛门皮下，现带青色豌豆大至桑椹大之结节，基底广阔，间有具茎者，数个或一个，或数个排列于肛门之周围。因腹压或吸引而增大，因指压而缩小。被覆之皮肤，极形菲薄，或以慢性炎症而肥厚，自觉症往往缺如或有轻度瘙痒灼热感，不起出血，一旦发生炎症，静脉因血塞忽来肿胀、疼痛、里急后重，肛门内有异物感。（痔发作）触之过敏，不能压缩，如此经六日至八日，血塞消退，炎症亦去，而仍留弛缓之结节，或陷化脓，续发瘘孔及溃疡。

内痔在直肠柱下端，呈基底广阔之隆起，间或具茎，数亦一个或数个并立，自豌豆大至胡桃大，若多数发生，则直肠内形成大肿瘤。该结节触之柔软，上被带青色或有鲜赤色颗粒之黏膜。对于下层（内括约肌）容易移动，且易压缩。核之甚大者，往往能触得动脉搏动。初自觉肛门内有异常感觉、压重，排便时轻度疼痛等。后乃发生出血。先附着于大便之表面，继则点滴状流出，甚至因腹压而迸出如线。又以肛门及直肠之黏膜下组织与肌层易于移动，该结节遂经括约肌而脱出于外方。初尚能自然缩入，渐至黏膜下组织异常弛缓，即于声咳之间，亦致外脱。若括约肌发痉挛状收缩，或起炎症，则来嵌顿症状。疼痛剧烈，时伴以尿闭、呕吐、发热等。经二三日陷于坏死，形成溃疡，间或著明出血。或因血塞化脓，诱起脓毒血症。又本症往往与直肠卡他并发，因之黏膜充血，分泌增多，病人颇感不快，古人所谓之黏液痔，即属于此。

中间痔核之大者易起嵌顿。

【预后】经久出血，可因贫血而致命。针灸治疗，预后佳良。

【治疗经过】视症候之轻重、经过之久暂而定，施术十次左右，即可治愈。

【治疗】

（1）经穴。

主要经穴：长强、承山、命门。

次要经穴：二白（大陵穴上四寸，大腱内外各一穴）。

（2）治疗技术。第一法。医者诊断定病人不论外痔内痔，先令病人直立，手扶可扶稳之物，以免动摇，拿起裤脚，一脚脚跟不到地，脚趾到地，即在承山穴处消毒，用寸半或二寸针直刺入肉至感酸麻，用雀啄术，凡四五分钟久。如酸麻直透脚跟，则针尖转向上，使酸气直达股内。刺此脚之承山穴后再刺彼脚之承山穴，手法同前。休息数分钟后，取命门穴，针灸之。最后则令病人伏地上，臀向上（或侧卧，举其一足，用手扶定），在长强穴处刺针，至感剧痛、酸麻，再用艾绒灸五六壮，但勿灸至起水泡，灸至起水泡则举动不便。

次日再依法施术，直至痊愈。

如发觉肛门旁有硬固索条，则在硬固处灸数壮，使感热充血，天天灸之，硬固索条乃日渐消散。

如欲外痔消灭，则取长头发一根，消毒后紧缚外痔，紧缚甚久，则血流断绝，外痔自行脱落。或用艾火灸数壮，亦能缩小。

第二法。材料：荆芥三钱，蝉衣三钱，防风三钱，甘草节三钱，透骨草（即白凤仙花梗）二钱，瓦松（人家屋顶瓦上有此）三钱，癫蛤蟆草（又名臭婆娘草、叶青背白，春冬皆有，多生于荒园草丛中）三钱，老醋一两，食盐三钱。

先将荆芥、蝉衣、防风、甘草节、透骨草、瓦松、癫蛤蟆草七味，用清水滚煎，至沸将老醋放入，次下食盐，化尽即行离火，将药水倾于干净痰盂内，令病人端坐其上熏之，候药水稍温，复于患处洗之。

效果：凡痔疾用此法不过一二次之治疗，悉能痊愈，且不发云。

又医者必须叮嘱病人一辈子戒食油炸物及酒、辣味等刺激性食物，不然虽经治愈，有复发之虑。

特效方：川连、槐花米煲水服及焗患处。

又验方：以蒜头舂烂煮沸，趁热，置于痰盂内，坐其上，使热上升，冷后又煮热焗之（用姜与葱亦妙）。

【治疗原理】本病因瘀血充血而起，为血管的疾患之一。兹刺长强、命门、承山三穴，直接或间接影响到痔核处，促其消散，灸长强、命门二穴及硬固处，能使血管充血，血行旺盛，瘀血症状，因而消灭。理极浅白也。

【治验例】天治生内外痔约十年，肛门外有豌豆大外痔一粒，每逢大便，颇感痛苦，盖我常便秘，不易排便，排便时肛门感痛，须以左手助之方能排出，排便后流血甚多，每要大便先自不快。其后数年肛门外生硬块，有时作痛。曾用马百行痔疮散、宁波鸡鸣膏敷治，未见功效。自知灸治对于内外痔有绝大功效，乃命内子代灸长强、命门二穴及硬块处，不计壮数，总以不能耐痛时即除艾炷，以患处感热力直达里面、外面充血时为止。经过如此五六次之灸治，内痔消散，外痔无碍，大便通畅，不再有流血疼痛之患矣。

## 10. 直肠瘘/痔瘘

【症候】极轻微，病人往往不自觉。唯脓性分泌物增多时，始行察觉。全痔瘘时排脓汁，且混粪便样液，按触瘘孔部，有一硬固索条，存于深层。通入消息子则往往不能得圆满之目的，因该管经过常迂曲，内口且甚狭小故也。内直肠瘘常为人所忽视，唯因分泌物蓄积于瘘管内，故排便时疼痛，且流出脓汁。用指或肛门镜检查，可以确实诊断。外直肠瘘病人，因脓汁不绝流出，肛围有湿润不快之感。

【预后】针灸治疗，预后佳良。

【治疗经过】视症候之轻重、手法之多寡而定，大概有二十次施术，总可治愈。

【治疗】

（1）经穴。

主要经穴：长强、承山、命门。

（2）治疗技术。本病多为结核性，故侧重灸治。先令病人直立，用竹一条由脚底量至脐中，用墨点记，然后将竹置于地上，在病人背脊正中比准，指甲切皮肤做标识，继令病人安坐，在标识处直入针，至感酸麻时，用雀啄术二三分钟久。随灸治七壮，又灸旁开一寸七壮，休息十分钟后，乃令病人侧卧，举起一脚，用手扶定，在长强穴处刺针，以大痛酸麻为度。刺后用姜片灸七八壮，使内觉热，再刺两侧承山穴，第一次手法，便算完毕。

倘瘘孔甚大，宜以生附子末，水和作饼，安瘘内，以艾炷灸令微热刺痛，干则易新饼，日灸数枚，至内肉平始已。

医者照上列方法施治，瘘孔可以治愈。一次不愈则二次三次直至痊愈为止。

又脓汁甚多，可令病人每晚取榕树叶一大束，煮出味，放干净之痰盂内，趁热，除内裤坐其上，热气上升能令脓汁流出，病更易痊。

【验方】每日用黑枣十六个或二十个剖开，去核填满棉籽仁，外以线扎紧，煨熟，清晨食之，月余收功。

【治疗原理】本病由炎症性机转，而致成瘘管，滴出脓汁。兹刺命门、长强、承山三穴，直接或间接影响到瘘孔处，能使炎症消散。再加灸治以旺盛血行，排除障碍物，用热水蒸气以排泄已成之脓汁，用附子灸治夺尽余毒，病人如来十次八次疗治，瘘孔获愈，自在意中。

【治验例】病人张秀英，女性，年二十四，住广州大南路十五号。患痔瘘流脓数年，屡治不愈。本所学员朱伯衡与病人之夫为莫逆交，朱君以见台城某针灸家专门医疗，治无不愈，特介绍前来施治，日期为民国二十六年（1937）二月二十二日，视其瘘孔不甚大，但脓汁散布肛门外甚多。内混粪便样液，按触瘘孔部有一硬固索条，存于深层，排便时疼痛，且流出脓汁。乃先针命门、长强、承山三穴，继灸命门穴七壮，长强穴五壮。二十四日再来治一次，而脓汁已大减。经此次治疗后未见再来，嗣据朱君云张女士之痔瘘已获痊愈云。

## 11. 直肠及肛门脱出

【症候】脱肛者，初仅于排便时脱出，后复回复。经久则起立咳嗽步行均发生，回复亦渐困难。脱出之直肠黏膜，与肛门缘皮肤有一环状浅沟，可以送入手指或消息子，是为二者不同之点。陈旧性症，黏膜往往干燥如革，且生溃疡，时或脱出部发生嵌顿，陷于坏死脱落而得自然治愈，因经久之直肠脱出，上端腹膜向下牵引而成囊状，小肠、卵巢或膀胱坠入其中，即成所谓直肠疝。

【预后】佳良。

【治疗经过】视症候之轻重、灸治之久暂而定，施术十次左右，总可治愈。

【治疗】

（1）经穴。

主要经穴：百会、长强、承山、神阙。

（2）治疗技术。医者诊断定病人为脱肛后，先刺两侧承山穴，刺至酸麻直入肠部时用雀啄术三五分钟久。然后令病人侧卧，一足举起用手扶定，刺长强穴，刺后灸五六壮，再灸百会穴五壮。

倘第一日治疗不甚见效，第二日依上述方法施治后，再在神阙穴内填满生盐，在脐中灸如病人年岁之粒数。如仍未愈，空三两日后再施治，直至痊愈为止。

治疗时间，嘱病人静卧数天，节制饮食或只饮液体食品。便秘或下痢者，先疗治之。对于轻度脱肛，可以涂油指头还纳之。继以贴膏黏合臀之两旁，或用布垫及丁形带包之，防其复脱。

脱肛后泻血，可令病人取韭菜一束，煮出味，置于干净之痰盂内，趁热，坐其上，热气上袭，血可停止。

【治疗原理】本病是因便秘，或腹泻致大便用力过大等，致直肠括约肌、提肛肌弛缓，直肠或肛门脱出。兹刺长强穴刺至剧痛酸软，又用姜片艾灸十数壮，提肛门肌、直肠括约肌可因剧痛使弛缓收紧。再灸百会穴数壮，病人可觉有气直达臀部，再灸神阙穴亦可使肠蠕动收缩。如病人能耐数次治疗，肛门部神经因而兴奋，恢复其作用，伸缩自如，而病告痊矣。

【治验例】广州河南南华路黄石培君四十余岁，患脱肛病数月，肛门脱出，不能用手法托回，吃药敷药未见功效。蒙吴树桂先生介绍，乃于民国二十三年（1934）十二月尾到治，余按上述方法施治，一二治未见效，迨施术八次后，肛门方缩入，再施治三次，幸获痊愈。

## 七、胰腺病

### 胰癌

【症候】

（1）病初发不定之消化症候，即食欲不振、嫌恶肉食，食后胃部压重膨满感、吞酸、嘈杂、恶心、呕吐等，病者渐渐衰瘦，迅速陷于恶病质。

（2）疼痛或早期即有，或经过中徐徐发生，其时于心窝部起存续性自发痛，时时发作性增重，放散至右季肋部，左肩胛部及其他各处略具疝痛，胰体癌者更甚。病者为缓和此疼痛计每俯其体，且屈其小腿于腹部，力图腹压之弛缓，或又反之而将重物压于腹壁焉。虽有偶发呕吐者，但疼痛仍不见轻。胰体癌疼痛之所以更重者，因癌肿侵蚀邻接之神经太阳丛所致，从而在第一至第二腰椎高处之正中线上或脊柱之左侧，加以压迫时唤起压痛。

（3）能触知肿物者为极少数，肿物为脐之稍上方，横脊柱在前，表面平滑，或呈颗粒或块状，无移动性，往往能传达腹部主动脉之搏动。

（4）黄疸，最多见者为胰头癌，因癌之压迫输胆管而起者。黄疸非常顽固，始终如此，此际肝不增大，胆囊反多紧张肿满，此为与胆石时所起之黄疸不同之处。

（5）粪便初无特别之变化，至发生黄疸之后，则为有形陶土样，富于脂肪。同时有胰液之压迫性排泄障碍症候，于是粪便容量更多而变为粥状，含有游离脂肪酸及多数之脂肪滴。时起泄泻，或粪便中发现隐血。

（6）体温概为常温，末期则降至常温之下，如有细菌传染，则发热。

（7）其他。胰头癌压迫幽门或十二指肠，则起胃扩张或诱生肠塞酸痛之症状，压迫门静脉则发生水腹、脾肿、痔核等。又癌肿蔓延于腹膜时，亦生腹水症，此由于腹膜吸收力大及分泌盛之特性。

【预后】针灸治疗，预后佳良。

【治疗经过】视病人之营养如何、患病多久、能否多受手法而定。

【治疗】

（1）经穴。

主要经穴：内关、足三里、中脘、下脘。

次要经穴：脾俞、痞根。

（2）治疗技术。医者诊断定病人为胰癌后，先在内关、足三里二穴刺针，刺至酸麻时，用雀啄术，倘手法适合，当即止痛止呕。休息十分钟久，令病人仰卧床上，取中脘、下脘二穴，用最幼之毫针，直入针，如感酸麻，亦用雀啄术凡五六分钟久。再在癌肿处按其大小，四周以墨点记之，遂在正中刺一针，用旋捻术，捻箸头大艾绒于针柄上点火燃烧，借针传热入里，以能耐受为度，不能耐时除去之。倘病人能耐痛，再在肿瘤上边、下边或左或右再刺之，再灸之，用姜片灸下脘、中脘二穴各五壮更妙。

次日按上列方法施治，间日灸脾俞、痞根二穴各五六壮。以内觉热不能耐为止。用姜片灸全癌处，使内感热亦可。

【治疗原理】癌症为凹凸不平的肿物，截至现在尚未发现有特效药，能把它消灭。兹以针刺，在针柄上捻艾绒而燃之，热力、艾力借针传入里面，使感热、充血，肿瘤当渐消散。

【治验例】湖北应城石膏公司两广总公司关璧双先生，寓广州同文路南华贸易公司，其夫人常感食欲不振、膨满、停滞、压重等，如用精神或久坐则感饱胀、疼痛。中西医术治疗，未见痊愈。闻余擅医痼疾，乃于民国二十六年（1937）十月十三日到所求治，则见其营养不良，羸瘦，皮肤略似铜色，按其腹于脐之稍上方觉有物跳动，能触得凹凸不平之各肿瘤，无移动性，乃对病人言是病为胰癌，系中西医预后不良之病，疗法虽多不生效力，乃为之施术。施术二次后，跳动减少，胃口见好。施术八次后，肿瘤渐消。民国二十七年（1938）六月病人来请治其女之病，则见其前后若两人，病人云先生治病的确灵验，她之病早已痊愈云。

## 八、肝与胆病

### 1. 肝癌

【症候】本病为徐发性，其初呈食欲不振、全身倦怠、贫血、大便不正等症状，渐渐羸瘦脱力，终陷于恶病质。继发性者，或因肝症状显著而反掩蔽原发癌之病变，或肝症状轻微而致忽视。

虽然，多数之肝癌，呈下述之症状。

（1）局部症状。肝屡见著明增大，膨隆至右季肋部甚至达心窝部，日见肝下缘之呼吸移动性，下降至脐以下。原发性者，肝增大更甚，依经过之时日而递增（巨大型）。继发性者，不若是其甚。

触肝，其表面或下缘生大小之结节，质硬有压痛，用强叩诊法方显疼痛。肝包膜紧张，故见诉钝痛，放散于右肩及右背。

（2）压迫症状。压迫胆管，则生黄疸，若大胆管全闭塞时，则发胆血症，来皮肤黏膜之出血，终致死亡。本症之发黄疸者约二分之一，有为一过性者，有为存续性者，但亦有始终无此症状，或仅呈亚黄疸云。

压迫门静脉干，或该干中生栓塞时，则诱发胃肠之出血、脾肿、侧枝血行及水肿等门静脉瘀血之症状。并发肝硬变时，门静脉瘀血症状亦从而显著。

水肿为次于黄疸之常见症状，原因如于门静脉瘀血之外，因并发胆包膜炎、肝硬变、腹膜癌等而起者，则至中等度而止。

脾肿较少于其他之肝病。

（3）尿。在有黄疸时有胆色素，即无黄疸，尿中亦含胆酸盐及尿胆素。

（4）消化系症状。随癌发育而进行，食欲缺乏。舌被苔，呼气带恶臭，发恶心、呕吐，如胆汁入肠之流向有阻时，则因肉类脂肪等消化不良故，起鼓肠及泄泻，粪便放腐臭，失固有之着色。

（5）一般之状态。病机进行，病者陷于恶病质，贫血羸瘦，四肢发生浮肿，遂因衰弱而死。

体温概为常温，但亦有发间歇热或消耗热者，此因肿瘤化脓崩坏或胆管发生脓性炎或肿胀形成而起。在将死之前，来显著之体温下降。

血液呈继发性贫血象，红细胞数减，且现异形红细胞，又每因多形核白细胞之增加而起白细胞增多症。

【预后】针灸治疗，有治愈可能。

【治疗经过】视症候之轻重、病者忍受灸治多少而定。

【治疗】

（1）经穴。

主要经穴：中脘、期门、天应、巨阙、肝俞。

次要经穴：章门。

（2）治疗技术。本病颇不易治疗，如果病人坚信中西医无法治愈，唯针灸方有希望，而忍痛灸治者，医者可按其癌症之大小，用墨圈定，在中脘穴处刺一针，使感酸麻。遂置姜片于针口上捻箸头大艾绒而燃之，病人须耐痛，直灸至内面感热，热力影响肝脏，方能有效，如病人感疲倦则只灸一二处，次天方灸他处——如期门、巨阙、章门等穴。倘皮肤起水泡则用姜汁敷之。此病侧重灸治，但刺针后方灸治，艾力易透入，可缩短治疗时间也（针上灸亦可施用）。

【治疗原理】兹用刺针，使感酸麻，则癌部即可发生变动而渐消散。再在外面对正针口灸治，热力内达可促癌消散，又因灸治血行旺盛，把癌症凹凸不平的东西输送排出体外，或由增多白细胞噬灭之。唯病人须能耐痛，并须有耐心，否则无法子拯救也。

【治验例】本港骆克道高氏，患肝癌病数月，中西医治疗，未见有效。承病人之父国医黎先生邀请治疗，则见肝癌颇大，膨隆至心窝部，下降至脐，按之凹凸不平，质硬，有压痛，病人已陷于恶病质，下肢浮肿，微兼咳嗽。为之刺天应穴，兼用灸治，惜病人身体甚弱，不耐酸麻、灸治，施术数次，肿已见消，卒因不耐烦不耐痛，半途中止。最后疗法纷乱，卒致不救。治而未验，心甚歉焉。

2. 卡他性黄疸

【症候】本病因原因及发生机转之不同，症候亦不一律。临症上所见者，有如下述。

（1）前驱症。本病大抵先来食欲不振、口渴、嗳气、嘈杂、恶心、呕吐、大便不整、腹满等胃肠症状，以及头痛、眩晕、全身倦怠等神经症状，有时候发三十八摄氏度许之热，延三四日。

（2）黄疸。经上述前驱症后，先见眼球结合膜黄染，其次及于口唇黏膜、软腭及皮肤，依序先后着黄色。黄疸之程度及存续，各症例不同，两者且不相比例，往往有持久之比较轻度之黄疸，又转急剧高度者，然普通在数周中渐次消散。倘黄疸存续过久，则须注意有无本病以外的变化。

在发现黄疸之前，尿中先起尿胆素增加，此际尿呈黯色，不啻黄疸之预告也，反之，在黄疸极度时尿中所含之尿胆素量较微，如尿中尿胆素量忽又增多时，则为黄疸将退之征兆。

（3）肝之变化。肝增大并增其硬度，对于压力呈过敏性。病者诉肝部压重感。少数则有疝痛型疼痛发作。

（4）脾之状况。有时见轻度之脾肿，此脾肿与黄疸同消退。

（5）心动迟徐症及皮肤痒二症状俱极显著，皆为酸盐淤滞于体内之结果，但非必与黄疸成正比例。

（6）尿之变化。尿中含有尿胆素之情形及其量之多少，已述于前，此外当黄疸消退而恢复之时，不问尿中含存尿胆素与否，尤有胆汁酸之排泄。此际尿胆素与胆汁酸之排泄障碍，不相并行，起所谓解离性黄疸。

（7）粪便之状态。黄疸高度时，尿中着色增加，粪便之着色，与之相反。失其固有之色泽，恒为陶土样。黄疸渐消退，粪便渐次恢复黄色。在起解离性黄疸时，虽皮肤之着色大减，尿中已无胆红素尿胆素，仅就心动迟徐症、皮肤痒等，可证明胆酸仍停滞于体内而不流入肠中。

（8）十二指肠内容之变化。在本病经过中，以十二指肠探子反复取十二指肠之内容而检查之，胆汁之排出全绝或仅存。

（9）血液变化。血清中呈胆红素直接反应，在黄疸恢复就绪时，示迟缓反应，胆酸排泄障碍时，脂肪食后之血中，出现阴性。

【预后】佳良。

【治疗经过】视症候之轻重而定，大概施术十次，可以治愈。

【治疗】

（1）经穴。

主要经穴：中脘、内关、足三里、至阳、腕骨、胆俞。

次要经穴：脾俞、下脘。

（2）治疗技术。医者诊断定病人为卡他性黄疸病后，先刺两侧内关穴，使感酸麻，用雀啄术二三分钟久，继令病人仰卧，在中脘穴处刺针，使全胃部酸麻，酸麻如影响到十二指肠处尤妙。刺针后再灸中脘穴三五壮，使内感热。休息数分钟，再刺足三里、腕骨、至阳三穴，又灸至阳穴五壮。如病人甚软弱，第一次手法便算完毕。

次日再来治，再刺足三里、内关、中脘、腕骨、胆俞五穴，灸脾俞、至阳二穴，如病人能来治数次，当可治愈。

禁固形食，可饮用茶水、矿泉、薄肉汁、牛乳、粥汁等。禁酒类，避过剧运动。

施术时须十二分小心，不要刺着动静脉，刺着血管不易止血。缘病人之血，水分特多，凝血酶少，不易令血止也。

病人如欲速愈，可用下列验方：

全黄之黄沙蚬（不全黄者不效）炖鸡食，唯须注意不用油盐，加油盐则无效。

采石岐之黄草，同四两瘦猪肉煎服，服一二次效。

【治疗原理】本病之发生为输胆管之狭窄乃至闭塞，肝细胞之破坏及细菌传染，从而胆汁移行于血中。兹刺灸中脘、内关、足三里三穴，亦即治其胃肠病，通其输胆管，疏通胆汁，增加白细胞，消灭一切细菌。如病人忍受数次之手法，确可恢复其机能也。

【治验例】新界荃湾难民张任先生，三十二岁，患黄疸病凡一星期，眼、面、身、手、脚、小便俱黄，胃部膨满，食欲缺乏，全身倦怠，食药五六天，未见有效。民国二十七年（1938）十二月二十二日到所求治，为之刺腕骨、中脘、下脘、足三里四穴，灸中脘、下脘二穴，施术二次，即告痊愈。

3. 胆石症

【症候】胆石虽在胆囊或胆管，而大多数不呈症候，及死后剖验始知之。胆囊内之结石有增大成肿疡可触知者，或有绝无病征而偶然排泄者。

胆砂移入肠内，或与胆液郁积而酿脓，菌自肠入于胆管时，则发黏膜焮肿及溃疡而呈病征，然结石停留于发生部时，则多不呈病征。

按腹部则知胆囊增大超越肝缘，胆囊内若有多数结石，则相互移动，如自囊外按触胡桃，肝脏增大。

胆石移动而入胆道，则因抵抗而发胆石疝痛，其诱因为身体过劳、摄食多量、妊娠月经及精神刺激等。而胆石移动之原，则为胆管肌收缩、胆汁郁滞、腹壁紧张及肠蠕动等是也。

胆石疝痛之原因，为排泄管黏膜，为胆石刺激所致，故胆石尖石大者，其痛更甚。又胆石通过于狭隘部位时亦然。疝痛发作常以剧痛始，往往突然起于深夜或午后，其疼痛如刺如裂。病人甚为兴奋，疼痛多局限于右季肋部胆囊部，放散于胸部或右肩胛四肢，罕及阴部者。若背部及右侧剧痛，则类于肾石疝痛。若仅心窝疼痛，则与胃痛易误。食后即发时，宛如中毒，呼吸浅表而取胸式，病人以欲避去压迫，常取右侧卧位，而屈膝伛偻，腹壁紧张如板。

胆石疝痛，筋肉之痉挛性收缩，同时发呕吐者有之。发作强烈，每有寒战，热至四十摄氏度以上者有之。通常数小时即行下降，偶亦有持续至一日者，剧痛时其热型有似间歇热（肝脏间歇热），黄疸为胆石疝痛主征之一。亦有不发黄疸者，若有黄疸，则为诊断上要症。输胆管为胆石闭塞时，则发黄疸，其强弱关于闭塞之度。黄疸非发现于疝痛初期。往往见于24小时以后。

诊断上最要者，疝痛发后以水稀释其大便，滤过检其结石，概括言之，则本病症状急如飘风。右季肋部及心窝剧痛，病人向右卧俯屈其身体，肝脏肿大，胆囊压痛，呕吐，食欲缺如，头痛，寒战发热，心脏亦有障碍，未几即发黄疸。疼痛虽渐缓解而更增剧，有持续至一日者，疼痛消后全身衰弱，大便变色，便中证明结石。

【预后及经过】经过长短不一，或发作一次，即不再发。或持续发作，预后重笃。尤以促发癌症或引起胆汁性肝硬变及肝脓疡，预后最危险。

【治疗经过】视症候之轻重而异，施术七八次，当可痊愈。

【治疗】

（1）经穴。

主要经穴：中脘、下脘、天应、足三里、内关、大敦、天枢。

次要经穴：胆俞。

（2）治疗技术。医者诊断定病人为胆石症后，先在内关穴刺针，于感酸麻时行雀啄术。然后令病人仰卧，在最痛处（天应穴）以最幼之毫针直刺入，若感酸麻即可镇静之，止其疼痛。不能止痛则在中脘、下脘、天枢三穴各刺一针，并在最痛处捻箸头大艾绒垫姜片灸治之。不止，中脘、下脘、大敦、足三里四穴亦可灸治。

次日病仍发作，可照上法再治，加刺足三里、胆俞二穴，仍须用灸治，病人如有耐心求治，当可治愈。

热度三十八摄氏度以上者，禁用灸治。

**【治疗原理】**针灸治疗不用药物，其刺内关、足三里、中脘、天应等穴，兼用灸治者，即所以制止疼痛，消灭炎症，促胆管蠕动，把胆石排出也。方法虽不同，目的则一样，但针灸治疗见效快些，且无中毒之虞。

**【治验例】**九龙界限街一八六号二楼林陈氏，于民国二十八年（1939）十月十六日忽发胆石疝痛于右季肋部、胆囊部、心窝部、右侧肩胛，如灼如钻如刀刺，呼吸浅表，颜貌呈颦蹙恐怕状，向右卧而屈其身体，腹壁紧张流汗，面色黄。余为之刺内关、足三里、中脘、天应四穴，痛稍减，再灸天应穴十数壮剧痛即止。翌晨依法再治一次，即获痊愈矣。

### 4. 胆管之癌

**【症候】**

（1）胆囊癌。取隐伏性经过甚久，初亦不过示不定之消化不良、进行性羸瘦、胆囊部痛等症状。至发现肿物，或因压迫而致黄疸时，始能确诊之。

（2）胆管癌。大胆管生癌，早有慢性淤滞性黄疸症候，此黄疸一时减退，重复增强，本症亦并发肝增大、胆囊肿胀及胆管传染。又有时在黄疸之同时，有肝脏疝痛发作。

**【经过】**胆管癌由进行性恶病质，癌之徙移及胆囊之穿孔等，不出一年（平均八个月）即取死之转归。胆管癌亦不过越四至八个月而死，在末期发恶病质、浮肿及胆管传染所起之热。

**【预后】**针灸治疗，早期治疗，可以治愈。

**【治疗经过】**视症候之轻重而定。

**【治疗】**

（1）经穴。

主要经穴：中脘、章门、期门、巨阙。

（2）治疗技术。医者诊断定病人为胆管之癌后令病人仰卧，在期门穴上消毒，直针刺入，使感酸麻，用雀啄术三五分钟久。然后刺巨阙穴，手法同前，再以姜片垫穴上各灸二五壮。遇病者不能耐痛时，则除去之，另烧第二炷。如是者十数壮，使内感热，发生变化，倘病人甚软弱，第一日手法便算完毕。

次日刺中脘、期门、章门三穴，依旧法灸癌之上下或左右，病人如不嫌久，不怕医费多，则改用太乙神针灸治。病人如决心求治，依此法施治，当可治愈。

**【治疗原理】**针灸治疗，用针用灸，于针柄上绕艾绒而燃之，热力直达里面，则最里之癌，亦因受热而变化。再在皮外用大艾炷而灸之，灸治久，皮肤必感充血，热力、艾力可使癌肿部逐渐消散，且把毒物肃清也。

**【治验例】**广州高第路敬业园第六十四号之五，杨氏，四十五岁。于民国二十五年（1936）一月二十八日到余广州医所求诊，据称腹部疼痛，凡二三月久。痛时影响到右季肋部、右肩胛部、心窝部不舒。脐上偏右似有硬块，剧痛时似感跳动。食药注射，不见有效。闻汉兴国医学校工人方某盛称先生拿手治痛症，特来求治云。余见病人面现黄疸，羸瘦非常，乃令病人仰卧，视察其疼痛结块所在，诊察结果见胆囊部有肿瘤如杯大。痛发自肝脏。乃刺中脘、天应、期门三穴，痛稍减。在天应穴灸五六壮，剧痛不再发，胃口变好，次日刺章门、巨阙二穴。三十号病人再来据称诸症已除，本可以不来再治，唯主母（金曾澄夫人）嘱余再治一次俾获根治云。乃为之再刺内关、足三里、中脘、天应、章门、期门七穴，灸脾俞、痞根等穴，二三月久不治之病，竟获治愈焉。

## 九、腹膜病

### 水腹/水臌

【症候】水腹症腹水存在之证明，如在一公升以上时一见即知。量少者，则命病者取膝肘位，或排尿后取立位，然后在下腹部叩诊，即显浊音。其时不可多加压迫，否则其浊音为腹管之鼓音所掩，因液体易被压迫而他逸也。液量多者，可触知波动，且该液既为流动性，每集流于下方，故因体位之变换，而肠部之形状及浊音部亦有变换也，其理易明。液量甚多时，则呈悬垂腹之状。浊音亘全腹，脐窝消失，反向前凸，其时皮肤带有光泽，其下部深层往往断裂，现出线痕，该痕初为红色，继则青色，结成瘢痕样白线，称之曰索线。又屡来下肢及阴部之浮肿，腹壁皮肤亦见之。又腹壁之皮下静脉，每扩张如蛇行状。凡因门静脉瘀血或降主静脉狭窄而致之水肿，此症状更甚。

高度之水腹，每迫膈上举，发心悸亢进及呼吸困难。

【经过】数月至数日不等，视原因而有别。

【预后】针灸治疗，预后佳良。

【治疗经过】视症候之轻重而定，施术十次左右，当可痊愈。

【治疗】

（1）经穴。

主要经穴：肾俞、关元、气海、三阴交、阴陵泉、足三里、水分、水道、阴交、复溜。

（2）治疗技术。医者诊断定病人为水腹后，令病人侧卧，先刺三阴交、阴陵泉、复溜、足三里等穴，如脚部以上均肿，则须用粗毫针，二寸长之毫针，刺至感酸麻时用雀啄术五六分钟久，再用旋捻术，使针口大，储蓄之水分，从针口流出，如不见流出则以手压出之。休息片刻后，以最幼之毫针刺水分、气海、关元三穴，继切大肉姜置水分穴上，捻指头大艾绒，对正针口而燃之，并对病者云本病得力在灸，须耐痛多灸，方能痊愈，若不然，恐致不救。着火后痛至不能再耐时，除去之。再灸第二炷，直灸至十五六炷，以内觉热滚，肠已蠕动，或闻水声移动，方能见效。如病人能耐则在气海穴上再灸十数壮。稍休息后再刺肾俞穴，以感极酸为度。第一日手法便算完毕。

次日依旧刺三阴交、阴陵泉、肾俞、足三里、复溜等穴，因水分、气海二穴灸至起水泡，不能再灸，乃灸水道或阴交、关元穴，亦以灸至肠蠕动、腹内变动为效。倘病人怕痛，则用温灸器内燃艾绒在腹上置洁净薄布烫治之，起码须灸一小时方见微效。如病人有耐心求治亦可以治愈。

又如病人颇健，又能耐痛，除刺三阴交、阴陵泉、足三里、复溜、肾俞等穴外，气海、水分、水道、关元、足三里等穴用艾直接灸治，各灸七壮，收效更大。不然，则预算若干天方能治愈，一次只灸一穴可也。

禁食盐（或以淮盐代）酱，减少饮水。

【验方】（1）田鸡头（青蛙头）数十枚，阴阳瓦上煅变枯黑色，研极细末，以散一两，以生姜、木通各两许煎汤送下，重者加量服。

（2）饮梧州蛤蚧酒。

（3）以极大黑皮西瓜，于蒂部切去一盖，如五寸碟大，挖去瓜杂，留皮四分厚。瓜内加大蒜头去梗连皮切片十二两，阳春砂仁去壳打碎四两，仍将切下之盖用篾扦上，外涂酒坛泥寸许厚，再敷以垄糠，用木柴青炭炙存性，研细末，好瓶收藏，每服一钱，开水送下，早晚一次，轻者五六服，重者十余服愈。戒荤腥盐面，永不能食西瓜。

【治疗原理】兹刺阴陵泉、三阴交、肾俞、关元、复溜、足三里等穴，促肾脏机能恢复，小便清长，液体不再增加而减少，在三阴交、阴陵泉、足三里、复溜等穴，用粗针用旋捻术，盖欲使潴蓄之水分泄去，行路方便。灸关元、气海、水分、水道等穴多至数十壮乃促腹膜吸收，故经三两天之针灸手法后，水腹日见减低，小便次数多且长，液体消灭而且断根焉。

【治验例】广州洪桂坊七号楼下张玉山先生，患水腹病凡一年，曾到某医院施行水腹穿刺术三次。惜放后不久又肿胀如故。虽每月注射药水针一二次，只可使脚不甚肿，而腹水不见消。晚上转侧需人扶持。民国二十六年（1937）六月四日承邻居曾恩慰牧师介绍来治。则见其腹部甚胀，胸内抽紧不舒，脚上以指揩之，有痕甚深，甚久方平复，小便极少，胃口不开，站立呈悬垂腹，脐窝几消失，皮肤有光泽，皮下静脉怒张。为之针肾俞、足三里、阴陵泉、气海、中脘五穴，灸气海、中脘、肾俞三穴各五六壮，是晚睡觉转侧便不需人，小便凡十余次，胸际宽舒，行路两脚有力，肿胀随消，皮带即缩小寸余云。如是继续治疗五次，病竟获愈。病人及其家人对介绍来治之曾恩慰牧师非常感谢云。

# 第十节　泌尿器病

泌尿器，即排泄器云者，即肾脏、膀胱、尿道三者之谓也。肾脏与膀胱之间，又有输尿管以司宣泄。

## 一、肾脏病

### 1. 慢性实质性肾脏炎

**【症候】** 本病发生极慢，先觉身体倦怠、食欲缺乏、头痛、颜面苍白、皮肤肿胀等，故有"颜面苍白宜检其尿"之语。本病之主要症候，即尿之变化，其量减少，一日约一升，有浮肿时特甚，比重升腾，呈暗赤黄色或带黄赤色，若混有多量血液时，呈肉汁色。有多量垩渣，尿中之蛋白占0.5%～2.0%，其蛋白量与尿比重及尿量有关，而与水肿无关。然慢性肾炎转为萎缩肾时则蛋白量减少。

浮肿亦为本症主要症候，其初颜面先肿，次则及于他部皮肤，其他肋膜、心囊腹膜腔亦发生渗漏液，有时亦有起声门水肿、肺水肿者。慢性症之水肿，常达于高度，时有起左心室肥大者。亦有至末期，起蛋白性网膜炎者。

**【经过及转归】** 本病之经过极慢，有迁延至数年者，数年之间屡以急性发作而增恶，然经过常久者，大约皆成继发性萎缩肾，此时尿量寻常，或比平常增加，比重下降，浮肿亦减退或消失，蛋白及垩渣减少，与真正萎缩肾同。易起尿毒症、心脏肥大症。

本病致死之转归有数种：①因体力衰脱；②因强度浮肿而续发窒息、心脏麻痹、肺水肿、声门水肿等；③因皮肤炎及坏疽，继发腐败性脓血症而死。

**【预后】** 针灸治疗，预后佳良。

**【治疗经过】** 视症候之轻重而定。

**【治疗】**

（1）经穴。

主要经穴：肾俞、阴陵泉、三阴交、气海、关元、足三里。

次要经穴：脾俞、内庭。

（2）治疗技术。医者诊断定病人为慢性实质性肾脏炎后，令病人侧卧，内踝向上，在内踝上距踝三寸（三阴交穴）胫骨后缘爪之酸麻处，直入针，使感酸麻直透腹内，乃用雀啄术三五分钟久，然后刺阴陵泉、足三里二穴，手法同前。休息数分钟后令病人仰卧，在关元、气海二穴刺针，使酸麻直透生殖器，复灸关元穴七八壮，再令病人直立，量得肾俞穴后，令病人安坐取肾俞、脾俞二穴，刺毕，灸肾俞穴五六壮，第一日手法便算完毕。

次日如小便清长，则依上法再刺一次。如小便仍旧不多则刺肾俞、阴陵泉二穴，须刺至甚酸麻，用雀啄术久些，再为灸肾俞、关元、气海三穴。如足部肿甚，则刺足部之针要用寸半、二寸针，用旋捻术久些，使针口开，泄出潴留之水分，如是施术数次。

令病人安坐或静卧，严守卫生法，齿牙要清洁，蔬菜须含油少些，葱姜韭等皆不可用，水肿则禁食虾酱。饮料须节制，每周温浴三五回，以酒精摩擦亦可。

**【治疗原理】** 由肾脏排泄之液体，专为尿分，兹因肾脏发炎，外层肿，肾锥体充血，肾失其固有机能，尿量减少而刺三阴交、阴陵泉、足三里、肾俞、关元等穴，又灸治之，据治疗经验能使尿量增多，水肿消散，经十次八次的针灸手法，肾脏机能当可回复。

【治验例】广州河南基立村北街一号前广东光华医院院长郑豪医生惯患脚肿，但每次脚肿，服四五剂西药后即消。唯此次与前次不同，小便短而呈肉汁色，早上面略肿，上午消，两脚水肿，腹部亦微肿，食药甚多完全无效。闻针灸擅医是病，乃延某针灸家施治三次，功效亦等于零。承吕四姑介绍，民国二十三年（1934）二月二十五日起，余以粗针刺其足三里、阴陵泉、三阴交、内庭等穴，用旋捻术使针口大，拔针后水从针口出，至翌日仍旧泄水，故潴留之水因泄而消。再针灸关元、气海、肾俞等穴，以恢复肾之机能，施术六次，病获愈，针灸疗能因而大著。

### 2. 萎缩肾

【症候】本病之发症不明，通常发于潜然，久之亦不呈显著之疾苦，然亦有猝然而发者。本症之初征，起心悸亢进、头痛、晕眩、衄血、视力障碍、顽固之失神等。医者每有误会为神经疾患之事，但本病之固有症候为夜间尿意频数，水量着着增加，色淡而呈淡黄色，比重减少，蛋白之量或仅微，或全欠，无一定。心脏呈强度之肥大、脉搏之硬度增高，亦为此症特异之点。水肿亦为本病之主征，其发也，从颜面至足踝，渐渐蔓延，致心脏器能衰减，终致亘于全身，而发水腹之水肿。但此水肿从心脏器能之盛衰而时有进退，或来脑水肿，或发尿毒症。

【预后】佳良。

【治疗经过】视症候之轻重多久而定。

【治疗】

（1）经穴。

主要经穴：肾俞、关元、委中、阴陵泉、三阴交、气海。

次要经穴：三焦俞、足三里、悬钟、水沟。

（2）治疗技术。医者诊断定病人为萎缩肾后，先刺肾俞穴，刺至酸麻，直透内面，又用姜垫穴灸五六壮。继令病人侧卧，刺三阴交、阴陵泉二穴。休息片刻后，令病人仰卧，刺关元、气海二穴，刺至酸麻直透生殖器，用雀啄术三五分钟久。第一次手法便算完毕。

次日看其变化如何，如小便如旧，则刺肾俞、关元、气海三穴，刺针久些，用雀啄术重些。加刺两侧三焦俞穴。倘脚肿甚加刺足三里、悬钟二穴，面肿则加刺水沟穴，如此施术数日，病可获愈。

食盐宜加限制，水分可不必严厉限制，但亦不能过量。肉类不可过用。病人以面食、卵食、牛乳、蔬菜、果食等为宜。酒精类则宜严禁。其次之卫生极应注意。病人宜按一定规则入浴，便通切宜注意。

【治疗原理】本病由肾炎之后，分泌机能之肾实质大部分摧毁，肾实质消灭，而代以增殖之结缔组织，以致肾脏全体缩小，表面呈颗粒之状。兹用兴奋的手法刺肾俞、气海、关元、阴陵泉、三焦俞等穴，刺激力反射入肾脏，恢复肾脏之固有机能，刺委中、三阴交二穴使血压降低，以减少续发的危险，迨施术数次后，肾脏之机能可日渐回复。

【治验例】婆罗洲东万律公立学校校长、上海暨南大学文学士赖敬龙先生，因回国考察教育之便，于民国二十六年（1937）十二月二日到余广州医所称，每晚夜尿七八次，天冷更多，凡十余次，经有五六年之久。食药甚多，但未见效云。余为之刺肾俞、关元、气海、三阴交、阴陵泉等穴，是晚小便只三次，续治又二次，即获根治焉。赖君以针灸有如此伟效，有研究价值，乃加入函授班研究针灸焉。

## 二、膀胱病

1. 膀胱炎

【症候】急性膀胱炎初起时，大抵有中等度之热，膀胱黏膜知觉过敏，仅少量之小便已能成为刺激，故发生有剧痛之尿意窘迫，即在小便已出之后，病人仍为尿意所苦，即数滴之尿亦能引起有剧痛之尿意，而当小便通过膀胱口之时，则又必发生剧痛及灼热感焉。又耻骨上亦有自发痛及压痛。故本病之沉重者，全身状态可大受侵害，热度甚高，全身委顿，睡眠不安，又因局部障碍而旦夕呻吟，痛苦不堪，其景象至为可怜。然如系极轻之膀胱炎，则全身状态极少受侵，局部症状亦微，病人仅苦于小便之频数及有微痛而已。

慢性膀胱炎之自觉的症候，普通不若急性症之剧，时或完全无之。又时或可突然变恶而起急性症候。全身状态几不受侵，但往往因尿意频数之结果，睡眠不安，全身状态稍有变化。又如合并他症或系溃疡性乃至伪膜性之膀胱炎则可发生高热、消瘦、全身衰弱等较重之症状。

膀胱炎之他觉的症状中，以小便之变化为最重要。小便淡黄而溷浊，其所以溷浊乃由于白细胞之混入。放置稍久，往往沉降而成稠厚之脓层。本病之急性者尿量大抵正常。尿作污秽褐色，沉渣呈黏液牵引性。

膀胱炎性小便中之蛋白量普通极微，即与其白细胞乃至血液之量相当。

【预后】针灸治疗，预后佳良。

【治疗经过】施术五六次，即获治愈。

【治疗】

（1）经穴。

主要经穴：三阴交、阴陵泉、关元、肾俞、气海。

次要经穴：三焦俞、八髎。

（2）治疗技术。医者诊断定病人为膀胱炎后，令病人侧卧，先刺三阴交、阴陵泉二穴，用雀啄术三五分钟久，疼痛立即减轻，再刺关元、肾俞二穴，手法同前，疼痛立即停止。再在关元、肾俞二穴灸五六壮，如手法适合，往往一次即获痊愈。

如次日仍旧疼痛，排尿频数，依上法施术外，加刺三焦俞、八髎等穴，续治又若干次，必获治愈。

病人应卧床休息，食品宜平和而少刺激，一切辛辣食品及酒精性饮料俱宜禁忌。多量之饮料可以稀释小便，即有洗涤膀胱之功，大可利用。又偏用牛乳食之后，往往膀胱炎症候迅速减轻，大可一试。

【治疗原理】膀胱发炎而充血、浮肿、小便刺痛，兹刺三阴交、阴陵泉、关元、肾俞等穴，用雀啄术能制止疼痛，痛一止，病便轻了一半。再灸肾俞、关元二穴，热力内达，炎症极易消散，菌类亦被扑灭，而病告痊矣。

【治验例】惠阳县水东路巨昌号林吉祥君患膀胱炎四个月久。觉膀胱部及会阴部刺痛，尿意频数，通尿之际，其痛如灼，食思缺乏，烦渴。治疗甚久，未见痊愈。民国二十四年（1935）六月十九日踵门求治，余按上述方法施术后，疼痛减轻，再治五次后，诸症如扫，而病告痊矣。

2. 膀胱结石/砂淋

【症候】本病与肾石症异，除固定于憩室中之石可不发生障碍外，普通均引起剧烈之症候。其中之重要者：首为膀胱部之剧痛，作刀割状或疝痛样，往往向直肠及外阴部（龟头）放散；次为放尿时之障碍，往往当放尿之中途，连珠状之小便忽中断而不能出，至为特异，同时大抵又有尿意；第三重要之症为膀胱出血，大约在放尿将毕时出现，但不若新生物时之剧甚。

以上三种症候均因身体剧动而增烈，如得安静乃再消退，是为特异之点。小便中永久含血液，至少常有显微镜下的出血，在身体剧动之后亦增多，时或临床症状不加剧而小便之变化则增剧焉。在以后之经过中，本病常不免发生膀胱炎，其后病人之命运，即系于此并发症之如何进行。

【预后】佳良。

【治疗经讨】施术五六次，即可治愈。

【治疗】

（1）经穴。

主要经穴：关元、中极、气海、三阴交、阴陵泉、涌泉、照海。

次要经穴：肾俞、三焦俞。

（2）治疗技术。当其剧痛时，先刺三阴交、阴陵泉、照海三穴，继刺气海、关元二穴，灸关元穴五六壮，如仍未止痛则加刺涌泉、肾俞、三焦俞等穴，一次未愈，继续施治可也。

【验方】（1）滑石二钱，牙硝二钱，泡茶饮，一日一服，三服可愈。

（2）生车前草四斤，用七八斤水煎成一碗，饮后结石由小便出。

（3）生金钱草一束，煎水饮。

【治验例】学员庄树民君之兄患本病甚久，屡治不效。后买生车前草四斤，用大煲煲出味，煲成一碗，饮后能小便，结石随小便而出云。

3. 膀胱痉挛

**【症候】**视肌之种类而异。

压缩肌痉挛时,尿意频数,即有少量之尿,亦须排泄。往往有误诊为膀胱知觉过敏者。然膀胱知觉过敏为持续性,而本症为发作性,闭歇时毫无异状。

括约肌痉挛,亦起尿意频数,然不易排出,时有完全闭止者,利尿时甚觉疼痛,往往放散于臀部、睾丸及龟头等处,以消息子插入膀胱时,其外部有一种抵抗。

二者皆痉挛时,则尿意频数亢进,排尿困难及剧甚疼痛,因之病人颜色苍白而发冷汗,甚至于失神。但尿之性质,初无变化。

**【预后】**佳良。

**【治疗经过】**施术二三次,即获根治。

**【治疗】**

(1)经穴。

主要经穴:肾俞、关元、气海、三阴交、阴陵泉、三焦俞。

(2)治疗技术。医者诊断定病人为膀胱痉挛后,先令病人侧卧,刺三阴交、阴陵泉,使感酸麻直透大腿,继刺关元、气海二穴,同用雀啄术,如刺激力适合,往往治疗一次,即获根治。倘仍未愈,则刺肾俞、三焦俞二穴,一次未痊愈,继续施治一二次可也。

**【治疗原理】**兹因某种原因致膀胱痉挛,而刺肾俞、三焦俞等穴,直接制止痉挛发作,刺阴陵泉、三阴交、关元、气海等穴,间接缓解痉挛症状,如手法适应自可达到治疗目的也。

**【治验例】**广州中华北路三一三号二楼李和先生,于民国二十三年(1934)十月十八日晚十二时许,到余医所谓:小腹部剧痛,尿意频数,但排尿极微,而利尿甚困难,甚至不能放尿,疼痛波及生殖器,因甚辛苦,故半夜亦来求救。余为之刺阴陵泉、三阴交、关元三穴,用雀啄术三分钟久,疼痛即止,小便亦通,李君惊讶不置,先后介绍数种病人来治焉。

4. 膀胱麻痹

**【症候】**排尿频数,然因其麻痹肌之种类,而症状不同。

膀胱压缩肌麻痹时,排尿虽用强度之努责作用,而尿之排出力亦甚微弱。甚则膀胱中之尿,著明充盈,膀胱顶达于脐部,或脐上,膀胱既如此充盈,压缩肌麻痹亦愈著明,而排尿因不能随意,须借消息子之力,始能排出。

括约肌麻痹时,则起尿淋沥,其初仅于喧笑、咳嗽及努责时失禁,后则排尿并无次数,时时失禁。又因膀胱外口开放之故,菌容易侵入,往往起膀胱炎。

两肌皆麻痹者,则呈两者之症候,即尿量多时,不随意由膀胱溢出。其所存之尿,若与膀胱外口同高时,即留于其中,若不用人工方法,不能排出,此残留之尿曰残遗尿。

**【经过】**因其原因而有长短,有排尿后尚觉有尿意,经年余不轻亦不重者,有突然起尿闭症及剧甚之尿意迫促，腰痛而兼有便意者。其死之转归多由尿分解及因分解而起之膀胱炎，以及尿腐败症，亦与之并起。

【预后】佳良。

【治疗经过】视症候之轻重而定，施术十余次，总可治愈。

【治疗】

（1）经穴。

主要经穴：三阴交、阴陵泉、关元、气海、肾俞。

（2）治疗技术。医者诊断定病人为膀胱麻痹后先刺三阴交、阴陵泉二穴，继刺气海、关元、肾俞三穴，俱用雀啄术，使酸麻向上下方放散，关元、肾俞二穴各灸五六壮，亦妙。如膀胱压缩肌麻痹，则于刺针后再用手强压膀胱部，助其排尿。经数次的手法，病可治愈。

小便不通治疗歌：小便不通险非常，金针专家有主张。急取阴陵足三里，刺未毕时把桶忙。再刺气海两天枢，真如大坝崩一方。

【治疗原理】在肾脏中制造的尿，自输尿管输入于膀胱。膀胱被尿胀满了，我们便有欲小便的感觉。兹以某种原因，膀胱内压不能胜括约肌之抵抗，其尿多停留于膀胱中不能把尿放出，或致尿失禁，排尿为不随意性。而刺激三阴交、阴陵泉、肾俞、关元等穴，刺对神经反射到腰椎中膀胱中枢，使与大脑相关联，恢复其机能，刺激久之，机能恢复，便可以意志制止排尿，随意排尿，而病痊愈了。

【治验例】九龙北京道北京行三十一号C四楼周戴九如，江西九江人。因患乳癌，到医院割治，割治后膀胱括约肌麻痹，致小便失禁，全无次数，不能起坐（一起立即流尿），不能穿裤子。中西医治疗月余，未见有效。民国二十八年（1939）一月十六日起一连请余往治三次，经可穿裤子起行，无尿流出，因旧历年关所阻，未有继续，久之，症候回复。三月二十五日再请余往治，此次乃下大决心，一连施治十六次，每次余俱刺三阴交、阴陵泉、关元、气海、肾俞五穴，俱用轻雀啄术，并无灸治，病人天天感觉有效，直至痊愈焉。

5. 遗尿病/夜尿症

小儿膀胱排泄作用之能随意志的支配，非至二岁不完备。故二岁以下之小儿遗尿乃生理的常态也。年长儿夜间睡眠中无意识的遗尿，乃谓之夜尿症。有时发生于昼间者亦有之，此之谓昼尿症。

【症候】遗尿于睡眠中就睡眠后一二小时间，梦排尿而不自知，致排尿于褥中，此名夜间遗尿症，本病经过缓慢，大人较少。

【预后】佳良。

【治疗经过】施术二三次，即可治愈。

【治疗】

（1）经穴。

主要经穴：肾俞、命门、关元、气海。

次要经穴：膀胱俞。

（2）治疗技术。先针灸肾俞、关元，如未见效，加针灸膀胱俞、命门二穴。

患遗尿之小儿，于就寝后二小时，宜使其排尿一次。上午不妨饮以相当的液体，至夕刻则减其量，晚间之后不可予以液体，至茶、咖啡、汽水等刺激性物，则尤不可予之也。

【治验例】重庆江北首都中学张光华君患遗尿病十余年，服药甚多，功效未见。余按上法针治三次，即获治愈。

# 第十一节　生殖器病

## 1. 遗精病

【症候】即无意识之精液泄漏是也。每夜有一次者，有数次者，阴茎不完全勃起，或全不勃起，或因噩梦而精液遗漏。遗精后，有身体疲劳、头痛眩晕、心悸亢进、心内苦闷、脚部倦怠等症。其强度者即昼间醒觉时亦遗精，此曰昼间遗精症，譬如瞥见交媾，或想象秽事及观猥亵书画等轻度之生殖器兴奋，而精液漏出。若再甚时，即毫无感觉，而精液不断由尿道流出，成持久性遗精症。

其初期与平时射精不异，然至末期，其精液中睾丸之固有成分减少，而精虫数亦因之不多，且精液溷浊之度亦为减少。若同时射精管及尿道有炎症时，精液中可混有脓汁及血液，病人之尿，常无著明变化，然而精液漏之重症者，其尿呈乳糜样外观。

本病病人虽能久保其健康状态，然渐次颜色苍白、羸瘦、睡眠不安而呈恐怖状态，但病人虽抱将来之恐惧，而于房事及手淫，多不能自已。

【预后】针灸治疗，确能根治。

【治疗经过】视症候之轻重、病人忍受针灸之刺激之久暂而定，轻者治疗三五次，重症治疗二十次左右，便可痊愈。

【治疗】

（1）经穴。

主要经穴：三阴交、阴陵泉、关元、中极、气海、肾俞、志室。

（2）治疗技术。本病侧重灸治，但针治亦不可少。医者诊断病人确为本症后，取特制之毫针，先刺三阴交、阴陵泉二穴，继刺气海、关元、中极、肾俞、志室五穴，俱用兴奋的手法——雀啄术。刺三阴交穴刺对神经时病人感酸麻直入小腹，刺气海、关元、中极三穴时，酸麻直达生殖器之龟头，刺肾俞、志室二穴时，酸麻直入腰内。针入肉后如病人不感酸麻，则尚未刺对神经，或取穴不正确，当向上下左右刺针，或加深些，直至病人感酸麻，病人能忍受酸麻之时止。如病人症重，不能多受针之刺激，则只刺三阴交、肾俞、关元三穴，针治前，针、穴、医者之手，先须消毒，一如注射疗法。刺后酌量灸肾俞、关元、志室三穴或其他各经穴各七八壮。艾炷如筷子头大，间日灸一次，继续治疗。如病人症重，天天治疗，更易痊愈。

对于遗精病人，有重要之告诫，兹录如下，曰："遗精之病，多由手淫妄行、房事过度及淋疾后之慢性尿道部炎而来。其摄生之法，为晚餐后须节制茶、咖啡、烟、酒等事。寝褥须硬，着衣不可过暖，食后饮茶水，尤宜禁止。就寝前须小便，夜间醒觉时，务必起而小便，若夜间甚觉烦渴者，则仅予以少量之液体已足，不可使之多饮，通例晚八时以后，须绝其饮料。又一般遗精病人，贪睡者多，欲防此贪睡，夜间不可用杂食及不消化之食品，使胃中负担减轻。故一日之中，宜以昼食为主食，晚餐则选用淡白清洁之食物。至清晨醒觉后，须即兴起，不可再睡，盖遗精由此第二次之睡眠中而起者颇多也。早起之初，大概有不快之感，渐成习惯后，则反以晚起为不快矣。到离床后，觉有疲劳之感，似乎睡眠不足者，则以夜间早寝或午后小睡补足之。要之在早朝时，尿液贮满于膀胱内，则能生器械的刺激，生殖器受之而阴茎勃起，由此遗精者不少。夜间须时起排尿，使膀胱空虚，于就寝前，行冷水注射法，有奏奇效者。又以手巾卷于腰部作结于后方，以防病人之仰卧，以此预防遗精，亦时有大效。然良法美意虽多，若病人志行薄弱，缺乏自制之毅力者，到底无成效可观。"

【治疗原理】睾丸制出之精液，储蓄于精囊内，精囊位于膀胱底与直肠之间，左右各一。壮健之男子，除初次性交，须与女性生殖器接触、摩擦，性器官兴奋到极点时，然后丢精，并能由意志左右之。即虽兴奋至于极点，欲丢精时则丢精，欲不丢精时则不丢精。兹因手淫、房事过度等，致性神经衰弱，精囊括约肌麻痹，如自来水喉，残坏不堪，虽用力闭锁，仍流点滴，偶一触制，即水向外射，用药治之者，无非欲性神经日渐健全，欲弛缓之精关闭锁自如，听意志的命令耳。不幸药少特效，初起之症，药尚可为，久年之重症，简直无能为力，此城市青年之患遗精病之屡治不愈者，所以触目皆是也。兹以针灸直接或间接刺激之，且日日或间日而刺激之，性神经受针灸之继续刺激，灸之热力直达，血行因而旺盛，营养因而佳良。性神经麻痹的症候从此兴奋，恢复其机能，弛缓之括约肌得锁闭健全，不至一触即发，则病自告痊也。

【验方】煅牡蛎一两，煅龙骨六钱，大熟地一两，龟胶八钱，鹿胶六钱，金樱子五钱，丹参五钱，茯神五钱，淮山药一两，芡实一两，石莲子去心一两，天冬八钱，山萸肉八钱，炒酸枣仁六钱，桑螵蛸五钱，炒莲丝六两，酒蒸川断一两，覆盆子八钱，用蜜为丸。开水服。

【治验例】王谦君，某校高中生，寓广州大新路，患遗精病凡八年。以治疗不见效病反沉重，乃辍学回家休养。其父以独子故，多方访医。蒙广州一德路西医宋月波、大新路中医李燕臣先后介绍来治，乃于民国二十五年（1936）二月二十二日到余广州医所求治。伊以与父同来，不便面谈，乃以书面报告其症候：

遗——或有梦，或无梦，每月约三次；泄——每受刺激或着急时，辄觉有液体物自内流出尿道。是时虽极力忍耐，然此刻小便至末尾时，即觉有多少精液流出。平时勃起力异常，勃起后每觉有尿意，每于便后作滴状，其余滴似有黏滑性者。又睡眠时每觉其勃起，欲似泄，虽极忍之，然至天明则觉其或有一二滴之精液，已出尿道口外。精神极萎靡——遇事略稍繁，或略用脑力，则觉神志昏乱、头晕，头之两侧紧迫且作钻痛，整日精神极感疲倦，两目视物迷蒙而无力。若注视每觉眼花，且觉精神恍惚耳鸣。心跳——起居动作，稍为劳力，或神经受刺激，或登高跃下，每觉心跳甚剧，又每于睡醒之际，乃觉脉搏极平静，然若稍为转侧，或欠伸，乃又起跳动，且于往睡时觉心之跳动，应及头之两侧紧迫及跳动，影响头部及其他部分，颇难入睡。每睡多梦，而觉身躯飘摇，天寒手足冰冻，即身体亦觉较常人畏寒，且平时每觉手足麻木。

当即为之刺三阴交、肾俞、关元三穴，继以灸治。次日乃针灸其余经穴，计前后共针灸八次，病人即不再至。后据中医李燕臣君语我："王某与彼甚熟，伊谓针灸治疗的确可靠，伊之遗精病，现已痊愈云。"

2. 早泄

【症候】性交时早期射精之谓也。性交射精有迟有速，人各不同，即个人亦有时而异。寻常之人得由意志而忍耐于一时，若须臾不能迁延者，即为早泄，程度高者仅入阴道而即泄，甚至有未入而即泄者。

【预后】药物治疗，不易治愈，针灸治疗，预后佳良。

【治疗经过】施术二十次左右，当可治愈。

【治疗】

（1）经穴。

主要经穴：三阴交、阴陵泉、气海、关元、肾俞、归来。

次要经穴：上髎、中髎、次髎、下髎。

（2）治疗技术。医者诊断定病人为早泄后，先令病人侧卧，刺三阴交、阴陵泉二穴，然后令病人仰卧，以厚纸由脐心量至耻骨腹之正中线，折为五份，在脐下第四份处（中极穴）爪切之做标记，再以纸量两乳头之中间，折为四份，份份同大，取之一，由中极穴旁开，在四分之一尽处（归来穴）直刺针，使感酸麻，用雀啄术三五分钟久，继刺关元、气海二穴，亦用雀啄术。刺毕，灸关元穴、归来穴各五六壮，再取肾俞穴，刺后，再灸五六壮。第一次手法便算完毕。

次日依旧治疗，如病人可多受针，则上髎、中髎、次髎、下髎四穴又各刺一针，灸数壮亦可。病人忍耐求治，必可治愈。

戒用茶、酒、咖啡等刺激兴奋之物，制止手淫及房事。

【治疗原理】早泄病是因性神经衰弱。兹刺气海、关元、肾俞等穴，针一入肉即感酸麻，感酸麻即刺对神经，用雀啄术若干分钟久，即兴奋性神经若干分钟久，再加艾灸，立见血行旺盛，滋养之血液由他处来，静脉血流通无碍，日积月累，性神经乃日渐健全，早泄病便痊愈了。

【治验例】香港轩尼诗道七十八号四楼李先生，患遗精兼早泄病七八年，请中西医生、针灸家治疗甚久，未见痊愈。最近每星期遗二三次，每性交必早泄。民国二十八年（1939）二月六日到所求治，经余按上述方法施术后，遗精日渐减少。施术十余次后遗精、早泄同获根治。李君以针灸功效伟大、经济、利便、有研究价值，乃加入面授班研究针灸，现已能治愈疾患矣。

3. 阳痿

男子阴茎无勃起力，而不能性交之谓也。性中枢神经系及周围末梢器等，其机能有障碍，而不能勃起者，曰机能阳痿。若因心理作用，而大脑所发之冲动，为其制止，而不能勃起者，曰心理阳痿。故阳痿为性中枢与神经间机能扰乱之现象也。

【症候】有局部症候与全身症候。

局部症候。性交时之生理现象，如性欲、勃起、射精及快感等，有一定之程度及联络，若心理阳痿或神经性阳痿，则此等生理现象有减弱缺憾及扰乱其联络之影响。

影响性欲者，性交之时，以恐怖或羞耻之观念，而欲念稍退，勃起停止，致成心理的阳痿，其结果，引起性神经衰弱及性的颠倒，而成为绝对的阳痿。

影响勃起及射精者，如神经性阳痿，初仅早泄（神经性阳痿之特征），继而性力衰弱，甚至未及性交而已出精。尤其者，不及出精而勃起已消退，其结果，情欲虽浓，然终不能勃起及射精而成为麻痹性阳痿。

影响快感者，神经传达迟钝之故，凡性交时之快感，其部位虽未能指出，然由生理上言之，此时之快感起于肌肉之收缩，以神经作用而各部肌肉均起收缩，于是精虫由射精管射出，而发生一种快感，勃起迅速者，快感少，愈速则愈无快感，盖由勃起中枢至射精中枢，传达较速，则射精中枢发出之收缩运动，其力较弱，射精管之压缩力亦微弱，因之快感减少，或竟缺乏。

全身症候。阳痿之全身症候，有以性神经衰弱表现者，如呆钝、顽固、梦想及不善酬应，尤其对于女性为然。有以其他神经症候表现者，如精神肉体之不能耐劳，失眠、头痛、头重，固执迟钝，心脏衰弱及排尿困难等。此外如皮肤与腱反射之亢进，以及肌肉之兴奋等，亦为性神经衰弱之症候，往往尚有胃肠现象，即消化不良及顽固便秘等。

【预后】针灸治疗，预后佳良。

【治疗经过】施术二十次左右，总可治愈。

【治疗】

（1）经穴。

主要经穴：三阴交、阴陵泉、关元、气海、肾俞。

【治疗技术】医者诊断定病人为阳痿后，先刺三阴交、阴陵泉二穴，休息片刻后，再刺关元、气海、肾俞三穴，俱用雀啄术三五分钟，关元、肾俞二穴可各灸三五壮，以不伤皮肤为度，伤皮肉，次日不能再灸，或用太乙神针灸治亦可。此病不能心急，须有信心、耐心，继续求治，方获根治。

禁止性欲半月乃至三个月。禁欲期内，不独禁止同房，即夫妇之间，亦不可有戏谑，凡足以引起性欲者，均宜避去也。禁欲期内，如烟、酒、茶、咖啡之类，能刺激中枢者，均宜禁用。一面尤须强固病人之意志及其信力，禁欲期满，方可性交，然尚须节制也。此外尚须早眠早起及适当之运动等。

【验方】芡实十二两，五味子十两，覆盆子十两，研末蜜和为丸，早晚各服六钱，饭后服一味天生磺丸五丸。半年可愈。

【治疗原理】生理的性交情形，先以五官的刺激（色声香味触），而阴茎勃起，及至兴奋至极，而射精而快感者也。兹以某种原因而致失其机能，无勃起力，而以针刺激肾俞、关元、气海、三阴交、阴陵泉等穴，直接或间接刺激性神经，复用灸治旺盛其血行，兴奋其机能，日积月累，性神经当然能日渐健全，勃起有力也。

【治验例】重庆高滩岩一二四号范汉斌君患阳痿不能人道病多年，以中西医治疗无效，苦闷殊甚。余初到渝，刊登告白后，范君即来函询问，随即来医。余按上述方法治疗二十次后，范君谓不日要到成都去，万一不能痊愈奈何？五月后范君介绍黄绍忱君来治背痛腰痛病，黄君云其戚范君之阳痿病已痊愈云。

附：缩阳症的治疗法

阴茎忽起痉挛，向腹部缩入，病人恐怖万状、面色苍白者，俗称缩阳症。当病起时，病人多用手固执之，不使缩入，唯无法制止，医者可于病发时或病起前刺长强、气海、关元、三阴交、阴陵泉五穴，再灸长强、关元、二阴三穴各七八壮。即单独灸长强穴十数壮亦可立即制止。此病西医书未见记载，但确有此病。香港光汉中医学校学生邬某曾患此病（民国二十七年十二月二十九日），余按上述方法，为之施治二次，病果获根治焉（胡椒末二钱烧酒开服亦效）。

4. 睾丸炎及副睾丸炎

【症候】以淋浊性副睾丸炎为主，多在淋浊发生后第三周或第四周突然地出现，而局限于一侧。此际病人恶寒发热，所患之副睾丸发剧甚之疼痛，延及精索，放散于下腹部、骶骨部、大腿部等，副睾丸甚肿大，几达手拳之大，发赤浮肿，呈硬壳状之肿疡，至睾丸之囊，按触之疼痛增剧。

【预后】佳良。

【治疗经过】施术十次左右，即可治愈。

【治疗】

（1）经穴。

主要经穴：大敦、三阴交、阴陵泉、关元、气海。

次要经穴：独阴、行间。

（2）治疗技术。第一法，医者诊断定病人为睾丸炎后，令病人侧卧，先刺三阴交、阴陵泉二穴，用雀啄术各二三分钟久，然后令病人仰卧，刺关元、气海二穴及小腹部最痛之处，再捻箸头大艾绒，灸最痛之处三五壮，疼痛可立止，肿可随消。

第二法，在大敦、独阴二穴，各灸三五壮，痛亦可止。如仍未止，则以水草量病者之口角，由左口唇赤肉，贴肉量至右口角赤肉，量得后，将其长度向其他一端折三次，在第三次末端剪断，将水草之两端接触，变为三角形，上角置脐中，下二角置脐下之左右，勿稍偏侧，即在脐下二角处，爪切之做一标记，然后捻箸头大艾绒，灸脐下二角处各三五壮，痛可立止。如仍未止，再灸小腹部最剧痛之处三五壮可也。

第三法，灸大敦、行间二穴，各五六壮，左边之睾丸发炎，灸右脚之大敦、行间二穴，右边之睾丸发炎，灸左脚之大敦、行间二穴。

上述三种方法，可轮流施用。

【治疗原理】兹灸大敦、独阴二穴各三五壮，由神经反射入睾丸，据治疗经验，往往立可止痛。痛一止，炎症随消矣。再在小腹部之最痛处刺一针，酸麻直达睾丸，再灸五六壮，由腹部直达睾丸，于是炎消菌死矣，病乃霍然。

【治验例】惠州军人李君，因宿娼染得淋疾，三周后右睾丸发剧甚之疼痛，延及精管，放散于下腹部、骶骨部、大腿等，睾丸肿大如鸡蛋，呈硬壳状之肿疡，行路艰难。服药注射，未见消散。民国二十四年（1935）三月二十五日到余惠州分诊所求治，余按第一法施治，立即止痛。施治三次后，肿消了大半。施治九次后只好了十分之九，不能复归原状。可是病人行路打球已全无障碍，已心满意足云。

### 5. 阴囊之蜂窝织炎

【症候】阴囊发赤，肿胀，灼热，疼痛，可较平常大二三倍，初浸润硬固，后乃化脓而呈波动，甚至皮肤及皮下结缔组织坏死。

又阴囊每以尿浸润而生尿瘘，或因睾丸及副睾丸之化脓而生酿脓瘘。

【预后】佳良。

【治疗经过】视症候之轻重而定，施术七八次即可治愈。

【治疗】

（1）经穴。

主要经穴：大敦、归来、气冲、曲泉。

次要经穴：长强、独阴、中封。

（2）治疗技术。第一法，在大趾甲后正中三分，捻箸头大艾绒直接灸三四壮，不过七壮，立即止痛，翌晨肿消热退，病即获愈。如生尿瘘则刺长强穴，针灸归来、气冲二穴，有脓时用浓茶洗涤之。

第二法，灸大敦、独阴二穴各五六壮，亦可止痛。休息片刻后令病人侧卧，内踝向上，屈膝使脚跟与大腿接近，在委中穴对出大腿骨与胫骨接洽部左右之正中陷凹中（曲泉穴），爪之酸麻处直入针，使感酸麻，用雀啄术二三分钟久。再在归来、气冲二穴及小腹部刺痛处刺针，又灸二三壮，一次未愈，再治一二次可也。

【治验例】承淡安先生治望亭虎径谷徐阿生之戚阴囊肿大，痛不可按，寒热脉弦。为针曲泉、中封、大敦三穴即止痛，翌日肿消而愈。

6. 阴囊湿疹

【症候】阴囊部瘙痒剧烈，尤以睡暖后为然。搔之流水，阴囊皮肥厚，亦有变为上皮癌者，状与他癌同，有时深部之细胞含有烟点，腹股沟淋巴腺受累较迟。

【预后】佳良。

【治疗经过】施术五六次，即可治愈。

【治疗】

（1）经穴。

主要经穴：关元、气海、归来、三阴交、阴陵泉。

（2）治疗技术。医者诊断定病人为本病后，令病人侧卧，先刺三阴交、阴陵泉二穴，然后刺关元、气海、归来三穴，俱用雀啄术，再捻箸头大艾绒灸关元、归来、气海三穴各三四壮，病人如继续来治，当可治愈。

又令病人煮五六碗水，水沸后放七八个舂烂之生葱头，加两三匙生盐，生葱出味后取出，乘热洗阴囊全部，极易止痒干水。

【治验例】香港干诺道共和旅店周守元君，患本病凡数月，阴囊痒，搔之流水，以致晚上不能安睡，痛苦不堪。服药注射，功效未见。民国二十八年（1939）五月二十日踵门求治，余按上述方法施治三次，病竟霍然。

# 第十二节 花柳病

花柳病者，系由花街柳巷嫖妓宿娼传染而来之症，故名之曰花柳。花柳病之总纲有四，曰淋病，曰软性下疳，曰梅毒，曰腹股沟淋巴肉芽肿，各有各之病原菌而发生者也。

1. 淋病/白浊

【症候】淋病有急性慢性之分，急性者病发于前尿道，慢性者病发于后尿道。自感染淋菌三五日后，尿道口有灼热痒感，流出脓色之浊液。小便时甚为刺痛，此时是为急性期，待过二三星期之后，脓汁变为稀薄，痛苦渐为减少，此时若不痊愈，则由急性变为慢性矣。然其感染后所发之症候，因男女生殖器部构造之不同，故其症候及经过亦有所异，兹分述于下。

男子淋病之症候。男子与患淋浊之女子性交后，或由溺具等间接传染淋菌于尿道口之后，其初淋菌潜伏于尿道之间，而并无变化，约经一二日后方始发现，亦有相隔一二星期者，然普通以隔三五日后发现者为最多。其症系尿道口微觉灼热痒感，放尿刺痛，兼有脓色之浊液流出。继后尿道口潮红肿胀，小便时刺痛更甚。浊液流出亦更增多而浓厚，入晚则阳物无故自举，且甚肿痛，以致不能安睡，甚至尿道内之黏膜受损而出血，小便浊液之中混有血液等，然此种均系急性之症候。若病人严守摄生，医治得法，不难痊愈。否则在五六星期之后，尚未痊愈，则由急性而变成慢性，此时痛楚渐渐减轻，浊液亦稀薄而渐减少。此外则会阴部渐觉压肿，小便频数而短少，且极混浊，或后尿道部之血液与脓水积蓄过多，渐渐流入膀胱而小便变为淡红色。或于尿后流出血液数滴（俗称血淋），或则发生尿道狭窄、小便不通等症。其间亦有病人自身抵抗力之强大，病势得渐减轻，或于晨起微有封口而日间并无流出，或不封口而于小便之前，尿道口微有点滴所见，或则竟似痊愈而一无所见，然此时淋菌往往潜伏于尿道皱襞之中，稍遇机缘，如饮酒、刺激、劳动等即乘时而发，唯无急性之剧烈现象，不过尿道口微有所见而已。若稍加医治亦便得减。自此，时愈时发，受累终生。故患淋病之初，必须妥为根治，方无遗患。至于已成慢性之后，能严守摄生，悉心医治，亦有可愈之望。

女子淋病之症候。凡女子与患淋浊之男子性交后，其感染之径大都在于阴道。而后再行传及尿道与子宫，若初发于尿道及阴门者，大抵由染有淋菌之器具拭布等用以洗涤阴部，所间接传染者为多。凡感染淋菌之后，其潜伏期，则与男子不相上下，大抵亦在三五日之间发现者为多。兹将女子各部淋病之症候分述如下。

（1）阴门淋。此症大都系在洗涤阴部之时，由拭布等之染有淋菌者所传染而来。以年轻之女子最易传染。其症候为阴门部忽然红肿，且甚疼痛，其后日渐加重，甚至阴门部之上皮脱落，而不能与他物相接触，红肿且能延及大腿之内面，以致步履艰难，甚为痛苦。此种症候，只需早医治，用杀菌消炎药液时时洗涤阴部，不使微菌侵入他部，即可痊愈，否则迁延而被侵入尿道或阴道之后，则医治较难矣。

（2）尿道淋。此症亦由洗涤阴部时所传染而来者为多，其他则亦有患阴门淋、阴道淋、子宫淋等之时，阴部不洁，以致微菌侵入而来者，其症状与男子之尿道淋相仿，唯女子之尿道比男子之尿道为短，故其症势亦较男子为轻。其最轻者往往传染后自身亦未感觉，普通不过在小便之时，尿道微感灼热疼痛及小便之次数略多，尿道口微有红肿，或有浊液流出而已，不若男子之痛苦不堪。及至二星期之后，各种症候方始渐渐减轻，若医治得法严守摄生，不久即可治愈。

（3）阴道淋。此症在与患淋浊之男子性交后及洗涤阴部时而感染淋菌后，都能发生。亦有由阴门淋、尿道淋等侵袭而来者。以青年女子传染较易。年龄较大者，即不易感染，故以年轻女子发生者为多。其症候与男子之急性淋病相仿，起初阴道微有灼热痒感，流出黏液，待二三日之后，阴道渐渐红肿，黏液加浓，不能性交，即插入手指，亦感非常疼痛，最重者阴道中之黏膜脱落，以致行走亦感痛楚。约一星期后，此种症候最为厉害，及至三星期间，方能渐渐减轻。若微菌侵入腺管，则往往发生横痃等症，以致全身发热不舒，必须俟横痃消散，或开刀排脓后，方可减轻。至于医治不当，或不守摄生，在未经痊愈之时，仍行性交，则往往变成慢性。此时表面之痛苦虽已消失，而阴道时有黏液流出，在月经之前后，流出更多，亦有阴道淋久患之后，阴道渐渐狭小，而致不能性交者，其缘一似男子之尿道狭窄。

（4）子宫淋。此症大都由与患淋浊之男子行性交，随射精时所传染者为多。其他亦有由阴道淋、尿道淋等续发而来者，唯较为少数。女子之子宫，年龄尤大者尤易传染淋病，故年长之女子由性交所传染之淋病，以单发子宫淋而不发尿道淋者为多。子宫淋分子宫颈淋与子宫腔淋两种，其情形和男子之有前尿道淋与后尿道淋相仿。其淋菌初入之时，不过在子宫颈内，而生子宫颈淋，其症候之外象，似甚轻微，病人往往自身亦未感觉，不过时流黄色或带黄绿色之黏液。但症势虽轻而医治摄生必须严密施之，若淋菌由子宫颈传至子宫口，而侵入子宫腔，即发生子宫腔淋，其势更甚。恶寒发热，小腹疼痛，坐卧不安，重者腰部、臀部等处亦觉疼痛，起初流出黏液，继后变为黄绿色之脓水，在病发后二三星期之间，最为沉重，及至第四星期之后，方渐减轻而热退痛止，脓水则仍为黏液。在此时期，医治得法，保守摄生，则大约在五六星期时或可医好，然欲医至痊愈者甚为不易。其不能完全治愈者，则变为慢性，而更难治愈矣。已达慢性子宫腔淋之后，病人虽无痛楚之感觉，唯时流黄色或黄绿色之黏液，其他则经期不正，在经期之前后，黏液流出更多，小腹微感疼痛，且因之而难望生育，因子宫为胎儿发育之处所，患子宫腔淋之后，胎儿即难以在内生育也。

**【摄生法】** 无论男女已感染淋病之后，除耐心治疗之外，对于摄生方面甚为重要。故已患淋病之后，若能安静睡卧，则为最好，万一因种种关系，而不能卧褥，则至少须安静而毋劳动，如长途旅行、体操、劳力工作等事。至于房事，则须绝对禁忌。倘若未治愈之时而行性交，则不但诱起本症之变化，而更难达根治之目的。此外则对于饮食等项亦须十分注意，举凡一切辛辣刺激之品，如烟酒、虾蟹海味、韭蒜菠芥、浓茶咖啡等物，均宜禁忌，只宜饮食淡味之品及用开水代茶而免刺激，其他则阴部接近之处与及尿道口等，宜时时洗涤，所用之面布、拭布、衣小等件，每宜洗涤清洁，而不可乱放，以免传染他人。

**【预后】** 佳良。

**【治疗经过】** 视症候之轻重而定，施术十七八次，当可治愈。

**【治疗】**

（1）经穴。

主要经穴：三阴交、阴陵泉、关元、中极、肾俞、气海。

次要经穴：八髎。

（2）治疗技术。医者诊断定病人为淋浊病后，先令病人侧卧，刺三阴交、阴陵泉二穴，继令病人仰卧，刺气海、中极、关元三穴，俱用雀啄术三五分钟久。然后捻箸头大艾绒灸关元穴十五六壮。休息片刻后，再刺肾俞、八髎等穴，第一日手法便算完毕。

次日依旧刺三阴交、阴陵泉、关元、中极、气海、肾俞等穴，又灸中极穴十五六壮。

第三天依上法施治，灸气海穴十五六壮。

关元、气海、中极等穴，因灸治起水泡，次日不再灸，须待水泡消退，脱换新皮后再灸，起水泡时每次刺针，须侧数分斜入，但针尖须刺至如上直入相等，酸麻直透生殖器为妙。依法治疗十余次，病可治愈。

【验方】

（1）绿豆芽一斤，用冷开水洗净，捣成汁，服一次即愈，急慢性淋浊均效。

（2）滑石二钱，牙硝二钱，泡茶饮，一日一服，三服可愈。

（3）急性时服灯心花甘草梢茶代茶，或饮龙井茶三日，直至不能再饮，三日后取八哥肉蒸食效。

【治验例】第三军军人某君（姓名略）以在博罗叫南词（歌妓）一次，便染了白浊。经西医注射了十五次，但早上仍有浊液在生殖器口，以不能根治为虑。民国二十四年（1935）四月三十日，到余惠州分诊所求治。余按上述方法为之施治，计凡十四次，早上便不再见浊影，嗣请西医检验，亦未见有白浊菌云。


## 2. 横痃/鼠蹊腺肿胀（腹股沟淋巴结肿大）

【症候】横痃之起原为淋病、软性下疳、梅毒之病菌侵入鼠蹊腺（腹股沟淋巴结）而来，因其所感病原菌之不同，故其症候亦有所异。兹特分举于下。

（1）软性下疳之横痃。凡横痃之由软性下疳而起者，局部灼热疼痛，且甚剧烈，兼有寒热往来、食欲缺乏、精神委顿等全身症状，终致化脓破溃，是谓急性横痃，其间亦有不化脓者，则系发作后治疗之迅速及病人自身抵抗力之强大与保守摄生法等之适当耳。

（2）淋病之横痃。由淋病而起之横痃，局所亦有灼热疼痛及微觉潮热等全身症候，其间亦有化脓与不化脓者。此种症候谓之亚急性横痃。

（3）梅毒之横痃。由梅毒而起者，则大抵以无灼热疼痛者为多，兼之化脓者甚为稀少，是谓之慢性，亦名之曰无毒性横痃。

【摄生法】凡患横痃之时，甚为痛苦，兼有寒热等全身症候，故行迅速适当之治疗外，对于摄生亦甚为重要，如烟酒、辛辣、海味等刺激性之食物，皆宜避忌。至于劳动、房事等，则更须绝对禁忌也。

【预后】佳良。

【治疗经过】如未化脓，施术二三次，即可治愈。

**【治疗】**

（1）经穴。

主要经穴：承山、委中、血海、三阴交。

（2）治疗技术。第一法，当未化脓时，病者如可起立，则令病人起立，手扶实物，一足直立，一足脚趾履地，脚跟离地，医者在脚跟离地之小腿委中穴至昆仑穴对开之一半（八寸）小腿后面正中线正中点（承山穴）爪之酸麻处直入针，立感酸麻直达脚跟，乃拔出针少许，针头向上，使酸麻直达小腹，用雀啄术十分钟久，当即可以止痛。刺此承山穴后，再刺彼腿之承山穴，手法同前。休息片刻后令病人仰卧，在患处，用雄黄末伴艾绒姜垫灸五六壮，或十余壮，往往如此施治二三次，即可治愈。

倘按上述方法仍未止痛，则加刺两侧委中穴、三阴交穴、血海穴，灸血海穴三五壮尤妙。

第二法。预备：棉纱线一条，或系三尺长之他种软线亦可，灯心草一根，三四寸即可。一端蘸菜油或花生油少许。

确定撮火穴：①令病人除去内外衣跨门槛而立，须两脚站稳，头身垂直，不偏不倚；②手执线两端，从病人后颈骑过至胸前（线在颈之最下处），两手准着其两乳头，即执牢此线，与乳合之处，剪断之；③取齐两乳之线，从病人前颈骑过至背心（线在颈前之最下处），合并线两端，在背心按定，此按定之点，即为撮火穴，可用指甲在皮肤上切一切痕，做标记。

撮火法：①取灯心草将有油端燃着，于近燃三指处执着；②令病人站正，头体不稍动，即将火炬在其背心所切之标记处，对准后，将火炬在皮肤上一扪，火立扪灭，同时快将手提起即可。

此法于横痃初起肿痛时行之，即自行消退，然已觉内中化脓则当刺穿之，流出脓水，此法无益也。

**【治验例】** 广州正南路二十六号黄某智，患白浊性横痃凡七八天，食药敷药未见消散。蒙学员朱伯衡君介绍来治，余按第一法施治，只治两次即获痊愈。

### 3. 鼠蹊淋巴肉芽肿/第四性病

之前所谓为热带病之气候性横痃、热带横痃、实质性横痃，以及阴部橡皮病样慢性溃疡及某种之直肠狭窄等，实皆属于本病。

**【症候】** 本症亦由男女之性交而传染，潜伏期普通为十至二十五日，多在阴茎龟头或包皮内面，发生擦伤之小表皮剥脱，或如阴部疱疹样之糜烂，亦有尿道口青肿，流出浆液性血样之分泌物，大多早日痊愈，更无强剧之疼痛，多不注意。似亦有完全无伤而传染者。前者谓之淋巴肉芽肿下疳，后者谓之淋巴肉芽肿尿道炎，此时多不注意。及至两侧之鼠蹊淋巴腺渐渐肿胀，与横痃相似，且逐渐增大，病人始觉一惊。

此时之淋巴腺肿胀，尚可以一一触知，为软骨样硬度，无痛。因逐渐增大发起周围炎，于是互相愈合，呈鹅卵大、手掌大，有时且达小儿头大者。此时自发痛虽比较少，而有压痛。次则皮肤愈着，呈淡赤色或暗赤色，最后为暗紫色，破溃而成一小瘘孔，复因几次之破溃，呈蜂巢样之外观，此时之淋巴腺，虽一面增大，一面内部化脓，但不似普通软性下疳横痃之剧烈化脓，亦无全体腺愈合而成一大脓疡者，盖软性下疳之横痃为急性，本病则为亚急性是也。

脓汁初为黄绿色黏稠，量亦极少。待后向外破溃时，则量多而淡。经过非常久而难治。虽切开后亦多化脓而不治。间有残留纤维素性瘢痕而自然治愈者，但极少见。被侵犯之淋巴腺又大多不仅止于鼠蹊腺，且陆续侵入附近之淋巴腺，如股腺、肠骨窝腺等。其甚者且侵及颈腺、腋窝腺、肘腺、项腺及锁骨上下腺，即全身性者。

如上侵及淋巴腺时发不定型弛张热，为三十七点五摄氏度以上，同时尚有食欲不振、恶心、呕吐、头痛、不眠、全身怠倦、风湿样痛、轻度贫血等。有时肝脏、脾脏肿大。瓦氏反应（梅毒血清反应）在热高度时，虽有呈弱阳性，与癌瘤及第三期结核相同者，但不似梅毒之强阳性，且为一过性者。又皮肤上发生中毒疹，尤多生于上下肢，多似多形性渗出性红斑或结节性红斑。亦有发生口内炎者。上述各种之全身传染症状，较之软性下疳虽为恶性，但比之梅毒，已为良性矣。

本病又可由阴部外传染，如医生手术时，在指与手上多由目不能视之小伤而传染。又其他职业之人，由有伤部分，接触本病之分泌物（病毒）时亦可发生。从手传染时，腋窝腺渐次肿，初时尚小，在皮下可移动，后则增大愈着，从鸡卵大有达小儿头大者。炎症及于皮肤，则其色赤，进而为暗紫色，向外破溃成瘘孔，经久不治遂发弛张型之高热，或进而侵及锁骨上下腺、颈腺、颌下腺者颇多。此时虽施多次手法，但仍逐渐扩张。有迁延至六个月、一年至二年者不少。因此病人身体衰弱，发生贫血，恢复极费时日。

本症之第三期，即肛门直肠阴部之橡皮病样慢性溃疡。即本病两侧之鼠蹊淋巴腺被侵犯，于是外阴部及肛门附近为橡皮病样肥厚，成皱襞，由淋巴之郁积，该部发生溃疡，极不易治。此乃因循环障碍而发起营养障碍故也。又发生非常顽固之直肠狭窄，虽经种种之治疗，立即复发。

原来鼠蹊淋巴肉芽肿病，以男子为多，但本病之第三期症候，则以妇人为多，尤以娼妇为特多。其理由为女性生殖器接近于肛门，且女子生殖器之淋巴腺系统，与男子异，即女性生殖器与直肠周围之淋巴系统有密切之关系故也。倘罹本病时，其病毒当能侵及直肠周围之淋巴腺，其结果发生广泛顽固之结缔组织增殖，终则惹起顽固之直肠狭窄。

【预后】针灸疗法，预后佳良。

【治疗经过】视症候之轻重而定，施术五六次，即可治愈。

【治疗】

（1）经穴。

主要经穴：承山、血海、气冲、三阴交。

（2）治疗技术。诊断定病人为本病后，如只一侧发现则针他侧之承山、血海、三阴交三穴，两侧均有，则两足之主要经穴均须施针，又患处复用雄黄和艾绒混合，姜片垫底，灸全患处各六七壮，以不伤皮只发生红赤为度。如是继续施术三五次，病即告痊矣。

**【治验例】**惠阳某部饲养兵林某（隐其名）于鼠蹊部生二肉芽肿病，渐渐肿胀如鸡卵大，有自发痛及压痛，呈淡赤色未破溃，但行路已感不便。食药敷药未见消散。民国二十四年（1935）三月二十四日踵门求治，为之针承山、血海、三阴交等穴及患处，并以雄黄艾绒灸患处六七壮，立即痛止。翌晨流血水不少，即消了肿，行路已自然得多，再针灸一次便痊愈矣。

# 第十三节 运动器病

运动器包括关节、骨及肌肉等。此类疾病甚多，兹只述出三种。

1. 急性关节风湿病

**【症候】**前驱症候为口峡炎，四肢及躯干等不定痛（此种症候有不明者）。

多于恶寒、战栗之后，体温升至三十九至四十摄氏度，暂时现关节之急性肿胀及疼痛，表面潮红及轻度灼热，同时伴发官能障碍。至于关节之轮廓略可明察，大关节往往示有波动。本病之特殊症候，即为疼痛及潮红，于各关节呈游走性，又依天时之变化（寒冷或润湿）而症候增剧。

最急性者称脑脊髓性风湿病，发四十摄氏度以上之高热，诱起昏睡、谵妄及痉挛等，脉搏细小，遂因虚脱而死。

**【经过及预后】**针灸治疗，可称特效。

**【治疗经过】**施术十次左右，即可痊愈。

**【治疗】**

（1）经穴。

主要经穴：环跳、阳陵泉、委中、曲池、肩髃、合谷、昆仑。

次要经穴：膝眼、阴陵泉、太溪、肩井、大椎、尺泽、腕骨。

（2）治疗技术。医者诊断定病人为本病后，看其现在发在何关节，如为股关节，先刺委中、环跳二穴，如为膝关节则刺阳陵泉、委中、膝眼、阴陵泉四穴，如为跗关节则刺昆仑、太溪二穴，肩关节则刺肩髃、肩井、大椎三穴，肘关节则刺曲池、尺泽二穴，腕关节则刺合谷、腕骨二穴，止痛后，其他未发作而会发作之关节亦须轮流刺针，俱用雀啄术，不用灸治，刺针时须刺至甚酸麻，通上达下，如每针能影响全身各关节则最妙。病人能来治数次，当日渐减轻，直至痊愈。

又慢性症与急性症，同样治法。

**【治验例】**湾仔汕头街三十一号二楼李筹君，男性，二十二岁，患本病七月久。初肩关节，后及股关节。发病后，其关节潮红疼痛，肌肉瘦削。民国二十八年（1939）六月九日到所求治，余按上述方法为之施术，是日即愈了三成，翌日再刺，愈了七成，十一日再刺一次，便痊愈了。

## 2. 淋病性关节炎

本病因淋菌之传染于关节而起，多于尿道淋后一至二周内发病。亦有起于慢性淋病之再发中者。妇女往往发于子宫内膜炎。外伤过劳为其诱因者有之。

部位：往往发生于膝、肩、肘及腕等大关节，有时发于下颌及指关节，男子多发于膝关节，女子多发于腕关节，单发者多，时或多发。

【症候】本病酷似急性化脓性关节炎，如膝关节部发生急性炎症，疼痛剧烈，殆难动转，有为旁人不忍见者。因关节周围亦有著明炎症，故关节轮廓稍不明了。高度者虽亦起蜂窝织炎，但异于化脓性症者即鲜有自溃。

体温初期上升，一般不甚著明，但间有达至四十摄氏度者。

【预后】针灸治疗，可称特效。

【治疗经过】视症候之轻重而定，大抵施术二十次，当可治愈。

【治疗】

（1）经穴。

主要经穴：委中、阳陵泉、阴陵泉、膝眼、合谷、腕骨。

（2）治疗技术。医者诊断定病人为淋病性膝关节炎后，取二寸毫针先刺委中穴，使感酸麻，直透膝盖，用轻雀啄术三五分钟久，当可使剧痛减轻，再刺膝眼、阳陵泉、阴陵泉三穴，灸膝眼穴，往往即可止痛。再治十次八次，即可根本治愈。

如为腕关节则刺合谷、腕骨二穴，初起，刺三五次即愈，久年之病人有十次八次手法，亦可治愈矣。

【治验例】广州伍某元先生患淋病性膝关节炎凡二月。左膝部剧痛，日夜不停。痛久左膝强直，穿鞋穿袜，每每需人。初请某针灸专家治疗一星期久，未见治愈。乃改延西医注射，凡四十余天，盲女揉捏亦几月，亦无微效。蒙女西医林医生介绍来治，则见其步行跛跌，不能穿鞋袜，跗上及膝上微红肿，据称如钻如刺，剧痛不能耐。余为之刺委中、阳陵泉、阴陵泉、膝眼等穴痛稍减，待施术三次后，可自穿袜步行上下楼梯。继续施治共二十次，乃达根治目的焉。

## 3. 急性及慢性肌肉风痹

【症候】急性肌肉风痹，其一肌肉或一肌肉群，突然紧引作痛。或如裂或如穿，此时该部肌肉觉压痛。因自发的运动、他动的运动而更加剧甚，稍起肿胀，且不限于肌肉，肌腱、肌膜、腱膜亦起疼痛。

肌肉之好发本病者，为颈、肩胛及腰部。

（1）风痹性斜肩者，发于斜方肌等，多起于一侧，因患部肌肉群之收缩，颈项被牵引而倾斜于一侧，或一种牵引状或穿刺状疼痛。其同时两侧并起，则头部紧引，牵向后方，稍左右顾，即感非常疼痛，故常运全身以从之，以避苦痛。

（2）肩胛肌痛者，发于三角肌及肩胛肌肉群，当肩胛关节运动之际，觉肌肉作痛也。

（3）腰肌痛者，发于腰方肌及骶腰肌膜。

此外起于胸部者，称胸肌痛。起于颅顶肌者，称头肌痛。各随所患肌肉部位而名之。

本症常无一般障碍，间有轻度发热者，此际多有感冒之征同时发现。

急性者常经过二三日而病去，然屡见复发。

慢性肌肉风痹，常于气候及天时变移之际发现，经过亘数周或数周以上。

【预后】针灸疗治，预后佳良。

【治疗经过】视症候之轻重而定，施术十次左右，当可治愈。

【治疗】

（1）经穴。

主要经穴：风池、大椎、肩井、肩髃、肾俞、委中、天应、中渚。

次要经穴：巨骨。

（2）治疗技术。医者诊断定病人为风痹性斜颈后则先在患侧之风池穴刺针，针斜向下，使酸麻直透颈部，继刺大椎穴，或再刺肩井、天应等穴，俱用轻雀啄术，当可使疼痛停止，牵引缓解。如一二次仍未痊愈，则以铜钱蘸半热之水，刮天应穴，以被刮处现黑点肿起为度。

如肩胛肌痛，则刺肩髃、巨骨、中渚、天应等穴，俱用轻雀啄术或乱刺术，压出恶血尤妙。

如腰肌痛，则刺肾俞、委中、天应等穴，再灸二三壮，极易痊愈。

【治验例】广州河南茶亭直街福仁医社何求恩产科师，于民国二十一年（1932）秋患肩胛肌痛，乃自购注射药注射。注射十余次后，痛苦全无，以为根治矣。可是民国二十二年（1933）秋风起后，肩胛肌仍旧刺痛，穿衣做事俱感不便。以注射只可治标，且不经济，乃请我施行针灸。民国二十二年（1933）九月十六日，余为之刺肩髃、天应等穴，又灸三壮，说也奇怪，肩胛上便无再痛，竟断了根呢！

**附：手脚疾患**

（1）肿痛。刺肿痛上下之经穴之能酸到肿痛处者，即在肿痛处针灸之亦可。

（2）刺痛。刺针患处，最易收效，如不可按，则先刺刺痛上下之经穴，以减轻刺痛，然后针灸患处。

（3）酸软。刺患处之经穴，用细振术。

（4）麻痹。麻木无力，用粗针、艾火，针灸患处及患处上下之经穴。刺针用雀啄术，每穴刺三五分钟久。

（5）挛缩强直。取如下穴：

腕关节：大陵、合谷、腕骨。

肘关节：尺泽、曲池、曲泽。

肩关节：肩髃、巨骨、臂臑。

股关节：环跳、风市、委中、腰俞。

膝关节：腰阳关、腰俞、委中、阳陵泉、阴陵泉、膝眼。

跗关节：太溪、昆仑、商丘、丘墟。

（6）手脚冷冻。取如下穴：

手冰冻：肩髃、曲池、合谷。

足冰冻：肾俞、足三里、阳陵泉、风市。

（7）抽筋。取如下穴：

手抽筋：曲池、尺泽、少商、商阳、中冲、关冲、少冲、少泽、大陵。

脚抽筋：承山、涌泉、委中、昆仑。

# 第十四节 眼 疾 患

1. 眼睑下垂

【症候】眼睑下垂，非用手助，不能提起。

【预后】佳良。

【治疗经过】视症候之轻重而定，施术十次左右，总可治愈。

【治疗】

（1）经穴。

主要经穴：攒竹、丝竹空、头维、头临泣、合谷。

次要经穴：鱼腰。

（2）治疗技术。本病病人来治，如只一眼睑下垂，则刺该边之经穴，健边之经穴可不刺针。又本病只用针刺不用灸治。先刺合谷、攒竹二穴，休息片刻后，医者左手扶病人眉毛外端（丝竹空穴）直入针，使感酸麻，乃用雀啄术二三分钟久。继在眉毛中鱼腰穴上亦刺一针，使感酸麻，略休息后，再刺头维、头临泣二穴，第一日手法便算完毕。

次日观其效果如何，按上法酌量施治，直至痊愈。

【治验例】香港九龙马头维道三四二号二楼林瑞芳师母，因患头部剧痛，连痛五个月久以致左动眼神经麻痹，左眼睑下垂，无力提起。经不少医生治疗，凡四个月久，未见痊愈。蒙曾恩蔚牧师介绍，乃于民国二十七年（1938）十二月一日来治，余按上述方法为之施术四次，病竟霍然。

2. 慢性泪囊炎

【症候】主诉顽固之流泪，遇冷或吹风时增剧，泪囊部或稍隆起或无变化，然以指压泪囊部则脓性或黏液性之分泌物由小泪点逆流入结膜囊内。

**【预后】** 佳良。

**【治疗经过】** 施术三五次，即可治愈。

**【治疗】**

（1）经穴。

主要经穴：合谷、攒竹、睛明、头临泣、头维、大骨空、小骨空。

（2）治疗技术。医者诊断定病人为本病后，先刺合谷、头维二穴，用雀啄术。然后令病人正坐，头靠墙壁，在瞳子直上入发际五分（头临泣穴）处，爪切之，如感酸麻，则取一寸针直刺入，使感酸麻，乃用雀啄术二三分钟久。再以左手掩病人眼部，在眼内眦角处（睛明穴）消毒，取一寸针，斜鼻梁方向下针，如感全眼酸麻，乃用雀啄术三分钟久。在眉毛内端爪之酸麻处（攒竹穴）用一寸针直刺入，如不感酸麻，则针斜向上下，务使酸麻直达眼内，方用雀啄术。休息片刻后，令病人握拳，在大指第一节与第二节之尖端横纹中（大骨空穴），捻米粒大艾绒直接灸五壮，再在小指第一节与第二节（握拳）尖端横纹中（小骨空穴）灸五壮，第一日手法便算完毕。

次日观其效果如何按上法酌量施术三四次，病必获愈。

急性泪囊炎，同此治法。

**【治验例】** 九龙南澳一巷二楼徐氏，患慢性泪囊炎凡三年。即顽固之流泪，遇冷或风吹时增剧。早上起床须用水洗方能开眼。经十余医生治疗，用去银二百余元，未见痊愈。蒙学生庄树民君介绍，于民国二十八年（1939）一月二十二日，一连来治四次，按上法施治便不再见流泪，而获根治焉。

### 3. 急性卡他结膜炎

**【症候】** 自觉症候初发痒感、异物感、流泪及眼眵。翌日眼睑肿胀紧张发钝痛，眼眵多时起视力障碍，他觉眼睑结膜及眼球结膜强度充血发浮肿，时有出血斑，又角膜轮部发生二三小结节如疱疹者亦常见之。初起时分泌物即甚多呈黏液性，第二日即变为脓性，染色检之其中有多数之白细胞及细菌。因分泌过多，早晨觉醒时眼睑胶着不易开眼，发病后四五日炎症最盛，眼睑亦发赤肿胀。

**【预后】** 佳良。

**【治疗经过】** 施术二三次，即可治愈。

**【治疗】**

（1）经穴。

主要经穴：合谷、睛明、攒竹、瞳子髎、头临泣、头维、太阳、丝竹空。

（2）治疗技术。本病只用针刺，不用灸治。先刺合谷穴，续刺太阳、睛明、攒竹、丝竹空、头维、头临泣等穴，俱用雀啄术。休息片刻后，医者站在病人后面，左手掩病人之眼，在眼外眦角处（瞳子髎穴）消毒后，取一寸针，针斜外方入，使感酸麻直达眼内，乃用雀啄术二分钟久，第一日手法便算完毕。

次日按上法酌量施治，直至痊愈。

【验方】白菊花以冷开水洗净，舂烂，加黄糖，再舂烂，饮其汁，以渣敷眼部，有效。

【治验例】广州万福路叶初生师母，尝患本病，眼有异物感，流泪，有眼眵，瘙痒不堪，微痛。请医生治疗数次，未见痊愈。民国二十二年（1933）十二月三十一日到余广州医所求治，余按上述方法为之施治，只治一次，即获痊愈焉。

附：眼痛的治疗法

眼未见他觉症候，而自觉刺痛，有如针刺，经服药、敷药而不能止痛者，如刺合谷、头维、睛明、瞳子髎四穴，使感酸麻，用雀啄术二三分钟久，即可止痛，而且除根。

# 第十五节　耳　疾　患

## 1. 急性中耳炎

【症候】起初耳内若针刺样之疼痛及破裂感。渐次达于头部、牙齿而及于肩部，但午后较午前略觉轻快，咳嗽、喷嚏咽下、身体之运动及精神上过劳时则疼痛亦逐次增加。有时起颜面三叉神经分布之区域及头盖内之疼痛者，有时起耳鸣感。此乃因迷路之内压亢进充血，并浆液性之渗出物而来者，听他人说话之际，若微风之吹过飒飒感然。屡屡伴有高度之发热、头脑昏蒙、眩晕呕吐、恶寒及战栗等，特别于小儿之急性传染病者为然。

【预后】针灸治疗，预后佳良。

【治疗经过】施术二三次，即可治愈。

【治疗】

（1）经穴。

主要经穴：合谷、听会、翳风、颊车。

（2）治疗技术。医生诊断定病人为急性中耳炎后，令病人对坐，伸手案上，取特制之毫针，先行消毒，一如注射疗法，即针合谷穴，针向上斜入肉，须针至病人感酸麻直达肩臂上，乃用雀啄术，针如雀啄饵，凡三四分钟久（制止疼痛）。针此手之合谷穴后，再针彼手之合谷穴，及听会、颊车、翳风三穴（只针患侧之经穴亦得），手法同前。针后再在翳风、颊车、听会三穴上，用一分厚姜片垫穴上，捻箸头大艾绒，用阴火各灸三五壮。以病人能耐为度，至是疼痛大减，病人可觉已减轻，继治一二次而病愈矣。

【治疗原理】耳因某种原因而致发炎，炎者红、肿、痛、热、官能障碍之谓也。兹针合谷穴，针对神经后病人感酸麻直达臂膊上，刺激二三分钟久（制止手法），疼痛当即减轻。再针灸听会穴，则是直接刺激耳，而制止其疼痛，再针灸颊车、翳风二穴，则疼痛影响所及之处，同时得以缓解。痛已止，热乃渐退，红肿亦尽消，官能从而恢复，而病告痊矣。

【治验例】病人甘建盘，男性，三十五岁，广州仁济路中华基督教会宣教师。既往素健康，余不详。民国二十五年（1936）九月十四日起左耳忽剧痛，继流脓水，当即请某有关系之大医院医师诊疗。医者为之洗耳，滴入药液，并命病人时用药棉取出脓水，滴入药液，如是者数天。十九日晚耳内有针刺剧痛，渐次达于头部、颈部，且觉耳内膨隆、紧张，整日夜不能眠，而且牙关收紧，耳上下肿胀，口只能容小指，食物已不便。问医生如何，则谓且待过数天再商。病人恐牙关收紧，一命呜呼，乃于二十日晚延余治疗，非深信针灸能治愈他，前医没有办法，姑妄试治之而已。

余听病者自诉，并察其症候，断为急性中耳炎，乃按上列经穴为之针灸。针患侧之合谷穴后，病人觉疼痛已减轻，针听会穴时以手按之，病人呼痛不能耐，不能下针，针刺颊车、翳风二穴后，病人觉自在些。再灸听会穴，病人大呼轻快，继灸翳风、颊车二穴，疼痛立止，是晓即可安眠，次日食饭自如。二十一日晚再灸听会、颊车、翳风三穴各二三壮，而病竟告愈。病人喜欢无既，逢人便说针灸治验灵验非常云云。

2. 耳鸣

【症候】即病者自觉耳内发声，有时为耳病之唯一症候。其鸣为连续或为间歇，时或与脉搏同起。病者于日醒时或居静室或就寝时觉出。此声有时令病人抑郁或致不能工作。鸣之性质不同，或似狮吼、水流、鼓击，或如沸气放出，或如钟响不等。

【预后】佳良。

【治疗经过】施术十次左右，即可治愈。

【治疗】

（1）经穴。

主要经穴：听会、听宫、耳门、肾俞、翳风、液门、风池。

（2）治疗技术。医者诊断定病人为耳鸣后，先刺听会、听宫、翳风三穴，用雀啄术数分钟久。如已达目的，则可罢手。万一症候重，患病久，则用强刺激力刺液门、风池二穴。一次未愈，继续施术若干次，当可治愈。

【治验例】广州光复路万国行邵某邻先生，闻同事称余擅医痼疾，特于民国二十五年（1936）十二月十日到余广州医所求治其十余年久之耳鸣病，据称耳内蝉鸣不停，极感苦闷，尤以夜间人静，影响睡眠为最闷。余按上法施治后，即立觉耳鸣减轻，再治五次，病竟霍然。

3. 耳聋

【症候】为耳病最普通之症候，有时甚轻，病者尚不知觉，抑或甚重，致听觉完全丧失。有时听觉异常与聋伴发，如由中耳病所致之聋，病者在喧哗处或比在宁静处听之较清，譬如在火车上是也。抑或在喧哗处比无病者听之尤清。此种情况谓之听觉失常，于耳硬化（耳骨变密实）者多见之。

**【预后】** 非由鼓膜穿破者，预后佳良。

**【治疗经过】** 施术二十次左右，即可治愈。

**【治疗】**

（1）经穴。

主要经穴：耳门、听会、听宫、翳风、中渚、外关、合谷、曲池。

次要经穴：肾俞。

（2）治疗技术。医者诊断定病人为耳聋后，先刺耳门、听宫、听会、翳风四穴，手法要轻，方不感痛，须刺至内感酸麻，方能使听神经兴奋。休息片刻后再刺中渚、外关二穴，手法同前。如因病而致耳聋，则肾俞穴可用刺灸。继续治疗若干次，可以治愈。

**【治验例】** 在桂林桂南路一二四号行医不久，有士敏土厂胡君景斌来治耳鸣耳聋病。据称患耳鸣耳聋病凡二十年，桂林各大医院各专科医师俱请教过，但用种种疗法俱不见效。余按上述方法为之针刺十八次后，耳鸣停止，可坐与小声谈天，与他往来者莫不惊奇。胡君随加入函授班，研究针灸，数月后治愈工友们之肺结核病，竟引起该厂主任李觉非君亦从余研究针灸焉。

# 第十六节 皮 肤 病

1. 疥

**【症候】** 主症为局部发痒，尤以夜间、在被褥中加温后为最剧。又因搔抓之结果，往往引起剧烈之湿疹，或发生丘疹脓疱等。

**【预后】** 佳良。

**【治疗经过】** 施术二三次，即可根治。

**【治疗】**

（1）经穴。

主要经穴：曲池、血海、膈俞。

（2）治疗技术。针曲池、血海二穴，用雀啄术。针后针须用滚水煮沸凡十分钟，拭干方可再针他人，以免传染。针后灸血海、曲池、膈俞三穴各十壮，不用姜垫直接灸，连续灸足十壮。

**【验方】** 第一方：干丁茄，置瓦上，上盖以瓦，上下加炭火，煅成灰。放地下以去火气，春为幼末，用茶油精和匀后擦之立效。

第二方：黄脓疥则用巴豆仁舂烂和茶油敷脉门24小时，后换药一次，再敷24小时，疥可痊愈。

第三方：硫黄五钱，雄黄二钱，樟脑二钱，白矾二钱，共研细末，猪油调敷患处效。

【治验例】惠阳县水门二十号范根君生疥凡三月之久，擦药食药，不见痊愈。民国二十四年（1935）四月二十六日，到余惠州分诊所求治，经余针灸血海、曲池二穴后，其五月一日第二次来治时，已大多数结痂，减少了甚多，再为之针灸了一次，便获痊愈矣。

## 2. 癣

【症候】生于身，成片，大小无定，有鳞而痒。

症分轻剧，剧者多历时日难愈。当初起之时为钉头大圆形斑点。有硫黄色之痂皮，中央凹陷，为日愈久形状愈显。四围略高，现圆形，中平有小鳞，围大如铜钱，或如手掌，多寡不一，有时交相粘连，三两圈彼此相合，故其显弯曲之形，色红，四周有细白鳞，如麸屑。

到处可患，面与项及手背为易患之处也。若成人则腋下、胯内、臀沟尤易患之。患处甚宽，胯内、臀沟比较难愈。有阅数十日不治而自愈者，有必待治而后可愈者，有难治亦难愈者，亦有愈后而复病人，更有此愈而彼病人。若小儿则治尤易，倘在指甲，其色白，既厚且脆，治之最难。亦有时与在发际者同患。

【预后】佳良。

【治疗经过】视症候之轻重而定，施术十次左右，当可治愈。

【治疗】

（1）经穴。

主要经穴：血海、委中、曲池、天应。

（2）治疗技术。医者诊断定病人为本病后，先刺委中、血海、曲池三穴。施术后，针须煮沸，方可刺他人。再捻箸头大艾绒置姜片上灸患处十余壮，如病人能耐痛，直接灸患处收效更快。灸后可止瘙痒，久之病即获根治矣。

【治验例】广州东山廖某飞女士患本病凡六月，颈上、肩胛上、肘上俱为感染。瘙痒不堪，搔之流水，吃药敷药，全不见效。民国二十七年（1938）三月，蒙刘公铎先生介绍，到余广州医所求诊，余按上述方法为之施治二次，即感止痒，后由刘公铎先生代为施针，由病人之女代为灸治，前后不过十次，屡治不愈之癣，竟获根治焉。

## 3. 冻伤

【症候】冻伤通常分为三种程度，如下：第一度冻伤甚轻。患部之血管，因寒气而收缩，呈苍白色。若寒气侵袭不已，血管神经即起麻痹，于是血管乃扩张而变为紫红色，略见肿胀而觉奇痒，而以夜间就寝时为甚。

第二度冻伤，即于变色之处发生水泡，破后浆液漏出，遂成溃疡。

第三度冻伤最重。皮下组织化脓，该部全成坏疽，呈暗褐色，血液循环停止。又因水分蒸发之故，而成为干性或湿性坏疽。其甚者往往皮肤骨肉等亦将烂落，良可畏也。

【预后】佳良。

【治疗经过】施术一二次，即获治愈。

【治疗】老姜切片，如铜钱厚，针刺数眼，以杏仁大艾之艾团，置患处灸之。觉热，时时移动，不使剧痛。艾尽，再换一壮燃之。每患处日灸一二次，三五日后，则患处焦皮成痂，不复有冻伤之苦矣。

【治验例】余近三两年每年十二月两耳多生冻伤，俗称生萝卜。红、肿、热、痒，颇觉难受。用艾绒置姜片上灸之，红肿渐退，灸了一二次即告痊愈。唯因血气不旺，次年又发，再灸一二次又立愈。嗣加补养，使血气旺盛，谅次年不致再发也。

### 附1：暗疮的治疗法

青年男女面上生疮，有时会痒会痛，且碍观瞻。余曾针治三四人，各刺一二次，有治愈，亦有不见效者。刺针之经穴为合谷、曲池、血海、委中四穴，俱用雀啄术，刺到病人感酸麻至不可耐时方罢手。

### 附2：香港脚、湿疹的治疗法

脚趾罅瘙痒，爪之流水，患处发白，妨碍晚上睡眠者，本地人称为香港脚，本香港最普通之疾患也。此种疾病，可单用针，亦可单用灸，俱能治愈。针治经穴为曲池、合谷、委中、血海，以刺至全身感酸麻为效。灸治是以艾绒置患处，灸至痛不能再耐时除去之。再捻第二炷而灸之。灸至不见瘙痒时停止，灸治二三次，即可根治。手指之湿疹，同此医法。

### 4. 盗汗

【症候】合目入睡则汗泄，醒则汗收，病久则感疲倦。

【预后】佳良。

【治疗】

（1）经穴。

主要经穴：阴郄、后溪、膏肓、合谷、肺俞。

（2）治疗技术。先针合谷、阴郄、膏肓、肺俞、后溪五穴，然后灸肺俞、膏肓、阴郄、后溪四穴各三壮，施术一二次，当可痊愈。

【验方】韭菜一束，洗净，切碎，炒冷饭（隔餐剩饭）食一二次效。

【治验例】湛塘路湛塘街七十三号二楼卢炳坤君，二十六岁，患盗汗病凡一月久，屡治不愈，甚感疲倦，民国二十六年（1937）四月十一日到余华佗针灸讲习所赠医处治疗，经余针灸阴郄、后溪、膏肓、肺俞四穴，是晚起盗汗便获停止，不再复发云。

# 第十七节 内分泌病

1. 甲状腺肿

致甲状腺增大之故甚多,有妇女于春机发动时因充血而有生理性增大,且或数年之久每届月经来时则增大,妊娠时或亦然,并当恐怖及色欲炽发时抑或充血而增大。倘增大为恒久性或渐进性,即名甲状腺肿,或为全腺或为一部分无定。

右为甲状腺图,其中A为喉头及甲状腺,1为甲状软骨,2为舌骨,3为环状软骨,4为气管,5为甲状腺侧之叶,6为甲状腺中叶,7为甲状腺肌,8为纤维膜。

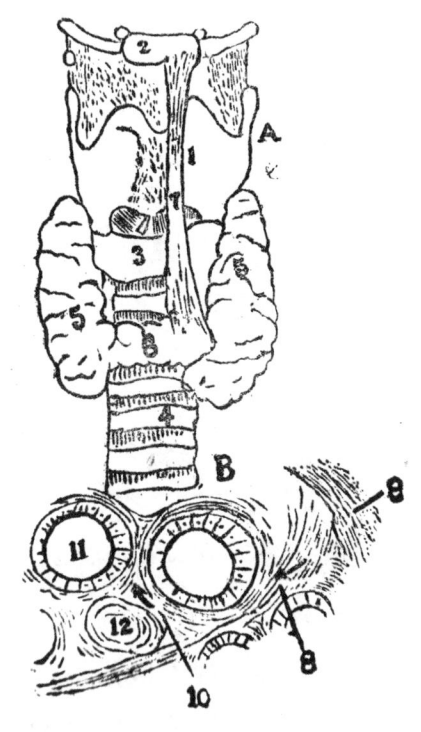

【症候】甲状腺肿类别紧要之项有四,即主质性类(又名单纯性类)、囊肿性类、纤维腺瘤性类、凸眼性类。另有急性类及恶性瘤类。前四类或甲状腺之全体增大,或仅左或右之一叶增大,或只其峡增大无定。至于肿之软硬视其类而异。咽时每随喉活动。病者常显贫血,纵系单纯性者亦因过吸收甲状腺之分泌而略显凸眼性之数特状。且因邻近器官被压,致呼吸与咽下皆困难,亦因大血管被推向外,或致显脑症候。气管既已被压,则移其本位而改其原形,常系左右偏,有时拥离正中线一英寸或一英寸余。气管软骨抑或萎缩,若甲状腺峡患囊肿症或腺瘤性者,则呼吸甚难。若腺向下舒长,由胸骨后入胸,则压气管使之前后偏,致呼吸有蝉鸣音,然不致失音。若喉返神经被压则声音粗糙,或失音。或有阵发性呼吸困难,有时致死。习医者当知症候之轻重,非按其肿之大小而定,有时其肿虽小,抑或致甚烈之症候。

单纯性甲状腺肿或名主质性甲状腺肿,此类系腺之全体过长,而无定界,长大后诸部分仍依无病时之大小为比例。其长大之故,一则因腺组织过长,一则因腺泡内囤积胶体物,然其内之纤维间质仍为正常形。虽全腺俱长大,然此叶或较大于彼叶。扣之觉软,并有弹力性,且不痛,或分小叶,常兼生囊,或生腺瘤,倘间质过多,如晚期所常见者,扣之则觉软硬如常,小叶尤显,至此则名纤维性甲状腺肿,若硬化过多或生黏液性水肿。

纤维瘤性甲状腺肿,此即腺组织内生一或多数有包膜之腺瘤性结,同时腺亦长大,诸结居于左叶或右叶,或峡,或布满于腺内,若位较浅,则易扣其定界及动度,倘位甚深则难分辨矣。可分二种论之。

一为胎生类,其体实而为同致性,系密列而不含胶体物之多泡所成。故其组织与胎胚甲状腺同。此类多见于青年人，平常不甚大，唯血管较富。

二为寻常所见之腺瘤性者，其组织与成人之甲状腺相似，有易成囊肿之趋势，与单纯性甲状腺肥大不易鉴别。

囊肿性甲状腺肿，此因正常之腺泡或定处腺瘤之泡膨胀而成囊，且泡之间隔被吸收也。成为一囊或数囊，内含稀释液体质或极浓之胶体物，有时囊内生乳头状瘤，囊之里衬以上皮一层，囊小者其上皮系立方形，大者稍扁或呈鳞状。其血管甚多，有时血管破而血流入囊内，致其内容被血所染。

以上所论之三类，每见有继发性改变，间质常变成软骨，或骨，或石灰，唯成石灰性变者，只于最慢性者见之。亦有出血至泡或囊内者，且或患急性传染性炎，或变成恶性瘤，强半为癌类。此三类间或显毒性症候，如用力时呼吸困难、心动过速、手指震颤等，此等症候系机能过敏所致。然不似显于格雷弗氏病（甲状腺功能亢进）者为紧要，且不显眼球前凸，并截除后强半痊愈也。故有此等症候者，可名为毒性非凸眼性甲状腺肿，切片检查之，多显增生性过长，且甚显多分泌而多吸收之弊。

【预后】佳良。

【治疗经过】视症候之轻重而定，施术二十次左右，当可治愈。又经西医割治而复发者，治愈困难。

【治疗】

（1）经穴。

主要经穴：合谷、曲池，第五、第六颈椎旁开各一寸。

次要经穴：风门、肺俞。

（2）治疗技术。医者诊断定病人为甲状腺肿后，令病人对坐，先刺合谷、曲池二穴使酸麻直达肩臂，然后刺第五、第六颈椎旁开各一寸，左右共四穴。如能刺对神经，能使病人感觉甲状腺处震动有声，或感刺痛。久不见效，则加针风门、肺俞二穴。刺激久之，甲状腺能日渐缩小，回复故常焉。

病者如可每天治疗，更易治愈。针用幼毫针，俱用轻雀啄术。又本病只用针治，不用灸治。

【验方】熟药店市海藻一铜圆，屠肆购猪靥、羊靥（喉核）一二十个同煎，每日一服，连服三月之久。

【治验例】香港西营盘救恩堂曾恩蔚牧师之三女习仪小姐，近三月来觉颈肥大，领纽见窄，经西医诊察，知为甲状腺肿，问余能否治愈，余答曰能，本病为内分泌疾患之一，病名为甲状腺肿，俗称大颈疱，久不治愈，恐眼球凸出，手指震颤，消化机能亢进，其后来呕吐下痢、身消瘦、月经障碍等，经余用针治愈者已有八九人矣。民国二十七年（1938）九月十七日病人乃来治，则见其左右甲状腺俱肿，量之十三英寸半。乃为之施术，五次后，领纽见宽，续治共二十次，便恢复原状焉。法国医学博士宋国宾曰针术与内分泌有密切关系，诚知言也。

## 2. 凸眼性甲状腺肿/巴塞多氏病（甲状腺功能亢进，甲亢）

**【症候】** 本病发生颇渐，先现一般的神经衰弱，同时更有心脏方面之障碍，其后不久病人自觉颈部肿大，复由家人发现其眼之变化，于是症候大备，不难诊断。

心脏方面之现象以心搏频数为著明，几系必发之征。病人之脉数永久增多，每分钟120次以上，偶可达200次，一日之中自可时时变化，精神上之感动可令增多，自不待言。睡眠大抵稍减。但仍较普通为多。此心搏旺盛之结果，病人自觉心悸，以手轻按心部，觉其地搏动甚强。头部及四肢之动脉亦见著明搏动，时或肿大之甲状腺，亦示搏动之象。

脉搏大抵齐整，唯至后期有心脏衰弱者方见不整。最大血压大抵稍高，约为140毫米汞柱，最小血压则或正常，或反减低。试行心脏之他觉的检查，除前述之心动旺盛外，大都又闻高亢而纯之心音。本病之存在稍久者左心室可极肥大，偶可闻特发性杂音，不得误诊为瓣膜病。

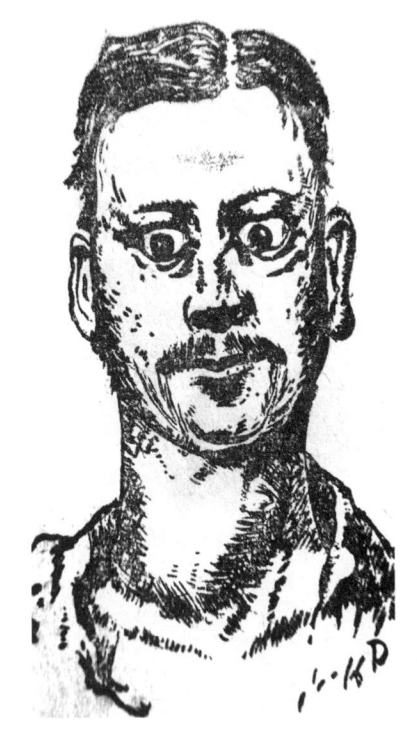

前述之神经症候以及循环障碍存在若干时，次即出现特异之眼球变化，最引人注目，如右图所示。初时但觉其人当凝视时呈特异之目光，眼睑异常开大，后则眼球向外膨出，乍视之，眼似特大，宛如牛眼，名曰凸眼症，大抵左右对称发生，但一眼起此现象者亦有之。此外有所谓格雷弗氏征者，诊断上颇为重要，试令病人下视，其左眼睑往往并不随眼球以俱下，于是上眼睑与角膜之间，现出一片白色之巩膜。此症候往往早期出现，可据以为本病之证。又病者瞬目运动甚稀，又试令病人双目固定于近眼之物质，则一眼立见向外方滑去，乃眼辐合机能不全之结果。后二者并不常发，在诊断上之价值较少。

在其余的眼症状中，结膜炎颇多。眼肌麻痹、乳头炎、视神经萎缩等则极罕见，又运动机能、视力、瞳孔反应，以及眼底亦大抵正常，唯如以副肾精（肾上腺素）点于一眼之结膜囊内，则该个之瞳孔必多少散大，普通人大抵无此现象，故可为诊断之助。

本病以甲状腺肿、心搏频数、凸眼为三大征，但甲状腺肿大之度不甚，普通不超过三倍，往往有仅一叶肿大者，其特点为富于血管而作搏动状。时或可闻高声之血管杂音，又偶能触得猫喘。欲检查甲状腺之肿大与否，须令病人头略前屈而后为之。一面可令病人合咽下运动，则较易触得，盖以咽物时喉头举上故也。

除前述三大征外，神经症候亦占重要地位，中以手指之微细震颤为最著明，特于伸指时为甚。又可侵及头、足、躯干等。往往早期出现，可为诊断上重要之根据。又肌肉极易疲劳，衰弱无力，甚者至难以步行，但非神经麻痹也。此外重要之征为举止不安及刺激性亢进，病人举动不安，行为突兀，言语躁急，状颇特异，往往呈舞蹈病之状。有经验者已可由以疑为本病。精神方面亦可起同样变形，病人性情躁急，易于兴奋，轻举妄动，好与人争辩，向日良善之性格，一变而为忧郁、沉闷、妒忌、自私自利之性格。有时或呈色情方面之异常，或性欲过旺，或好作浓妆艳服。但成真正之精神病者极少。此外头痛、头眩、健忘、注意力散漫、失眠等一般的神经症候，均系多见之征。

本病病人之新陈代谢极为亢增，故虽食量极大，仍不免消瘦，短时间内体重减少二三十磅者时时见之。病人体内之燃烧现象非常旺盛，蛋白异常分解，脂肪之燃烧亦盛，其主因盖为基础代谢之亢增，往往有增90%者，乃甲状腺中毒之结果也。前述三大类时或可不全现，而新陈代谢障碍则为必发之征。不论病之轻重，无不出现。故今日完备之大医院中几无不检查新陈代谢矣。

体温大抵正常，但可长时间有微热不退，偶或高热。病人往往自觉有热感，颜色潮红（忽反变苍白），手掌温热，可视为血管运动神经性之障碍。此外分泌性与营养性障碍亦多发生。全身乃至局部多汗，或有盗汗。皮肤湿润而单薄，往往有白皮症，色素沉着，指甲变形，眼睑之一时性浮肿等。又病人毛发易落，轻抓头发，已有不少脱落，是为多见而重要之征，此外偶有发生下肢之特发性坏疽者。

胃肠机能亦有时见障碍，病人往往有顽固之下痢，多发于清晨，极难遏止，普通止泻之药，均难奏效，时或在其他各征未出现之前，已极早发生。脂肪便则极为少见，大抵沉重之症而又有胰脏病之他种现象者方见之。胃方面之障碍，以发作性或慢性呕吐最为沉重，时或引起危险，幸不甚多遇。又有出现胃酸过多之症状者。食欲之关系并不一律，或异常亢增，或毫无食欲。胃酸之情形亦不一律，普通减少，但剧增者亦有之。

血液之变化亦颇重要。红细胞及血红蛋白大抵正常，而中性白细胞则常稍减，淋巴细胞著明增加及大多数内分泌腺病共同之现象。血中之碘量均见增加，黏性及蛋白浓度则多减少，乃蛋白代谢亢进之结果也。又女性病人往往有月经之异常，以停经为多，更有起乳腺或生殖器之萎缩者。

本病之并发症颇为少见，病人摄取大量葡萄糖后，尿中多出现糖分，此是否缘于胰病之合并，殊难断言。又本病偶有发生软骨病、皮肤病、精神病等之症候者及肺结核、支气管喘息、糖尿病等之合并亦时见之。

【经过】从大概言之，经过多极缓，达数年或数十年，在此极长之中，可时时宽解，状如痊愈，或长时间停止进行，自不待言。但大多数则难免恶化，病势加重，其后仍可一时宽解，如病势反复进步，最后遂致高度之消瘦及脱力，并发生沉重之心脏衰弱，遂以心脏病或他种并发症而死。

【预后】针灸治疗，可以根治。

【治疗经过】视症候轻重而定，施术三十次左右，当可治愈。

【治疗】

（1）经穴。

主要经穴：合谷、曲池，第五、第六颈椎旁开各一寸，风门、肺俞、天突、膻中、三阴交、足三里、阴陵泉、肾俞、列缺。

次要经穴：大椎、尺泽、胆俞、脾俞、胃俞、三焦俞、大肠俞、上髎、次髎、中髎、下髎。

（2）治疗技术。第一日刺大椎、风门、肺俞，第五、第六颈椎旁开各一寸，天突、膻中、尺泽、列缺等穴，第二日针胆俞、脾俞、胃俞、三焦俞、肾俞、大肠俞等穴。第三日针上髎、次髎、中髎、下髎等。第四日针关元、气海、足三里、三阴交等穴。其后按上穴轮回针之。又本病只用针刺，不用灸治。

病人身体上、精神上均应完全安静。沉重者宜卧床静养，最好行大气静卧疗法，即令以大半日静卧于露台上或庭院中也。食饵之摄生亦颇重要，在欧洲大战后食资缺乏之年，本病之重症远较往年为少，可见其中关系。摄生之要点在避食肉类、牛乳、鸡卵、小麦等。反之玉蜀黍、裸麦、马铃薯、一切果实水果等，则可多量给予。据云仅恃此种严格食饵，已能令本病痊愈云。

【治验例】香港东华医院第一届中医长卢觉愚医生所著《觉庐医案新解》载："陈某某，越南名妓也，年二十四，壬申五月，病始咳嗽上气，呼吸困难，渐至心悸，肢颤，月经不调，不耐烦剧，以渐加重。在越南医治无效，即行返国，一路就医，耗费二千金强。西医主用手术及注射，诊断用药大致相同。中医历十余人，其诊断无一同者。其症之最显著者，为两眼球凸出，状颇骇人，颈侧喉际隆起，坚硬不痛，遍身动脉，按之皆鼓击搏指，心悸怔忡，异常难受。友人施君维忠，与病者在越时，曾结杯酒缘，偶谈及其病状，愚曰此或是凸眼性甲状腺肿病，因检西医书示之，施君询余能治否，愚正研究针灸有成，甚欲验之，则应曰能。施君立函广州，促其来港，时癸亥十二月二日也，病状如上述，脉搏百二十至，体温无变化，尿量正常，胃纳虽减，而精神尚佳。肢体虽瘦，而肌肉滑实。颈围以软尺量之，得十四寸半，月经自始病至今，从未依期，时先时后，忽来忽止，或沾濡裤裆，或点滴淋沥，自身及先世均未染梅毒，因断为凸眼性甲状腺肿病。乃与之约，每日针一次，不须服药，许以必愈。病者允诺，乃按上述方法施术（上述治疗技术即是卢先生之治法）。三日后，心悸减，上气舒，脉缓，胃纳增，七日诸症更减，眼球收大半，颈围小一寸。十二日，眼球复常，颈围又小半寸，咳嗽上气全治，脉搏九十至，二十日诸症如扫，唯颈小至十三寸而止，至此乃嘱其三日来针一次，想不久之将来，可根治矣云。"

### 3. 副甲状腺机能减退——手足搐搦

【症候】以运动知觉及自主神经系之兴奋状态为主征。现发作的两侧性肌肉略有疼痛之强直性痉挛，主侵尺骨神经支配下之肌肉，次及上肢肌肉及下肢肌肉。少数侵面肌、咬肌、项肌、颈肌及眼肌，有时见胸肌、腹肌、膈及舌肌之强直。此外现营养障碍，其中多现血管方面之症候，此等发作为时极短，然亦有延至数日者。发作中无意识障碍。强直性肌肉痉挛中最特有者，为手指肌肉之状，呈助产士手位，即指尖集合而伸展，腕前指骨关节及手关节示轻度屈曲，肘关节屈曲而密接于上肢，其足取马足位，股膝两关节伸展，两脚互相密接。痉挛每由一处移于他处，有时延及全身。

在间歇时现运动性萎缩，其时如向骨方压迫肱神经丛时，则诱起发作。病家对于一切运动神经之器械的刺激，兴奋性亢进，特以面神经为然。以叩诊锤叩之，起面肌痉挛，但非本病所特有。同一之情形，于尺骨神经及腓骨神经亦然。又对于平流电之神经兴奋性亢进，即示弱阴极闭锁电流反应。腱反射大多正常，往往见知觉异常及痛。血中钙量减少，磷酸盐增加。自主神经系亦被侵，见幽门痉挛、膀胱括约肌痉挛、发汗过多、心动急速及荨麻疹等。因营养障碍之结果，牙釉质缺损、秃毛、爪裂及脱、内障等，有时见精神异常。

【经过】由于副甲状腺割出者虽多死亡，然亦有仅留本病素因而外表如治愈然者。婴儿之手足搐搦多数治愈而永留素因。

【治疗经过】视症候之轻重、患病之久暂而定，施术三十次左右，当可治愈。

【治疗】

（1）经穴。

主要经穴：百会，风池，风府，肩髃，曲池，大陵，环跳，阳陵泉，委中，大椎，第五、第六颈椎旁开各一寸。

次要经穴：中渚、昆仑、合谷、颊车、听会、天应、列缺、太渊、内关、天突、天枢、气海、中脘。

（2）治疗技术。医者诊断定病人为本病后，先以艾灸百会、大椎二穴，然后刺针，每次先刺第五、第六颈椎旁开各一寸，左右共四穴。当病发作时，如只侵及尺骨神经肌，则先取大陵、中渚、曲池、肩髃等穴。休息片刻后，再针风府、风池二穴。如侵及下肢肌，则刺环跳、阳陵泉、昆仑、委中等穴。如侵及面肌则刺合谷、颊车、听会等穴。如侵及项肌则刺大椎、风池、天应、列缺等穴。如侵及胸肌则刺太渊、内关、天突、天应等穴。如侵及腹肌则刺天枢、气海、中脘、天应等穴。俱以病人感酸麻，通上达下，方能收效。倘于未发作时刺针，则用轻雀啄术，刺针不可太久。如因刺针而致搐搦，则刺能影射到该肌处之经穴，用雀啄术，强刺激之，直至搐搦停止。如未止，灸治数壮亦得。倘病人忍耐求治，当可治愈。

【治验例】九龙太子道四百二十号三楼李希华小姐，患本病凡四月，初手足搐搦，继全身搐搦，凡搐搦处，皮色即变红色，有时上肢、下肢，有时面肌、腹肌，用种种方法治疗后，左手特别顽固，手不能随意动，右手不能摸，偶一动及，则起搐搦，尤以第四、五指引起搐搦为多。指尖集合而伸展，腕前指骨关节及手关节示轻度屈曲。蒙黄敦慰律师夫人介绍，乃于民国二十八年（1939）十二月十六日延余治疗。余先灸百会、大椎二穴，继按上法为之施治，施术后，左手便灵敏，未见搐搦发作，施术数次后，左手可以弹琴、拿饭碗食饭，唯下午仍旧不甚活动。待施治十二次后，病乃霍然。

## 第十八节 产 科 病

1. 妊娠恶阻/妊娠呕吐

**【症候】** 本症之症候可分三期。

第一期，仅于食后催进呕吐，并常有恶心流涎，颇嗜不消化物，时伴有眩晕、胃痛、便秘等症。因此妊娠陷于羸瘦忧郁，渐就委顿状态。

第二期，由此更进，则不论食物与否，呕吐频发，吐出物为胆汁样或硝子（水晶）样透明之液体，屡放酸性臭气，又有胃部发生疼痛者，口内黏膜干燥，齿龈被于霉状苔，舌亦干燥而呈鲜红色，口内恶臭，瘦削渐甚。便秘愈加，脉搏频数，呼吸逼促，时有发热者，皮肤出有黏液冷汗，尿量著明减少，往往含有蛋白质。

第三期，即陷于重症时，一般反射机能衰退，呕吐亦减少，或全行停止。吐出物时有血液发现。至是虽抑或有能治愈者，但类多更进而陷于精神异常，或人事不省，或发生饥饿谵妄，颜面及四肢之筋肉往往起轻微之痉挛。又有发生黄疸者，及至极期，则体温著明下降，遂经长期之死喘，而致衰惫以终，时亦有于死前流产者。

**【预后】** 本症之预后，关系綦重，故不得不特为言之。本症如能治疗得宜，则亦殆可痊愈。一般关系于预后之事项，概如次述。

（1）发病时期。一般恶阻之发于妊娠前半期，或最迟至妊娠第五个月而痊愈或轻快者，则预后佳良。

（2）脉搏。脉搏之达每分一百一十次以上者，则虽无其他恶症之存在，预后亦概不良。

（3）发热。热度至三十九摄氏度以上者，预后不良。

（4）精神症状。至有发生谵语等之状态时（第三期）预后不良。

（5）吐逆。通常吐逆减少，虽为良好现象，但屡有于死亡前中止吐逆者，故衰弱高度之病人，吐逆中止，不可视为乐观。

**【治疗】**

（1）经穴。

主要经穴：内关、间使、中脘、天突。

（2）治疗技术。第一法：当呕吐时以毫针微刺内关、间使二穴使感酸麻，再针灸中脘、天突二穴，施术一二次便可把病治愈。

第二法：命病人直立，解去内外衣，以竹一枝由地面直量至胸骨尽处，即墨记此竹之长度，随移于病人之后背，（下端）由地竖起，于长度之极端，爪甲切十字形爪痕为记。又用席草横量病人之口角，由左至右，即将此口角之长度折为两半，中置脊上前切之十字爪痕处，左右分开，席草尽处，爪切十字为记。仍将口角之长度折为两半，中点置左右爪甲十字痕处，上下分开计左右两方各有爪甲切成十字凡三。兹灸左右各三爪甲切为十字处各九壮，亦能把恶阻治愈。

【验方】半夏二钱，干姜三分，茯苓一钱五分，以水浓煎，一次服下，日服三次，服一二日可愈。

【治验例】西南神召会主任苏仁先生的夫人第一次妊娠时曾几个月呕吐不食，身体违和。第二次怀孕，照例地嫌忌食物，常催恶心，精神亢奋而头晕不眠。有时把吞入的食物呕出，但不能食时亦呕吐酸水，或呕时有声无物。因食药不见效，乃请余针灸，民国二十三年（1934）五月十八日，为之针灸内关、中脘二穴，可幸针灸后呕吐即止，次日即能食饭矣。

2. 难产

【症候】生产期届，而胎儿不能产出。

【预后】佳良。

【治疗经过】大抵施术一次即可产出。

【治疗】

（1）经穴。

主要经穴：合谷、三阴交、太冲、昆仑、至阴、独阴。

（2）治疗技术。先刺合谷、三阴交、太冲、昆仑四穴，然后灸至阴、独阴二穴各七壮，炷如麦粒。

【治验例】江苏宝应仁和镇薛广兴君报告："旧历冬月初三，有邻人夏方玺之妻40岁，第一次生产，四日不下，阖家悲伤，鄙人不忍，遂为试针合谷、太冲、三阴交三穴，一小时后即产。

"又十九日姚湾庄姚秀庭之妇生产，手先出，两日不下，胎死腹中，而产母交骨复合，家人已上街为办后事，闻之鄙人善针，连夜前往，先灸至阴穴五壮，手即缩上，旋即针合谷、太冲、三阴交三穴，一小时后死胎生下，产母无恙。

"又十二月十四日傅守坤之媳，胎死腹中四日，无阵痛不能产。为刺合谷、太冲、三阴交三穴，二小时后即产出云。"

3. 产后出血

产后出血过多分二种，早者名产后立时出血，迟者名产后隔时出血。胎盘出后，产道忽出多血，凡二十四小时出血过多者，即为产后出血。

【症候】其血或随胎盘而出，或于胎盘出后忽然而出，并有急速与久暂之别，皆令其失血过度也。亦有外出、内出或内外兼出者。诊其脉能知出血多寡，如产后脉数加速，则宜防其出血矣。设脉数至一百或一百以外，医士例勿远离。重者失血多之状甚显，其脉速如丝，呼吸浅急如叹息，病者频辗转于床，频呼人给以生气，或言喉渴，皮凉而出冷汗，如血出仍不止，必致晕厥（心力猝衰）起惊厥而死。

【预后】出血愈多愈危，倘所出之血较常稀淡不能成块者，则更有危险。

【治疗经过】施术一次，即可治愈。

【治疗】

（1）经穴。

主要经穴：百会、印堂、三阴交、足三里、关元。

次要经穴：支沟。

（2）治疗技术。第一法：医者诊断定病人为产后出血后，先刺印堂穴出血，次刺足三里、三阴交、关元、支沟等穴，用强雀啄术，然后服以独参汤，用人参一钱，无则用高丽参三钱，急煎灌之，可收卓效。倘无力买参，可服当归补血汤，用蜜炙黄芪一两、当归三钱，煎浓汤一碗灌之可也。

第二法：流血过多致脑贫血起惊厥时，捻箸头大艾绒直接灸百会穴，到省人事为度。

【治验例】吴守铭君报告：其月前以事赴乡，路经故里黄家口，驻足焉。当日晚适比邻陈某之妻欲娩之时，该氏体素弱，每在妊娠之初，均须卧床数月。是日临盆，已十余小时，仍未分娩，已不胜其痛苦矣。举家惊慌万分。吴君闻之，乃毛遂自荐，谓善针灸术，能催生，彼家人闻之，遂请求试验。吴君视其产妇面白如纸，身体羸瘦，呻吟低微，先灸至阴穴七壮，并无动静，后用针刺两侧合谷穴，术未毕，阵痛已大紧。迨刺三阴交时，儿即脱离母胎而呱呱坠地矣，讵料产妇本系体弱之躯，继又因临盆时间太长，儿甫坠地，母即晕去矣。多方设法（熏鼻孔）卒未复苏。举家惊惶，较前尤甚，吴君急刺水沟穴，仍未效。后想起印堂出血之法，遂取三棱针刺之，挤出血数滴，而病者苏矣云。

【产后瘫验方】老鸭一只，老生姜二斤，生葱十枚，用十斤水煮六小时，剩二碗，上下午各一碗，三日一服，二三次愈。

# 第十九节　新陈代谢病

1. 糖尿病/三消病

【症候】其主征为血糖过剩及糖尿。最初有疲劳、羸瘦、无力或头痛、忧郁、不眠、作呕、嗳气、神经痛等起始，其次现多尿及渴。虽摄取多量之食物，但羸瘦益甚。

（1）尿变化。尿量增加，轻症者无多尿之症，是曰拟糖尿病。尿淡色清澄鲜黄，有时仅呈淡绿色或无色；味甘，有果实臭者不少；反应酸性，放置时酸度增加；比重增加，但少数亦有不增加者，故不可不注意也。此外尿素排泄亦见增加，是因多用蛋白质及体内蛋白质之分解而起者。尿酸或常或增不定，食盐则与健康人同。在饥饿时、重病时体内脂肪消耗而并不摄取碳水化合物之际，尿中即见他醋酮体排出，其时名之曰酮类尿。

（2）新陈代谢状态。尿中糖分，大部分由摄取之碳水化合物而来者，排泄量与摄取量恒平衡增减。故在本病经过中倘完全不用碳水化合物，糖尿多数即可消失。病人之碳水化合物代谢障碍，其分解能力已一部分失却，故病人之营养唯有大部分仰给于蛋白质，小部分仰给于脂肪。又重症者摄取之糖分，全径移于尿中，轻症者则为其一部分，故于本病，不可不定其对于碳水化合物之容忍力，同一病人其容忍力亦随时略有变化，少数之情形，则虽全无碳水化合物之供给，而仍现糖尿，是由于蛋白质及脂肪亦有生成糖分也。除食物之外，肌肉作业亦可以促起碳水化合物之代谢，故轻症病人在肌肉作业时，可减轻其糖尿，反之重症者则有害，每致疲劳及糖排出量增加。此外，精神刺激亦能增加糖尿。外界气温上升，则糖尿减少。又急性热性病时一般糖同化机能减退而糖尿增度。但在食量减少时，亦有反见糖尿减少，慢性病则影响较少。

（3）一般症候。轻症一般状态始不侵犯，或有轻度疲倦或多尿及烦渴等。重者脱力瘦弱，而易疲劳，终至高度羸瘦，精神一般忧郁，感受性敏锐。体温正常或降至平温以下，如有发热，则必存有并发症。

（4）消化器症候。剧渴无间昼夜，或因多尿之故，相为因果。饥饿虽摄用食物，但以不能充分为体内的利用，故终不觉饱，所谓病的饥饿。常伴头痛及衰弱感。例外重症，则食欲不旺，舌干燥生皲裂，或潮红被苔，龈弛缓且易出血。其游离缘陷于坏疽，齿槽起骨膜炎，因之齿牙脱落及多发龋齿。涎液因存乳酸而呈酸性，少数亦含糖。重症者见鹅口疮，又因贪食之故，有并无他因而发胃扩张及慢性胃炎者。便秘，时起一时性腹泻。肝有时肿胀，黄疸之出现，只限于有并发症时。

（5）呼吸器症候。呼吸器殆无变化。重症者则呼气有果实臭，因含醋酮也。后期则并发肺痨，有时发生肺坏疽、肺脓肿及肺炎。

（6）循环器症候。循环器多无甚障害，有时具心脏衰弱征，即脉细小不整，有时极缓徐（四五十至），有时极疾速（百至百二十至），诉呼吸困难、失神之感及恶心。所谓糖尿病性虚脱，即突然死于高度心机不全之下，或以心冠状动脉及主动脉硬变等并发症之故。

（7）泌尿生殖器症候。本病肾脏多无恙，但有时有浮肿及蛋白尿，发慢性肾炎。但一般则并无此种病变。糖尿病而兼现蛋白尿者，其原因不一，若同时发现蛋白尿，并有此二症者以老者、肥者为多，少者、瘦者为少。且二者有交互之消长，在蛋白尿高度时糖则竟能减退或消失。又本病每发肾盂炎、化脓性肾盂炎兼肾脏实质炎、膀胱炎、气尿，刺激阴部，则起阴部痒症。又每见外阴部之湿疹及疖，男子屡起龟头炎、炎性包茎。男子性欲减退，为恒见之症候。恐由于神经系退行变性之故，或由于睾丸营养障碍之故。唯此症候以见于初期为多，以后每渐渐恢复。

（8）眼症候。最重要者为内障。此外有眼之调节障碍、糖尿病性视网膜炎及眼肌变化者。

（9）皮肤症候。皮肤干燥，例外则有汗，汗中无糖分，奇痒，秃发及脱甲，屡发疖及痈，有时皮下化脓。鼻唇沟、掌、跖等处，有黄色变化，曰糖尿病性皮肤黄变症。足趾往往陷于坏疽，少数亦有侵四肢者。此等情形，单用外科处理无效。重症者有心肾并无异常之浮肿，此为营养不良性，特于用食盐等有吸水性之食物或药物等时为尤甚。

（10）神经症候。除头痛及全身倦怠等症外，尚有可视为病态代谢物质刺激神经或惹起退行性动作之症候。神经痛，尤以坐骨神经痛其一也。此外枕神经痛、三叉神经痛及偏头痛等亦为常见。又因末梢神经之多发神经炎故，起皮肤知觉脱失及运动麻痹。髌腱反射多数消失或减退。少数因多发性神经炎之故，而来重笃之运动及知觉障碍，如脊髓痨之观，曰糖尿病假性脊髓痨。重症糖尿病起自中毒，而取猝然死亡之转归者，名以糖尿病性昏迷。昏迷每无何种之诱因，亦有由于肉体过劳、精神刺激、呼吸器及消化器障碍或摄纯肉食而诱起者，其症候为突然呕吐、头痛、胸部压迫感、胃痉挛、腰痛、不安之后，无感觉，嗜眠，次陷于昏迷，少数先有兴奋状态及过敏。呼吸有特型，深而频数，且伴鼾声，但皮肤不发绀，脉小而速，体温降至常温之下，眼球紧张度著减。此或因一般循环系之机能减弱与血压下降而致。血液、血糖上升极显著，脂肪或类脂体增加。呼气有果实臭样或氯仿样之醋酮臭，有时尿亦呈同样之臭，含醋酮。如是存续一两日间，终以心力衰弱及呼吸浅表而死。糖尿病性昏迷，由于酸毒症即酸中毒而起。

**【治疗经过】** 视症候之轻重而定。

**【治疗】** 凡易患此病之家族中人宜少用碳水化合物类诸食品。病人实行个人卫生为第一要事。忧虑劳心之事宜避忌，生活状况宜清静而有节度。苟为能力所及，更宜居于气候平均（不冷不热）之地。衣服宜温暖，勿受寒致耗去体力热力。每日宜行温水浴（壮健者可用冷水浴）一次。又当操练不过度而有定规有次序之运动。倘不能运动，则可施按摩法。

至于饮食则医者对于各个病人特别审定。盖各人之食物能力大有等差，不能概论也。病者之体重，应每星期检查一次。苟禁食碳水化合物食品后而体重减轻，必须视为不佳之结果。但有若干病人虽因禁碳水化合物而体重略为减轻，亦未尝不是佳兆。

初就诊之三四日，病者可食寻常食品之含碳水化合物不过度者，以便审查糖之分量。此后二日可渐减碳水化合物，再后则用下述之无碳水化合物饮食法。唯须依病者之年龄及体重，略为斟酌增减。

早餐。7：30，茶或咖啡200毫升（六两），牛肉或羊肉或水煮之火腿150克（四两），或鸡蛋二枚。

午餐。12：30，冷烤牛肉200克（六两），芹菜或新鲜黄瓜或番茄60克（三两），纯洁不加牛乳及糖之咖啡60毫升（二两），水400毫升（十三两）。

晚餐。18：00，清牛肉汤200毫升，烤牛肉250克（七两半），乳脂10克（二钱半），生菜80克（二两），加香油20克及醋10克或用煮熟之菜蔬三大匙或沙丁鱼均可，水400毫升（十三两）。

夜餐。21：00，鸡蛋二枚，水400毫升。

质言之，此项食法内约用蛋白质200克、脂肪135克，对于碳水化合物的排泄有绝大之功效，大多数病人用此法后三四日，尿内即不含糖。尿中既无糖迹，则每日食品中之碳水化合物即可自

20克以至50克及100克逐渐加增。无碳水化合物的饮食法之效果，即在使新陈代谢作用进步，身体能多贮留碳水化合物而尿中不排泄糖也。苟行此法三五日后，尿仍含糖少许，则可完全不食一日，以助身体贮留碳水化合物之作用。

若不用以上之饮食法，则宜将食品之样数逐渐减去，至尿中糖迹消灭为度，大约一二月之后，则病人之食品稍可自由而试用各种食物，燕麦粉（雀麦粉）食品极佳，施于沉重之病者尤宜。每日食燕麦粉及牛乳油各250克（七两半），鸡蛋白六至八个。配制时先将燕麦粉煮二小时，然后加入牛乳油及鸡蛋白调匀，分四次食，食时可并用咖啡、茶及水。至于尿含双醋酸及体重减轻者，则不宜过于禁止碳水化合物，燕麦粉及马铃薯不妨多用。

（1）经穴。

主要经穴：内关、中脘、神门、三焦俞、足三里、胃俞、肾俞、下脘、海泉。

次要经穴：太渊、列缺、肺俞。

（2）治疗技术。医者诊断定病人为糖尿病后，令病人不可食饭，每餐改食生菜（莴苣）以食饱为度。先刺神门、内关、三焦俞、中脘、胃俞、肾俞、下脘、足三里、海泉等主要经穴，间日加刺太渊、列缺、肺俞等穴，俱用雀啄术。病人继续来治，当可治愈。

【验方】（1）五倍子一斤，正云茯苓三两，龙骨二两，共为细末，以水为丸，大如绿豆，每服70丸，每日三次，盐水吞下。

（2）猪胰一枚，用冷开水洗净，切作小块，如黄豆大，生吞五六块，多至七八块，日服三次。

（3）取生草药菝葜（俗称金刚枝，日人称山归来，属百合科），煎服。日进一碗，连服一月。

【治验例】惠州万石路黄日平君患三消病二年，口渴，尿多，善食，但身体甚瘦，服药甚多，未见痊愈。民国二十三年（1934）十二月到余惠州分诊所求治，余为之针上列主要穴。中脘、下脘、足三里三穴间用灸治，兼给以第一验方药丸一料。施术五次后渴减少，小便亦减少，续治又十二次，病竟霍然。

2. 尿崩症

【症候】本症多徐徐出现，少数则以惊怖外伤等诱因而比较急发。其固有之症候为多尿，从而有频尿及烦渴二症。一日全尿量达8～10升，少数甚至达30～40升，往往夜间更甚，所谓夜尿。病尿殆无色清澄，比重颇低。反应弱酸性，殆近于中性。尿中固形成分之含有百分率极微，排泄物质之全量与摄取食物之量一致或反增多，特以为造成尿成分之磷酸、硫酸、石灰、肌酸酐之排泄量增加。不问因剧渴而增加饮水量与否，其血液不仅不稀释且反浓缩。血液量正常，血液之食盐含有量或增或减。烦渴为固有症候，因而多饮，此为多尿之果，而非为多尿之因。然虽饮过多之饮料，其舌及皮肤仍干燥如故，如限制其饮料时，则血浓缩，残余氮素增加，神经不安，或忧郁，且有轻度尿毒症征。诉恶心呕吐，头痛头晕，或起呼吸困难，胸内苦闷及脉搏频数等，少数则陷于虚脱状态。是等症候，以高食盐血性者尤著。

本病于心脏各器官，并无变化。食欲并不旺盛，大便如常或稍有便秘，其基础代谢正常，生殖器官能普通无变化，膀胱则因多尿之故而颇扩大。重症者则一般状态较差，病人瘦削脱力，易于疲劳，身神两衰，遂陷于恶病质。且以夜尿故而妨安眠，进而精神忧郁。体温正常或略降。

【经过】颇慢。如无并发病，可延十年数十年。亦有取急经过者，并发急性病，则有时反见减尿。

【预后】针灸治疗，预后佳良。

【治疗经过】视症候之轻重而定，施术七八次，即可治愈。

【治疗】

（1）经穴。

主要经穴：肾俞、三焦俞、关元、气海、三阴交、阴陵泉。

（2）治疗技术。医者诊断定病人为本病后，先刺三阴交、阴陵泉二穴。休息片刻后，刺关元、气海二穴，最后刺肾俞、三焦俞二穴，俱用雀啄术三五分钟久，以病人感酸麻为妙，可不灸治。次日酌量施治，直至痊愈。

应尽可能地节减盐类，予以牛乳及蔬食。倘不注意及此而仅限制其饮水，则非徒无益而有害之云。

【治验例】香港铁岗九号岑辉先生患本病凡数月，小便甚多，其色清澄，夜尿十多次，初感烦渴，颇感苦闷。民国二十八年（1938）二月二十三日来所求治，余按上述方法为之施治，翌日尿量即减少，夜间小便只五六次，烦渴亦减。续治又三次，病竟霍然。

# 第四章 杂 录

## 第一节 曾天治针灸治验又五十五种

余以针灸治病，截至现在凡十周年又十个月［民国二十二年（1933）九月至民国三十三年（1944）六月止］。以每逢医病都有治疗记录，一起首医病，即欲考究针灸确能根治何种疾患，向人宣传又谓针灸擅医药石无灵之沉疴痼疾，以故各处之奇难杂症，源源而来，计此十年内到治者凡二百余种，其中经病人或其家人之报告，知确已痊愈者，已有二百种，经录入本书中治验例者凡一百余种。尚存五十余种，亦颇重要，兹把各种之症候与治法列下，学者如遇此种病人求治，照法施治可也。

第一种，大热症。广州万福西路中汉枧厂三楼黄亚干君，于民国二十五年（1936）一月二十八日起全身发热，热至手脚左右安置都感不适，精神困顿，但不能安睡，食欲不振，此外不见其他症候，食药数天未见热退。承同路三百五十三号三楼雷太太介绍往治，探其热度在四十一点二摄氏度，神志昏迷，皮肤干燥，无汗。为之刺委中、足三里、悬钟、环跳、命门、三阴交、曲池、大椎、风池、合谷、中冲、肩髃等穴，用雀啄术，极感酸麻，病人大汗，衣服尽湿，即感舒服不少，是晚热尽退，翌晨恢复原状，病即告痊。

第二种，晕眩。香港摩里臣山道二十四号二楼梁百练先生患晕眩病凡二十年，有时晕到不能起床，有时仍可操作。蒙农民银行学员缪允中君介绍来治，余为之刺合谷、列缺、风池三穴，灸百会、神庭二穴，只治三次，即获根治。

第三种，上膊神经痛。广州昌兴街福仁药房曾恩章师母，患右上膊神经痛凡数月，其痛由肩部起，经肩头至上膊肘部止，日夜有阵阵的剧痛，注射、服药、敷药，未见有效，承任苍兄介绍，为之刺肩井、肩髃、臂臑、曲池、合谷等穴立即止痛，且获根治焉。

第四种，骶骨神经痛。北平金愚公，前在湖南长沙经商，忽患骶骨神经痛，经当地针灸专家治疗数次，减轻了五六成，嗣因事来广州，病又复发。乃于民国二十七年（1938）六月到余广州医所求治。余为之刺八髎、环跳、委中、腰俞、肾俞等穴凡五次，疼痛乃不再见。金君以针灸有此伟效，乃从余来香港研究针灸，现已毕业回北平行医去矣。

第五种，脑炎。黄某，广州某校高中生也，以用功过度，致患头痛。痛久，脑内热滚，有如手涂开水之胡椒粉末，热辣辣的，服药无数，未见有效。往清远飞霞洞做和尚静养二月，亦未获愈。承学生李克林君介绍来治，余为之刺合谷、列缺、曲池、风池、大椎等穴，俱用雀啄术，立感脑内热度减低，施术三次，即告痊愈。

第六种，手麻痹胸剧痛。惠阳咸鱼街晒布厂廖氏，因与其夫口角，其夫拿无子弹之手枪开枪吓她，她惊慌甚，缩其被打之左手，即觉左肩上至胸内剧痛，左手麻痹得不能动弹，全无知觉。如是者三日夜，蒙郑灿光先生介绍来治，余为之刺合谷、曲池、肩髃三穴，手即除去麻痹，刺肩井穴，胸内即不再见剧痛，郑先生看见，不胜惊奇。

第七种，牙关紧闭。广州红花岗木屋廖氏，患牙关紧闭病凡二天，不能食，不能言。举家惊惶。承彭先生介绍，余为之刺合谷、曲池、列缺、少商、商阳、中冲、颊车、听会、翳风、地仓、水沟、承浆等穴，俱用雀啄术，立即开口而愈。

第八种，鼓胀。广州市中华路白薇街二十八号韩育棠之妻，初患胃痛病，久之于胃部结硬块，随又消散，常吐痰涎，继而全腹鼓胀，颇坚实，腹上放铜钱不稳而滑下，衣服贴肉见痛，脸如土色，讲话呼吸困难，二便不通，起坐不能，卧亦呻吟，经数位名医治疗，未见有效。其家人移之出厅，盖以为必死矣。承友人钟翼云君介绍为之治疗凡六次，针灸经穴为中脘、下脘、气海、水分、足三里、内庭、内关等，第一次呕痰六七碗，她觉舒服些，第二次后肿胀大减，仰卧盘膝坐无碍。第四次治疗后能起而行走，坐卧自如，脸色变好，第六次治疗后恢复原状，病乃霍然。病人之子之店东林紫珊先生，见针灸治疗神效若此，特请广州光汉中医专科学校校长聘余为该校针灸科教师，俾全校学生，俱获此神技云。

第九种，胃液缺乏病。广州高第路大东建筑公司伍天民之夫人，患食后胃部有压重膨满，穿刺样疼痛，嗳气凡二十年，每餐只可食两匙饭，且须汤水送下，因此面黄羸瘦，全无精神。民国二十三年（1934）九月十六日到余广州医所诊治，余为之刺内关、中脘、足三里三穴，立即止痛止嗳，再治一次便痊愈，每日要食三餐，每餐要食三大碗饭云。

第十种，精液缺乏。惠阳县水东路秦某，以结婚太早，生殖器发育不全，又以久年遗精，竟致阳痿，精液全无。闻余虚名特于民国二十四年（1935）三月二十六日到余惠州分诊所求治。余为之刺三阴交、阴陵泉、关元、气海、肾俞、三焦俞等穴，间亦灸肾俞、气海、关元三穴，施术六次后，忽一晚梦遗，泄精甚多，再针治九次，病竟霍然。

第十一种，子宫冷痹。九龙太子道四百七十号二楼梁氏，三十三岁，每逢晚上三时许，感子宫部刺痛，感冷，久之手脚麻痹腹部肌肉抽紧，极感不舒，左腹角有气引上头部，致头感痛，欲呕，但呕不出，食饭，又食不下，至下午一时许方渐渐缓解，迨至晚上三时病又如故，如是者凡六年之久。民国二十七年（1938）八月三十日踵门求治。余为之刺内关、足三里、关元、气海、中极等穴，灸气海、关元二穴各十余壮，施术二次，病竟霍然。

第十二种，刮宫后子宫痛。广州汉兴国医学校校长方德华之夫人，因患子宫病，请西医用手术刮治。术后，子宫部感痛，无法制止凡六天之久。余为之刺阴陵泉、三阴交二穴，立即止痛，并无再发。

第十三种，月经不调。内子韩氏自患大病后，月经常不依期，常迟一星期或三星期，食当归等补剂，像石投大海，功效全无。余为之刺三阴交、血海、阴陵泉、中极、关元、气海、肾俞等穴，灸气海、关元、肾俞三穴，施术四次，月经来潮便依期无误矣。

第十四种，乳疮。工人亚佳，生一女，带其女来所佣工，右乳生一疮如酒杯大，疼痛甚。初不以为意，仍旧授其女以乳，后觉牵引胁下，知要治疗，乃请余为之治疗，余为之刺曲池、血海、委中三穴，命内子为之灸天应穴，凡五壮，翌晨流脓水约一茶杯，痛止肿消，而病全除。

第十五种，乳腺炎。广州纸行街一百零七号戚氏，于民国二十六年（1937）四月十四日患乳腺炎凡十天，乳部肿大剧痛，全身发热。余为之刺委中、曲池、内关三穴，灸乳腺部凡五六壮，嘱取生蒲公英用冷开水洗净后，舂烂开酒饮，以渣敷痛处，只治二次，病乃霍然。

第十六种，石硬。河南芳草涌尾未编门牌的新洋楼钟昇师母，于民国二十三年（1934）三月十五日右脚跟下忽患石硬，红肿剧痛，用药敷治数天，未见有效。二十一日踵门求治，余为之刺委中、承山、昆仑、太溪四穴，灸天应穴凡五六壮，只施术二次，病即获愈。

第十七种，小儿吐乳。工人亚佳，有女常日夜哭，授乳后常吐乳。乳流入地，如小儿夜尿，由床流下，曾请妇人灸治一次，吐乳减少，但未全治。余为之灸膻中、中庭二穴各三壮，炷如麦粒，当晚即完全不吐乳，且不多哭也。

第十八种，小儿窒息。香港学员谭慧贞，有妹方数月，初患水泻，经用灸治而愈。忽起呼吸有时停滞，打之不会哭，以手掩其鼻，亦不会哭。乃于某晚上十二时到余深水埗医所求治。余按其脉不易扪得，腹内静脉怒张，呼吸甚微，乃以幼毫针刺合谷、列缺、少商、内关等穴，至是乃大哭，复在中脘、下脘、气海三穴各捻箸头大艾绒灸三五壮，大哭一场，气即畅通，病即告愈。

第十九种，湿疹。九龙太子道培灵幼稚园吕明先生，患两手指湿疹凡四年，日夜瘙痒，抓之流水。水所到处瘙痒继之，用种种方法治疗，功效未见。民国二十八年（1939）三月十一日蒙朱永康先生介绍来治。余为之刺大陵、中渚、合谷三穴，灸天应穴，施治五次，即获根治。

第二十种，全身瘙痒。广州西关义兴新街二号冯就从，女性，患全身瘙痒病凡三月。用药洗食，未见收效。民国二十六年（1937）五月二十六日，到余广州医所求治。余为之刺合谷、曲池、环跳、足三里、血海、委中等穴，灸血海、曲池二穴，施术二次，病乃霍然。

第二十一种，手脚冻。广州华宁里尹国邻君二十一岁。每逢冬季春季，手脚冰冻非常，经热水浸许久，初觉温暖，转瞬又冰冻如昔，食补血气药甚多，不见有效，久之手脚感麻痹，动作无力。民国二十六年（1937）三月三日起到余广州医所求治。余为之刺肩髃、曲池、合谷、足三里、环跳、委中、阳陵泉、昆仑、太溪、肾俞等穴，灸肾俞、足三里、曲池等穴，只治五次，即获治愈。

第二十二种，下肢挛缩。惠阳象岭巷朱静波先生因病致左脚筋腱挛缩，变为长短脚，行路时筋腱牵制，极感痛苦，凡四月之久。民国二十四年（1935）四月八日到余惠州分诊所求治。余为之刺环跳、腰阳关、腰俞、风池、阴市、委中、阳陵泉、阴陵泉、三阴交、悬钟、昆仑、太溪等穴，施术二次，筋腱便伸长。两脚同长，行路自如焉。

第二十三种，脚趾抽筋。香港西营盘梅芳街三号四楼卢国强君，患左脚第二趾抽筋凡七年，即行路时、用精神时第二趾抽筋，屈于他趾下，行走极感障碍。医生用尽方法疗治，病仍如故。民国二十七年（1938）十一月七日踵门求治。余为之刺阳陵泉、足三里、中封、太冲、行间等穴，灸阳陵泉、太冲、独阴三穴，治疗五次后，只赤脚蹈冷地感抽筋。续治又四次，便获根治焉。

第二十四种，跗关节炎。惠阳万石路汉如茶楼掌柜黎炳燊君，右跗关节处肿且红痛，凡二十日久，行走不便，且妨睡眠。民国二十四年（1935）四月四日到余惠州分诊所求治。余为之刺昆仑、太溪、商丘、丘墟、中封等穴，痛立止，三日内肿全消。

第二十五种，前臂无力。香港上海街三百二十六号二楼李慕英女士，上海卫生局考选女中医也。其右手由肘至手，极感疲倦无力，食饭一碗毕，即须改用左手，方能再食。如是者六年之久。经服药注射电疗种种疗法，用去银三百余元病仍如故。民国二十六年（1937）四月到余广州医所求治。余为之刺尺泽、曲泽、曲池、手三里、间使、大陵、外关等穴凡十二次，即获痊愈有力焉。李女士以针灸治效伟大，特来院研究针灸，现已治愈沉疴痼疾不少矣。

第二十六种，臀大肌麻痹。广州德宣路德宣分局侧徐义达师母，于民国二十三年（1934）秋患臀大肌麻痹病数月。症候：左脚升阶困难，须经手提左脚之裤脚，助膝上提方能上石级，此外不生障碍。是年十一月二十五日，请余施治。余为之刺委中、膝眼、阳陵泉、阴陵泉等穴三次，左脚便不须用手帮助能自由自在上石级焉。

第二十七种，右腿酸软无力。惠阳北门谭榆彬先生患五个月的偏头痛病，经余针一次立告痊愈，乃请余治其右腿，因其腿自股至膝常酸软无力，走路易跌。余为之刺风市、阴市、阳陵泉、环跳、膝眼、委中等穴，只治一次即获痊愈云。

第二十八种，肘部酸痛。某部梁季平营长之表姊某，患肘部酸痛，举动不便，凡数月之久。食药敷药未见功效。民国二十四年（1935）一月十二日请余针治。余为之刺曲池、尺泽、曲泽三穴，立即止痛痊愈。

第二十九种，踢伤刺痛。本港南华体育会陈得辉君，因打足球踢伤左脚，致脚眼内酸痛凡七个月久，又左大腿里筋肉抽紧行走感痛。经跌打专家施治数月，未获治愈。蒙学员莫渝先生介绍，乃于民国二十八年（1939）五月二十五日南征之前来治。余为之刺申脉、昆仑、太溪、环跳、委中、天应等穴，立即止痛，施术三次，即获根治焉。

第三十种，胃痛致阴囊胀大。广州泰康路二十二号余耀君患胃痛病凡二十余天，胃痛时，痛引阴囊，致阴囊胀大如儿头大，待痛止，囊大又消散。食药十余剂，功效未见。民国二十六年

（1937）一月二十日到余广州医所求治。余为之刺中脘、下脘穴，全无感觉，捻箸头大艾绒姜垫灸之凡四五壮，不感疼痛，乃加大艾绒如指头大灸八九壮，痛乃停止，阴囊胀大亦随消散焉。

第三十一种，硬颈。惠州中学教员黄某，忽患硬颈病，颈部胀痛，不能左右顾，不能屈伸，痛苦非常，经有三天之久，食药敷药，功效未见。延余针治，乃为之刺合谷、曲池、风池、风府、哑门、委中等穴，只刺一次，即获痊愈。

第三十二种，颈向左转。惠阳万石路陈氏，到余惠州分诊所称：伊之颈甚特别，自会向左转，左转后不能自然返于正，须用左手扶之，方能正视，但正视后，又自向左转，幸无痛苦云。余为之刺风池、风府、合谷、曲池等穴，施术三次，即获治愈。

第三十三种，蜂窝织性鼻炎。广州长庚里二十二号董植杨君患蜂窝织性鼻炎凡四天。鼻黏膜著明肿胀，中生一脓肿，甚痛，有脓水流出。凡四天之久。民国二十六年（1937）十二月十三日到余广州医所求治。余为之刺合谷、曲池、水沟、迎香等穴，患处敷雷夫奴尔液，只治一次，即获治愈。

第三十四种，耳瘙痒难忍。广州贤思街维生印务局范亚平君，忽患耳内瘙痒病凡数天，耳内瘙痒至不可耐。用西药搽数次，无法制止。余为之刺合谷、曲池、听会、听宫、翳风等穴，只治一次，即获治愈。

第三十五种，输卵管癌。在香港行医时有一单太太由内地衡阳来诊治（记录纸香港沦陷时散失）。据称月经过多，经来则痛，不来则流白带，小腹部起硬块，结婚六年不孕，经X线照射为输卵管癌，但注射服药不效。为之刺天应、关元、气海、足三里、阴陵泉、三阴交等穴，灸关元、天应穴十次，每次灸五六壮，白带日减，癌瘤亦消散而愈。

第三十六种，脊椎劲直。安南远东日报社长林君，患脊椎劲直病八年，骶骨部分常刺痛，颈椎至腰硬固不能屈曲，因之举动不便，身体日瘦，其父亦患此病而死云。为之刺脊骨下各中缝，由胸椎至腰椎及风池、风府、八髎、长强等穴凡四十余次而愈。

第三十七种，结滞脉。重庆民生路沈迪安牙医师，因工作繁忙，精神过劳，民国三十三年（1944）四月中旬，忽觉心里慌张，脉搏一瞬间有瞬息的休止，三搏五搏休止一次不定，即当来所治疗。为之刺内关、神门、通里三穴，心里慌张即止，脉搏好转，休息一晚，即获痊愈。

第三十八种，慢性血液循环机能不全。重庆美专校街五十号黄熙年太太患慢性血液循环机能不全病有年，食后心窝部膨满压重，心悸亢进，急速步行则呼吸困难，心脏部感压重狭窄，头痛，睡眠不安。承学员周钟英君介绍来治，为之刺内关、神门、通里、中脘、足三里、委中、风池等穴凡十余次，此久年屡治不愈的病，竟获痊愈焉。

第三十九种，心脏喘息。四川永川万太太寓临江路重庆大饭店，患心脏喘息病甚久。心跳，气喘，心内闭塞，但不咳嗽吐痰。为之刺心俞、内关、中脘、神门，灸心俞穴五壮。只治二次即获治愈。

第四十种，心脏水肿。重庆铁沙沱七十四号范寿田君患心脏性全身水肿病甚久，脚肿、手肿、腹肿、面肿、心跳、气喘，服本市名医丸药甚多，未见有效。为之刺足三里、三阴交、阴陵泉、悬钟、肾俞、内关、通里、神门、合谷等穴十次，病乃霍然。

第四十一种，象皮病。重庆周覃先生患象皮病有年，左腿自踝至膝，久不久红肿刺痛，坚硬如石，有时全身发热，病灶部更甚，皮色绯红，不能行动。十数天后又不红痛，但肿胀不去。为之刺患处十余次，用乱刺术，放出黑血不少，痛止肿消而愈。

第四十二种，肝硬变。重庆自来水公司吴盛玺先生之令堂吴老太太，患肥大肝硬变病甚久。肝脏肥大，压之过敏，有弥漫性压痛，质地坚硬，边缘币厚，皮肤干燥，带褐黄色，服药甚多，功效未见。为之刺中脘、天应、足三里、内关等穴，灸天应穴二次，病竟霍然。

第四十三种，脑震荡。重庆牛角沱三十二号赵昆山先生，因战时受炮火恐吓，脑生震荡病。睡下时脑内觉有声响，不能安眠，凡八年久。服药甚久，但未见效。为之刺合谷、列缺穴，不感影响，加灸上星穴三壮，睡下后即不再见声响云。

第四十四种，滑精。重庆李子坝二十六号金先生患滑精病多年，性欲极易冲动，偶见女色不知不觉如有东西自胸而下，随即泄精，痛苦万分，但服药无效。余为之刺三阴交、阴陵泉、关元、气海、肾俞凡二十次，灸关元五壮七八次，病乃霍然。

第四十五种，神经瘤。重庆中二路八十三号晏伯仁先生右颈上生一神经瘤，大如豌豆，以手扪之，酸麻及头。余在其肿瘤处针灸之，只治三次即消肿而愈。

第四十六种，浮肿。重庆邹容路协泰祥号廖君嘉铭患肾病浮肿病，先颜面肿，渐次波及躯干四肢，全身肿胀膨大，皮肤苍白，小便短少。余为之刺肾俞、关元、气海、三阴交、阴陵泉、内关、足三里等穴凡三次，病即霍然。

第四十七种，腮腺炎。重庆小龙坎一百四十四号李邨君患腮腺炎病，腮颊肿胀，发热，食饭不便。为之刺合谷、颊车、听会、翳风四穴，只刺一次即获治愈。

第四十八种，腓肠肌痉挛。重庆顾雪樵君患腓肠肌痉挛甚久，晚上睡觉后，两小腿抽筋，无法制止。余为之刺委中、承山、昆仑、太溪四穴三次，即获治愈焉。

第四十九种，声嘶。重庆南岸龙华纱厂赵隐君小姐，因说话太多，声嘶不亮，服药甚多，功效未见。余为之刺合谷、中渚、哑门、天突四穴凡八次，声音乃获复原。

第五十种，鼻癌。重庆和平路二百号刘志宏先生患鼻癌病，鼻流脓水血丝，缠绵不绝，各种疗法，都不生效。余为之刺合谷、曲池、风池、迎香等穴，灸上星穴每次七壮，凡二十余次，据称脓血日渐减少云。

第五十一种，摄护腺（前列腺）漏。重庆化龙桥农民银行王一良先生。每逢大便努责时，尿道口有白色液体流出，不痛不痒，此摄护腺液也。余为之针气海、关元、三阴交、阴陵泉、血海五穴十二次，久医不愈之病，竟获痊愈焉。

第五十二种，桡骨神经麻痹。重庆保安路社交会堂毛吟槎牧师，忽右手大指不能举起。余为之刺合谷一穴，用雀啄术一分钟久，大指即举动自如云。

第五十三种，风膜。重庆吴谷仁君，手臂与腿遇大风一吹即起硬块，瘙痒不堪。服药甚多，总不见效。余为之刺曲池、血海二穴，直接灸曲池穴五壮，病竟霍然。

第五十四种，颈瘤。重庆陕西路广东省银行陈东如先生在颈之左边生一肉瘤，如拳大，硬甚。余为之针天应穴三十余次，又大艾直接灸治之，瘤乃逐渐消散而愈。

第五十五种，痧症。重庆中正路六百二十五号曾章林师母，忽发痧症，手脚冷麻，心里翳塞，继而头晕眼花，不省人事，全身抽筋。余用粗针为之刺内关、足三里二穴，马上抽筋停止，省人事而愈。

## 第二节　特效灸法六种

（1）附骨疽灸法。附骨疽者，无故附骨而成脓，多发于四肢大关节筋间，虚弱人及产妇偏发腿股间，其症候先觉瘴痛，或只烘烘然，肌热，动摇不便，按之应骨酸痛，久之，便觉皮肉红肿，如肥人状，多作贼风风肿，治之因循多致死。凡有此患，宜灸掌后四寸两筋间，十四壮。男左女右，患处宜隔姜片灸之。

（2）皮肤中毒风灸法。毒风之症候，忽然遍身痛痒如虫啮，痒极搔之，皮便脱落，烂坏作疮，凡有此患，急灸曲池穴二十一壮，男女同法。

（3）蛇咬灸法。一切毒蛇咬，急于新咬处，先放污血，后隔蒜灸十四壮，则毒出而愈。

（4）疯犬咬灸法。于所咬处隔蒜片灸百壮，自后日灸一壮，不可一日阙灸，满百日方得免祸。宜常食灸韭菜，终生勿食狗肉蚕蛹，食之毒发即死。又特忌初见疮痛较止，自言平复，此最可畏，须耐心灸治。若被咬已经三四日，方欲灸者，视疮中有毒血，先刺出之，然后灸之。

（5）骨槽风灸法。本病起于耳前，连及腮颊，筋肉隐痛，日久则腐溃，腐溃之后，腮之里外筋骨，仍然漫肿硬痛，牙关拘急。因在阴分，故初起难消，溃后疮口难合，且脓血淋漓不绝。治法即脚踏在地上，从靠地脚跟当中量上一寸，赤白肉接界处，此名女膝穴（昆仑穴），各灸五十壮，久久灸之自愈。

（6）大小便不通灸法。置盐脐中艾灸二十一壮。未通更灸，已通即止灸。

## 第三节　急救法九种

（1）悬梁自尽。切勿断其绳，须托高除下，以布掩全身各窍，用皂角、细辛为细末，吹入鼻孔中，半个时辰可醒。

（2）服砒霜。用防风末二两，冷水调服可解。又白矾三两冲水服亦可。

（3）服枧水。服大红浙醋可解。

（4）汤火伤。

法1，青蒟楂汁，蜜糖一盅，和匀搽食兼用。

法2，用姜汁敷患处。

法3，用白米敷患处。

法4，用酒浸患处。

（5）食蜈蚣尿。蜈蚣见鸡肉必下尿，人食之必肚痛，腹部见红圈，如圈不可见则危甚。以皂角五钱煎汁服可解。

（6）吞鸦片烟膏。

法1，以金鱼舂烂冲水服，毒可呕出。

法2，灰锰氧（高锰酸钾）冲水服，毒亦可呕出。

（7）鱼骨鲠喉。

法1，玉簪花根舂水，勿着牙，着牙则化。放入口，则骨软化。

法2，灯心草烧灰、乌糖，以上二味和匀，合搅制如桐子大，若被骨塞在喉者，可令吞一丸，清水送下，丸到水到，其骨即化为乌有矣。

法3，狗口水灌之饮，亦可化为乌有。

（8）蜈蚣咬伤。肿且痛，以生姜四两舂烂，饮水，取姜汁少许调雄黄敷患处可愈。又法：胡椒嚼烂封之，即不痛。又手指甲磨酒涂之，止痛消肿。

（9）毒蛇咬。用木虱血饮之特效。

## 第四节　按部取穴法

针灸治病，首须查得病灶之所在，其次须找得通该病灶之经穴，再其次治疗技术须与病症适应，学者能够彻底了解此三项，又会应用，便可针到病除也。兹为欲学者能变通应用之，特把按部取穴法列如下。

（1）头部——合谷、神门、列缺、间使、风池、神庭、百会、足三里、涌泉、委中。

（2）面部——合谷、曲池、水沟。

（3）颈部——列缺、合谷、百劳、翳风。

（4）口部——合谷、少商、太渊。

（5）眼部——合谷、曲池、头维、太阳、睛明、攒竹、丝竹空、瞳子髎、命门、肝俞、大骨空、小骨空。

（6）耳部——听会、听宫、耳门、翳风、外关、液门、合谷、曲池。

（7）鼻部——合谷、曲池、风池、风门、肺俞、上星、囟会、通天、迎香。

（8）喉部——少商、中渚、合谷、委中、尺泽下一寸、天突、大杼、心俞。卒然无音：天突、照海，暴喑：合谷、间使。

（9）舌部——心俞、合谷、金津玉液、海泉。舌强难言：通里，舌下肿难言：廉泉、哑门。

（10）齿部——合谷、内庭、颊车、内关、风府。

（11）咽部——心俞、合谷、中渚、少商、委中、内关、太渊。

（12）腭扁桃体——少商、合谷、中渚、委中。

（13）食管——合谷、内关、太渊、天突、中脘、膈俞。

（14）胃部——内关、足三里、中脘、上脘、下脘、建里、阴都、内庭、公孙、胃俞、章门。

（15）肝部——期门、中脘、巨阙、肝俞、膈俞、胆俞、脾俞。

（16）胰腺——内关、足三里、中脘、下脘、肝俞、心俞、胆俞、脾俞、膈俞。

（17）胆部——胆俞、中脘、下脘、足三里、至阳、内关、章门。

（18）肠部——足三里、天枢、水分、神阙、气海、关元、肝俞、胆俞、命门。

（19）心部——风门、心俞、神道、内关、大椎、通里、神门、间使、巨阙、灵道。

（20）气管——合谷、列缺、大陵、太渊、天突、膻中、风门、肺俞、膏肓、灵台、大椎、气海、丰隆。

（21）肺脏——合谷、太渊、列缺、大椎、大杼、患门、风门、肺俞、膏肓俞、天突、尺泽、足三里、膻中、乳根。

（22）腹膜——水分、水道、天枢、胃俞、阴陵泉、足三里、关元。

（23）脾脏——章门、天枢、脾俞、三焦俞、肾俞、肝俞、胆俞、足三里。

（24）肾脏——三阴交、阴陵泉、足三里、关元、气海、肾俞、胆俞、脾俞。

（25）输尿管——肾俞、三阴交、阴陵泉。

（26）膀胱——三焦俞、肾俞、气海、关元、三阴交、阴陵泉、八髎。

（27）尿道——三阴交、阴陵泉、关元。

（28）睾丸——归来、气冲、三阴交、阴陵泉、大敦、独阴、关元。

（29）精囊——肾俞、志室、中极、关元、三阴交、阴陵泉。

（30）阴道——中极、曲骨、三阴交、阴陵泉、血海。

（31）子宫——肾俞、大肠俞、三焦俞、关元、中极、气海、阴陵泉、三阴交、血海、大都、隐白、涌泉。

（32）输卵管——气海、关元、中极、三阴交、阴陵泉、归来。

（33）卵巢——肾俞、归来、独阴、三阴交、阴陵泉、大敦。

（34）乳部——心俞、乳根、膻中、肩井。

（35）背部——委中、中渚、大椎、天应。

（36）胸部——内关、间使、太渊、列缺、阳陵泉、少府。

（37）腹部——足三里、天枢、气海、神阙、曲泉。

（38）腰部——委中、肾俞、八髎、腰俞。

（39）前阴——关元、中极、曲骨、三阴交、血海。

（40）后阴——长强、承山、命门、腰俞、八髎、会阳。

（41）手部——大陵、支沟、合谷、腕骨、中渚。

（42）前臂——合谷、曲池、支沟、大陵、间使。

（43）肘部——曲池、尺泽、曲泽、手三里、手五里、少海。

（44）前膊——肩髃、臂臑、曲池、尺泽、巨骨。

（45）肩部——肩髃、巨骨、肩井。

（46）足部——太溪、昆仑、太冲、内庭。

（47）胫骨部——悬钟、承山、三阴交、委中、阳陵泉。

（48）膝部——委中、膝眼、阳陵泉、阴陵泉、阴市。

（49）大腿部——环跳、委中、风市、腰俞、天应、肾俞。

（50）腰部——委中、肾俞、三焦俞、腰俞、命门。

（51）皮肤——血海、曲池、委中。多汗：合谷、复溜，少汗：合谷、复溜。

（52）脊骨部——大椎、委中、命门、长强、百会。

（53）淋巴管——翳风、天应。

（54）肌肉——天应。

（55）血管——委中、足三里、涌泉、曲池、血海。衄血不止：囟会、上星、大椎、少商，吐血：膻中、大椎、风府、上脘、中脘、气海、关元、足三里、大陵，口鼻出血：灸上星。

学者治病时须记住刺某穴时酸麻达到何处、感觉如何，刺第二人是否如此，刺此穴后曾发生何种功效，能如是用心，则手法恰到好处与否，自己可以断定，从而设法求达到恰到好处，以后见某部分有病自会找得某某经穴针刺之，又会刺到恰到好处也。

## 第五节　针灸治疗经验谈

兹将开业行医的几点经验与学者谈谈，借之参考。

（1）设备。视经济能力而定设备，大概房舍须扫灰水油漆，弄到洁净合乎卫生，布置精致，坐下感觉舒服，其必需的用具为痰盂、酒精、药棉、检温器、艾绒、毫针、三棱针、线香、桌椅、诊症床、经穴图、解剖挂图等。入门为客厅，次须辟一诊症室，诊及病人时方请他入内，医治后退出。光线须充分，空气要流通。

另须印备治疗记事册，凡病人来医，先行注册，针治后把针灸之经穴及治疗技术记入。又或印千数百张赠医券、开业宣言，分赠来医者及亲友，以广招徕。

（2）进行。诊所内部已经布置妥当，当设法推广业务。

第一，贴三五十张街招，赠医痛症十天或半个月，文字要简洁，编排要能引人注目。写明分文不受（或收挂号费四角），立即见效。痛症病人所在多有，痛到没有办法时看了你的街招，没有不来求医者。在医者方面，医治痛症手法简单，最易收效，易加增自己之信心，一天医一百数十人亦不费时。病者为痛所苦，倘能止痛痊愈，口头宣传，效力比登告白大百十倍，好容易使当地人士知你的大名啊。待赠医期满（或每日定午前赠医，下午收费），酌收手法费，医务极易发达啊。

第二，诊务稀疏的时候（早、晚），携备开业宣言、赠医券、名片等，探望亲友，畅谈针灸之长处，附带请其于遇见友朋有病时，介绍来治。经过若干月日后，要再往探望，谈话间顺便报告最近治愈之疾患若干种，如此，能起亲友之信赖，能够引病人来治啊。

第三，如果在都市开业，可择销量最多的日报、晚报，刊登有刺激性的告白数段，俾一般阅者知道你在某处开业、擅医什么病，患了病时，会按址找你医治。

（3）收费。收费当酌量当地情形，而以富者不苛求、贫者减收为原则。盖富者苛求，名誉必不好，贫者减赠，口头宣传，胜登告白。但不可包医。包医，病治好了而病者说未愈，反为不美。无论收费多少宜一律用心治疗，能够一次治愈者，决不可延长时间，以求多收手法费。盖针灸治疗，以快愈为原则，快愈则病人减少负担，求医者必日多，求医者多，则声誉日彰，收入倍增矣。

（4）关于病人。病人来治须注意下列几项。

第一，须说明针灸治愈该病之所以然。病人彻底了解后，方能有信心和决心继续来治，治疗成绩方能昭著。

第二，须用全副精神尽心力为之治疗，倘有疏忽，有害病家，有背行医的宗旨。倘认真施治，病获速愈，病人感你尽心必自动为你宣传，能助业务发达不鲜。

第三，病者如有疑问、质问，当极和蔼解答一切，使他彻底了解，信赖你、佩服你。（问而不答，病人极感不舒。）

第四，贫富一律用心医治，无分等级。（贫者看出你无心机医他，到处说你坏处，对病者与医生都发生不良影响。）

第五，诚实对待病人。能医愈之病，方与人施治，不能治愈之病当敬谢不敏。切不可效庸医，什么病都同人包医，每治不愈，致失群众信赖。

（5）征求物品。为欲增加病人之信赖心，客厅之陈设在可能的范围内可征求以下物品：

一是病人病治愈后之谢函。病人会写信的，可请他用其特制之信笺信封，函述患病之经过，末盖图章，由邮付来。特制一个报告箱收容之，随时更换。俾凡来医者都可看见。

二是病人的照片，如遇腹水、鹤膝、脑水肿、突眼性甲状腺肿、子宫瘤等有形可见的病人来医，又自信可以治愈的，当先拍一照片，治愈后又拍一片，一齐挂于布告箱，下书病人姓名、住址、医治年月日、治疗次数等，以供众览。

三是治病的纪念品。病人如有名誉、地位、财势者，可极自然地设法叫他自动送来明镜、银盾、题字牌匾等，连同有治病记录的东西，悬于会客室内，以供众览。（以上俱须有其人其事，方生功效，否则反为不美。）

（6）招徕术。那些无学问无技能的医生，要靠手腕方能招徕生意。例如请定若干人冒充病人，坐在诊室，谈医生的本领；伪造颂词，登报颂扬；自造纪念品当病人送来等。针灸确能治愈沉疴痼疾，学者可依法治愈疾患，自不必用此虚伪的手腕。挂牌二三月，赠医一月半月，便远近驰名了。不过依正当的方法，更多方面努力，成名更为容易，例如：

第一，对待病人极好相与（例如尽心力治疗、不计论诊费等），有机会时常与往来（如送拜年卡、顺道时探候等），往往一个病人能引百数十人来治。（介绍甚多病人来医者，可有病来诊时免费治疗，年节送些礼物，婚丧关心等。）

第二，诊余之暇，与各界交际，凡无伤人格的场合，尤其是学术集团，不妨参加。

第三，请有人格名誉的人联名介绍，登报介绍。

第四，治愈五十种病时或一百种病时择其无伤名誉的疾病（花柳、遗精及一切不名誉的疾患，不可把姓名地址等公布），录成简要记事文刊印千数百册，分赠各界。

第五，向医药杂志、日报投稿，一则能增加研究学问之兴趣，增加医药学问，二则阅者不知不觉中记着著者大名，到某一阶段，与作者发生关系。

第六，订阅几种医药杂志，加增医界之见闻，购读最贵之医籍，能知人所不知者。学问日益丰富，经验日益加多，安得不享盛名？收入无限无量！

## 第六节　研究西医之捷径

研究西医，普通须七年之久，方能出而问世，他们从组织、解剖、生理、病理、药物等科起始，进而研究药理、诊断、内科、外科、妇科、儿科、皮肤花柳科、眼耳鼻喉科、产科等。我们针灸家，如欲研究西医，自然不能如此按部就班，从头到尾研究下去，据余的见解以走捷径最易上手。

研究西医的捷径，首推以疾病为经，研究某病时首须研究疾病之病灶，例如肺痨，先查解剖学，研究肺之位置、结构（解剖），其次研究肺之作用，其三研究病理，其四研究疾病（从原因、病理、解剖、症候、经过、诊断、鉴别诊断、预后等项详究各书之异同与特点，比较研究之，然后摘其精华自出心裁，作"肺痨病"一篇），如是疾病之一切，可谓彻底了解矣。

至是进而研究疗法，分药物、手术二项。手术疗法，非从专家学习实地练习不可，故当弃置不学。关于药物，先查药物学、药理学，看其论及疗法项下所开之药物如何讲论，以笔撮记之，暇时再求教于著名医师对于该病有何特效方药，用法如何。有则附入疗法项下，则某病的一切，都可谓了然于胸矣。一种病了解后，进而研究其他各病——自欲专门医的病（例如神经系统病、消化器病、呼吸器病、妇科病、儿科病、痛症等），亦照上法研究之，莫不事半功倍，容易成功。（据作者之意见，药物治疗，不易使用，学者研究西医之学理，而用针灸之疗法，最为十全十美。）

## 第七节　针灸学参考书的介绍

（1）承淡安著《增订中国针灸治疗学》《针灸薪传集》。
（2）罗兆琚著《中国针灸外科治疗学》。
（3）大文书局《针灸大成》。
（4）中华书局《灸法医学研究》。

## 第八节　编后赘言

港版教本以挑运不易，寄递艰难，而国内需求孔亟，乃在渝增订再版，计增加疗法凡三十种，编次亦略变动。以摄影、制版、印电版纸取价太昂，学者担负不易，乃取消按取穴姿势摄影之经穴图，而于每穴疗法项下，用文字详为叙述。学者了解疗法文字后，又参阅经穴图，可取得正确经穴，不致有误。

背部之经穴，肥人不易找得。然先确定有骨部为背，骨凡十二条，中间椎骨端如摸而不得，可由两旁胸椎横索过而得。椎骨一按去应手，椎骨间不应手，在第几椎骨间横对过正中便是第几椎之下也。腰部两旁只有短椎骨，凡五，对开为肉。腰部正中再下为骶骨，其两旁之上有髂骨，系裤带乃在髂骨上。在腰部软肉下之骨正中两旁一寸处用力按之，中有四陷凹便是八髎穴所在。最下为尾闾骨，在肛门之上，骨尖应手，顺手摸上正中有陷处为尾闾骨尽处，即腰俞穴。

每穴之主治，学者不易记忆，可先不记忆。但每病所开之经穴，学者必须记忆之。记忆清楚了，则每穴之主治也可以了解了。此为减省脑力而又成功之一法。

医学是一门专门学问，其名词术语初不易了解，故初阅时有许多不易懂者。但阅多后，可了解很多。如获得医学辞典一二种，遇不明了即检查，那就最好，不然，每病大致已晓得，有些术语不懂，也不关紧要。

本书于四月三日付印，与印务局订有合同，全书三厚册，限六十净天印起，逾期一天，罚款一百元。可是印务局误事，再三催促，仍逾期四个多月，致劳学者久候！有不少学者不耐烦，一再函催，仍未收到，发生误会，中、下册印起后广东、江西、湖南三省因战事关系，不能投递，殊为遗憾！

又土纸印书，总有残缺破烂，有缺数字者，有缺数行者，印中册时经请印务局拣出不完全之纸张，俾无缺角，付邮时又略为过眼。如仍有缺损不全者，请来函声明，何卷何版有缺，或糊涂不能辨认。当牺牲数本书，于书中抽出该页寄出，以求完璧。

民国三十三年（1944）十月二十一日　曾天治记

# 附 录

## 曾天治年谱

曾天治，原名曾贵祥，原籍广东省五华县。父亲曾恩荣，农民，民国十八年（1929）在乡因受强姓所欺，把全部家产变卖，得白银一千元，迁至龙川县老隆镇凤林乡（又名西坑），买得二亩地，一面山，一头牛，耕田为生。后又因收成不好，把地卖掉，到广州做沙河粉生意，却不善经营，亏本返回老隆，租地耕田为活。

1902年，曾天治出生于五华县大田镇蛇坑村。曾天治自幼聪颖，在乡时全家几姊妹只供他一人读书，后得到教会助学金，才读到中学毕业。

1907—1918年，读书阶段。1918年乐育中学毕业，考入李朗神道学校。

1918—1921年，李朗神道学校肄业。

1921—1927年，历任外国人教师、小学教员、日报编辑、教会干事。

1928—1931年，任佛山华英女子中学教师。1928年结婚。

爱人韩拉结，广东花县白坭圩人，小学教师。婚后辞职协助丈夫办理医务工作。丈夫逝世后，1956—1957年，在广州伍天民针灸诊所代主持医务工作兼助教学徒（广州惠福东路一百四十二号）。后又在广州德政中路一百〇一号独自开设针灸诊所行医授徒。1958年后因病退休。育有子女三人（大子曾睛明，次女曾耕美，三子曾德明）。

1932年，参加江苏省承淡安针灸大师主办的函授班学习针灸。

1932—1936年，在广州万福路三百五十三号二楼开设诊所，在广州泰康路光华医学院左邻开设科学化针灸治疗讲习所授徒，并兼任汉兴国医学校针灸科教师、光汉中医学校针灸科教师、光汉中医院针灸科医生。1935年3月在惠州万石路五十四号开设治疗分所行医。著有《针灸医学大纲》（1935年10月出版）、《实用针灸医学》（原著遗失，出版日期不详）。期间曾编印《针灸治疗实验集》《曾天治针灸治验百零八种》小册子赠送各界，编《治疗学》一卷（内容为最多人患的、药物不易医治的一百种疾病的针灸治疗学）教授学者。为北平明日医药杂志、医药评论社、诊疗医报、北平医刊等中医杂志特约撰稿。开设函授班。

1937—1941年，在香港皇后大道中一百四十四号二楼开设诊所，在深水埗荔枝角道开办科学针灸医学院。1940年4月著《科学针灸治疗学》上、中、下三册及精装本在香港出版。期间曾集资创办大光日报，在副刊每月主编出版两期《针灸医刊》，并投稿香港各大日报、晚报。编印《求医指南》万册宣传针灸医学。

1941—1945年，在桂林、重庆行医授徒，设诊所于重庆市邹容路新生邨。1944年7—9月渝版增编《科学针灸治疗学》上、中、下三册出版。

1945—1946年，在上海南京路七百九十五号二楼设诊所并授徒。

1946—1948年，在江苏省苏州旧学前书院弄七十四号设诊所并授徒。

1948年3月13日，病逝于苏州。

# 民国时期针灸医家曾天治学习和传授针灸学的方法浅谈

南方医科大学中医药学院教授　黄　泳

曾天治先生，广东五华县人，民国时期著名针灸医家。其人聪明颖慧，博学多才。中学毕业后，就读于李朗神道学校，四年研习期满，曾任外国人教师，并先后从事小学教员、日报编辑、教会干事、中学教师等职业。如此十余年后，竟发奋研究针灸医道，自学成材，悟道高远，悬壶于广州、香港、桂林、重庆，十年之内治愈沉疴痼疾二百余种，治愈病人数万名。

曾天治先生中年时期才弃文、弃教而学习针灸，虽然起步较晚，却成就非凡，悬壶济世，活人数万，并著书立说，广收门徒，成为一代针灸学宗师。他编著出版了《科学针灸治疗学》，分上、中、下三册，共四十六万字，堪称是针灸学领域这个祖国医学宝库中的一朵科技之葩。因此，总结曾先生学习和传授针灸学的方法，从曾先生传奇似的成功中吸取经验，对于我们现代学者来说是非常有意义的。

曾先生走的是自学成才之路。其代表性的学习方法是勤奋苦读，注重打基础。特点是从点入手，由点及面，立足一处，触类旁通；利用一切时间、一切机会，随处请教、随时学习。还有一个行之有效的方法是善于借鉴、注重结合。特点是积极从他处"拿来"，从传统中拿来，从西医处拿来，从同道里拿来，拿来以后自己再加工，综合取舍之后，便成为自己的东西。下面简介曾先生学习针灸理论、针法灸法、疾病诊治以及针灸原理的具体方法。

## 一、学习针灸理论的方法

学习针灸，首先接触的便是复杂的人体经络走行和数百个穴位的定位、主治。从这一点出发曾先生开始了漫漫求学之路。一开始，曾先生从各处购买了若干版本的针灸书籍，一本一本地埋头苦读，发现许多书讲述不一，让人难以适从。于是曾先生逐相比较，逐条对照，寻找出多数书籍支持的论点，笔记下来，作为标准。然后，开始记忆和背诵经脉、穴位。这种记忆常使他头昏脑涨、疲劳不堪却收效甚微。曾先生解决这个问题的方法是制作若干小张卡片，抄写上每个穴位的名称、定位、主治和刺灸方法，随身携带，随处可取，走到哪里都随手拿出来吟诵、记忆，每张卡片必倒背如流，才能撤走。曾先生还利用图表，反复揣摩穴位定位，从中又联系解剖、生理等西学经典。通过大量的阅读和比较，曾先生熟记了所有的基础知识。为了能在人体上迅速准确地找出穴位，曾先生还请夫人当模特，对照图谱和卡片，在夫人身上将穴位一一点出。这样就为临床运用打下了坚实的基础。而且在临床实践中，曾先生还特别注重观察各个穴位的疗效，比较穴位之间的异同，经十多年的临床验证，筛选出一百六十个常用而有效的穴位，专门进行总结和记录。

## 二、学习针法、灸法的方法

曾先生生活工作在20世纪三四十年代，那时针灸医生要亲自准备和制作各种针灸用具。在不断的实践中曾先生自己摸索、总结，形成了一整套修理、保存针灸针和制作、储藏灸条、艾绒的方法。在练习针刺指力时，曾先生使用了一种"穿纸术"，用一本不看的书，先翻开两三页，以手持针去刺，力求迅速而有力地穿透，然后逐渐增加页数，必须练到一刺即能穿透十数页纸，方为成功。在此基础上曾先生又练成了无痛进针法，结合临床实践还总结了七大类针刺方法，达到不同的补泻目的，同时也形成了自身独到的手法体系。曾先生尤其重视针刺后的感应，强调强烈的针感。他认为进针太浅、刺激手法不到、留针时间不足等都会影响针刺的疗效。因此每针刺一个穴位曾先生必给足一定量的刺激，但又强调要掌握好分寸，使这种刺激与病人状态正好适应，既不能不及，也不能太过。

## 三、学习针灸治疗的方法

掌握了针灸的理论知识，练就了使用针灸的各种方法后，为了获取良好的治病效果，曾先生还揣摩"怎样能看出病人患什么病"。这虽然仅仅只是一句话，但却包含了诸多学问。为了认识疾病本质，曾先生苦读病理学、药理学、中医基础理论、中西医诊断学、鉴别诊断学等等，从中西医两个方面掌握疾病的发生、发展规律，从而能在面对疾病时胸有成竹，准确判断预后，绝不贻误病情。除了从书本著作中学习疾病的知识外，曾先生还向同道学习，与同行交流，向擅长治疗某种疾病的高手学习，向学术界的专家请教。在实际临床治病中，曾先生一丝不苟，用专门印刷的"曾天治针灸治疗记事册"详细记录所治的每一个病人的病情症状、治疗方法和疗效、结果，每一种疾病积累到一定程度，曾先生则着手总结，找出规律、发现问题、探索捷径，对于典型的医案还另外归档，专门保存。如此，曾先生练就了一身过硬的治病本领，悬壶济世，拯救苍生，十余年间治疗疾病二百多种，治愈病人数以万计。

## 四、学习针灸原理的方法

曾先生认为仅仅知道怎样治病，但不知道是怎样治好了病，这样的医生不是一个好医生。所以，曾先生行医的同时还开展针灸治疗原理的研究，探究针灸对机体的影响和效应。这方面的研究，曾先生并不满足于中医有关经脉腧穴理论的传统解释，还借鉴西医观点进行补充说明。曾先生除了深钻国术古籍和西医理论外，还特别留心国内外的最新研究进展和研究成果，经过学习和研究后，拿来为己所用。曾先生不仅自己钻研针灸治病的原理，临床治疗时还随时向病人进行讲解、分析，一方面理清自己的思路，一方面给病人以信心。

在医术上卓有成就之后，曾先生将其所学和心得总结成书，出版刊行，以飨世人，并且广收门徒，函授技艺，敢于抨击学术界中的荒谬言论，揭露一些骗人的伪科学。在《科学针灸治疗学》一书中，曾先生悉心教诲之情洋溢于字里行间，例如曾先生开列了一些初学者必读之书的名单，皆注明各书的出版社和价钱，又有一篇专论，讨论"针灸治疗成功之路"，以他自己的亲身感受对后学进行谆谆教导，对于学生遇到的困难、提出的问题，曾先生必详加指引，援引一些具体事例进行解释和说明，必使学生满意。总之，曾先生凭着他满腔为民生服务的热忱、勤奋刻苦的精神、持之以恒的毅力和科学得当的学习方法，在他不长的人生历程里，成功地实现了行医救世的梦想，成为医林一代奇才，并传业授徒，著书立说，真正泽被后世，流芳永远。

（注：在成文过程中承蒙本校医学教育研究室徐伟民教授提供宝贵文献资料和帮助，致以感谢。）

# 民国时期广东针灸学家曾天治学术思想简介

南方医科大学中医药学院教授　黄　泳
南京浮针医学研究所所长　符仲华

著名针灸学家曾天治先生，广东五华人，生活于民国乱世，时值国术贬值、西医兴盛，却自学针灸，大倡传统，并联系西学。十余年间悬壶济世，治疗疾病数百种类，活人无数，曾著《科学针灸治疗学》等著作，广收门徒，函授技艺，俨然一代医学家、教育家风范。如今，重温曾先生的学术思想，学习他的特殊成就，研究他的治学经验，无不有着深远的意义。

曾先生学习针灸的目的明确。先生生长于殷富世家，求学于教会学校，青年时从事报纸编辑、学校教师等等职业，及至中年，才发奋学医。在《科学针灸治疗学》自序中，先生发出这样的感慨："我怎么会学起医来呢！"原来曾先生目睹时弊，反复思考，认为只有弃文从医方能拯救民众，兼其子、母、妻均罹患疾病，且母、两子医治无效，死于医院。因此，虽人到中年，曾先生依然立志学医，深入钻研岐黄医术，并旁及西学，紧密结合临床，反复实践，综合古今，蔚然自成体系。

曾先生勤奋刻苦、治学严谨、注重实践，真正做到了眼勤、手勤和腿勤。初学针灸时，先生苦于众多经脉、腧穴的背诵，每做卡片，详细抄写经脉循行、腧穴定位、主治功效，反复吟诵，随时记忆，随后又广读西医经典，将两者融会贯通，挂牌行医时，必进行详细的病情记录，从中筛取精华、剔除无用。与同道交往，也不忘吸取经验，学习他人所长，并认真加以印证。凡有所得，必立即记录，随时整理，一切以临床疗效为衡量标准，从实践出发，用实践这把尺子检验自己的学识和技能，对于自己的不足，能坦然面对，并有针对性地细研深钻，保证对病家负责。

曾先生医德医风高尚，视病人如亲人，以为病人排忧解难为己任。每当病人就诊，先生必热情接待，若遇病人畏惧疼痛，不敢针灸，先生则耐心解释、劝慰，"花费一两小时也不惜"，甚至拿针往自己身上刺，示范给病人看，消除病人的恐惧心理。若有病人抱着怀疑的态度，只是前来试试，先生则结合古今，深入浅出地大讲医理，并对比中西医疗效，举出若干事例，鼓舞病人战胜疾病的信心。曾先生对病人费用颇为费心，对普通民众，其收费低廉，逢贫遇苦，甚至奉送医药。每周定时用一天时间义诊，风雨不改，且持续不断。他不分时间、不看贵贱、不计报酬地为病人服务，遇有治疗效果不好的病人，还谦虚地、负责任地介绍给另有专长的同行，处处为病人着想，从不计较个人得失。

曾先生推崇岐黄医术，曾高呼：针灸是世界上首屈一指的疾病治疗法！针灸是现代和明日所需的治疗法！针灸是西医应该研究的治疗法！针灸是大众的治疗法！但是，曾先生师古而不泥古，兼及中西两大体系，在针灸的掌握和运用方面风格独到。对于穴位的认识、治疗机制的探讨、针法和灸法的总结、疾病的治疗等等，曾先生都有自己的经验和心得。

### 1. 对于穴位的认识

曾先生在《科学针灸治疗学》中记载了"常用而有效的穴位"一百六十个，各个穴位都是先生在临床实践中反复运用和验证过的。穴位按部位分类，每个穴位都包括名称、数量、位置、主治和疗法等几个部分。先生参考了多种针灸和西医书籍，并按照临床检验结果对这些穴位进行重新考订。例如，曾先生参照神经分布和解剖结构，修改了一些穴位的定位，改动后针感更强，效果更好。又如，曾先生结合临床，重新定义了部分穴位的主治和功效，使其与临床更加贴近，更加具有指导意义。还有，曾先生对穴位的局部解剖非常重视，认为这是学习穴位的基础，是传统国术与现代西学相结合的交点，是解释针灸机理的途径。

### 2. 对于针灸方法的认识

曾先生熟读经典，博览医书，并不断在实践中总结、融合、创新，形成独特的针灸方法。在"针术总讲"一章中，曾先生详细论述了针刺的整个过程，从针具的选择、保存和消毒，取穴和进针、针刺深浅和刺激强弱，留针和拔针，到针刺间隔时间、疗程安排乃至针刺的注意事项、针刺意外的处理和预防，以及放血、针上灸、火针等等技术，相当系统而完整。曾先生强调的无痛针刺法和七大针刺技术，是其经验之精华。无痛针刺法包括三个方面：①对初诊病人耐心解释，消除顾虑；②所用毫针的针尖必须打磨锐利；③医者押手大指甲须留长二三分，消毒后用它掐按穴位，强力按压二三分钟后，再将针刺入。这样，病人就感觉不到疼痛，能够放松接受治疗。

七大针刺技术是指单刺术、旋捻术、雀啄术、皮针术、置针术、乱针术和细针术，为七种不同的刺激方法，从针身的运动、针柄的摇动、针刺的反复操作等不同方面进行概括，是曾先生多年临床经验的沉淀，行之有效。在"灸治总讲"一章中，曾先生系统论述了灸条的制作，灸法的种类，施灸的适应证、禁忌证以及灸后处理等，并摘录了日本某研究所关于艾叶的化学分析，据此阐释灸疗的作用机制。总之，曾先生强调针灸技术要与病人相适应，无过之与不及之弊。

### 3. 对针灸治病的认识

曾先生认为治疗疾病是医生的真功夫所在，半点马虎不得，对于疾病必须了解透彻方能挂牌开业。先生认识疾病全部从西医观点入手，讲述病情时都用西医病名、诊断，治疗却总是坚持使用传统针灸方法。每治一病必先研究其解剖，明了其病灶，然后分析其病因、病理解剖，再详述其症候。治疗后如实记录治疗经过和疗效观察，尤其对于治疗要穴和治疗技术更是斟酌再三。疗程结束时，必根据记录，分析治疗得失，总结经验教训，"治验例"则专门归档，整理后作为典型进行推广。曾先生对于每一种疾病都深入研究，除了收集针灸书籍上的治疗方法，还涉猎解剖、生理、病理、药理等方面，中西合璧地去认识疾病、征服疾病。曾先生还认为正确判断预后，并如实告知病家，不贻误治疗时机，这也是一种认识疾病的基本能力。

4. 对于针灸机制的认识

曾先生着力探究什么是针灸，针灸是怎样发挥作用的。他认为医者不明白治愈基本之所以然，所施之手法必不能适应该病，治病或有效或无效，没有把握，似不配为医生。所以，曾先生努力研究，结合西方医学观点和当时的医学成果，从内分泌、激素等生理、生化改变入手，力求阐释针灸的治病机制。在《科学针灸治疗学》一书中，曾先生有专门章节分析针灸治病的原理，并比较西方医学与传统国术的异同。先生总结说：针刺有着三方面的作用，即兴奋、抑制和诱导。大凡针刺治病，必对穴位进行一定量的刺激，达到这三个目的，从而调整机体的功能状态，驱除疾病，强健身体。

综上，曾天治先生在学术上独树一帜。其学术思想融古今中外为一体并加以创新、发展，其医技经过严格的临床检验才总结、记录，其治学风格严谨、务实，其行医道德高尚、博爱，其工作态度认真、负责。时至今日，曾先生的学术思想和医疗风范都值得后学学习。

（注：本文资料由第一军医大学教育部徐伟民教授提供。徐系曾天治先生外甥，受其影响立志学医，早年毕业于中山医科大学。）

# 澄江学派对海外针灸学的影响

香港中国针灸协会会长　谢永光

近年针灸界有所谓澄江学派，又称承门学派，其核心人物，是承淡安先生及其传人。承老的家乡在江苏澄江（即江阴市），故称澄江学派。由于承老当年治学是走中西医汇通路线，故这一学派又称为中西汇通学派。澄江学派在20世纪30年代发源于江苏无锡，经过五十多年的辗转传播，第三代至第四代的传人已遍布全世界，足见其影响的深远。在世界卫生组织（WHO）的赞助下，我国在北京、南京、上海三大城市设立了国际针灸培训中心，前来受训的各国学员逾千人，针灸已传播到一百多个国家。这种发展，无疑是个可喜的现象。针灸面向世界发展，要走过一段崎岖艰苦的路程。几十年来，澄江学派的专家学者与国内外针灸同道并肩奋斗，在发扬针灸学方面做出了积极的贡献。以下将澄江学派五十多年来对海外产生的影响，向大家做出概括的介绍。

海外各地侨胞的针灸学，早期多传自香港，而香港的针灸学，则是由承老一手繁衍的。在20世纪五六十年代，东南亚地区不少华人专程来香港学习中医、针灸，70年代谢永光等人在香港重组中国针灸学研究社之后，东南亚及欧美各国亦有不少人申请加入，或前来香港学习针灸。在推动针灸走向国际发展方面，香港无疑扮演了相当重要的角色。

中国针灸学研究社香港分社是于1935年成立的，社长一职由当时出任香港东华医院中医长的卢觉愚担当。卢氏是广东东莞人，是一位著名的伤寒专家，1922年加入无锡中国针灸学研究社。1934年2月，他在中国针灸学研究社主办的《针灸杂志》上发表《突眼性甲状腺肿病针效之研究》一文，可说是香港针灸界第一篇作品。卢氏学贯中西，不仅中文造诣极佳，还精通英文。他在1934年曾根据承淡安编著的《中国针灸治疗学》，以及美国格雷戈里博士所著《手法整脊治疗法》一书所刊脊椎神经起止交通循行形状的插图，制成《关系针灸学术之经穴神经表解》，并在医刊上发表。在30年代，将针灸经穴与神经系统做比较精细的对照，全中国以卢氏为第一人。卢氏当年还著有《实用针灸学讲义》《临床针灸要诀》《针灸问答》《觉愚医案新解》等专书问世。

卢觉愚在香港办过实用针灸学社，并设办针灸、伤寒讲座，培育了不少针灸专业人才。后期崛起的曾天治，原是广州社员，入社日期比卢氏稍晚。曾天治是广东五华人，原任职小学教员，移居香港后创办科学针灸医学院，桃李满门。曾氏又曾在广州光汉中医学校、汉兴中医学校任教，后期广东针灸名家如庞中彦、伍天民及香港针灸名家苏天佑、邓昆明等人，俱出自其门下。庞、伍、苏、邓等人又曾分别在广州、香港两地设班授徒，绵亘更广。民国后早期广东针灸医士人才的培育，曾天治应享部分功劳。曾天治著述甚丰，遗作有《针灸医学大纲》《科学针灸治疗学》等，其中《科学针灸治疗学》一书于1944年在重庆增订再版，20世纪80年代在台湾重印刊行。

曾天治之门人邓昆明，在香港九龙太子道曾创设邓昆明针灸学院，办过多届针灸班，门下弟子包括许密甫、梁觉玄、董式武等人。梁觉玄曾在陈存仁主办的中国针灸学院及其他中医学院任教。20世纪60年代末期，移居北美后，又在当地设帐授徒，在针灸教育方面，做过不少工作。许密甫从香港移居美国后，曾在20世纪70年代初出任俄勒冈州针灸考试委员会委员。当时华盛顿大学破天荒开设了介绍古老东方针灸医术的课程，就是由许密甫主讲的。曾天治另一弟子梁铁生，20世纪50年代初期旅行欧洲时，亦曾在德、法等国举办过针术演讲会。

针灸医学在20世纪30年代传入东南亚，新加坡第一本针灸医书《最新经穴图考》是由承门弟子刘致中出版的，中国针灸学研究社新加坡分社亦于1937年成立。根据《中国针灸》1986年第五期李金龙先生《新加坡针灸事业的发展》一文记述："针灸在三十年代开始在新加坡传授。一九三六年方展纶与陈志群合创耀华针灸医社，这是新加坡第一间针灸学院兼针灸治疗院，一九三七年，何敬慈创立针灸治疗院。一九三八年，萧憬我创立中国针灸医学总院。一九三八年三月间，第一本针灸著作在新加坡出版，作者是中国著名针灸学家承淡安门人刘致中……"

李金龙的另一篇文章曾引述刘致中《最新经穴图考》的序文："……致中家世业医，厕身南洋教育界有年，课余辄涉猎医典，尤好研针灸之术而无良师指导。岁丙子，决然弃教鞭回国，就学于吾国唯一之针灸医学专校，校为吾师承淡安所手创，师于针灸之学深通三昧，致中苦心研究，复蒙其悉心指导，自信颇有心得……"李金龙先生认为，由上文可知刘致中是20世纪30年代中国著名针灸学家承淡安的门人，同时，刘致中也是在新加坡的第一个承门弟子。

而根据笔者翻查的旧日无锡《针灸杂志》记载的资料，刘致中并非第一个在新加坡的承门弟子，中国针灸学研究社新加坡分社是于1937年成立的，新加坡分社又分为大坡分社及小坡分社，大坡分社社长是何敬慈，小坡分社社长则由邓颂如出任。在成立时间上来说，比李金龙引述的耀华针灸学社星洲分社稍迟一年。当时耀华针灸学社的社址是设在香港皇后大道中一一五号，社长陈惠民，在新加坡设立的是分社，社长是方展纶、陈志群。创立中国针灸医学总院的萧憬我则是曾天治的弟子。上述几所针灸教育机构，都是新加坡发展史上启蒙时期的开拓者。

东南亚的华裔中医，不少是厦门大学海外函授学院主办的针灸专修科或中医专修科出身的，在该院主持针灸学教学工作的陈应龙教授，是无锡中国针灸学研究社的早期社员。历任菲律宾中医师公会主席、第一届亚细安中医药学术大会菲律宾代表团名誉团长的高达三，是无锡中国针灸学讲习所第二期毕业学员，与北京中医学院现任教授杨甲三同期。高氏已于前几年作古。另一位在菲律宾行医数十年的著名老中医关飞雄，则是曾天治的弟子。澳门中医学会会长谭伯铭曾师事王珩光学习针灸，王珩光亦是无锡针灸学研究社的早期社员。

### 美国针灸拓荒者方复兴

针灸近年在美国虽然发展迅速，但历史很短。在20世纪70年代以前，虽然当地华埠也有不少中医，但精通针灸的人士凤毛麟角。针灸热掀起后形势急激改观，除了中国的香港、台湾，以及韩国和日本的针灸师大量涌到之外，也有不少人到大陆、香港、台湾学习。在有关人士大力争取之下，美国有18个州先后将针灸合法化，从此针灸在美国得到发扬光大。

欧洲针灸界公认法国的粟理（Soulie）氏为欧洲的"针灸之父"，日本的针灸界则把纪几男麿奉为针灸医的鼻祖。至于美国方面却是谁人可以坐上这个宝座呢？根据记录，美国医学界在医药学术讨论会中，于1947年最先提到中国的针灸术。纽约哥伦比亚大学、芝加哥大学两家大学医学院在20世纪50年代曾搜集针灸文献及针灸用具，但还没有应用于临床。

1955年斯坦福大学组织学会进行针灸研究，曾邀请日本针灸专家演讲，但还未有深入研究。直到70年代初期美国总统尼克松访问北京之后，美国才掀起针灸热。

根据笔者所知，过往侨居美国的华人虽然有不少人精于中医，并使用中草药为侨胞治病，但懂得针灸的却极少。战后初期有少数医务人员在香港学习针灸后移民美国，但人数不多，未能引起人们的注意。笔者十年前亲到苏州翻查过无锡中国针灸学研究社在20世纪30年代出版的《针灸杂志》现存孤本，发现其中刊有鸣谢美国罗省社员方复兴捐助出版经费的启事一则，同时读过方复兴为该刊撰写的两篇文章，这两篇文章刊出于1936年该刊总第二十六期（第四卷第二期），第一篇为《背痛移于柏树——科学万能欤？抑神奇奥妙欤？》，第二篇为《针灸奇医》，是记述当年在香港中环街市对面悬壶的一位广西籍针灸专家刘逊民的轶事。照年份推算，方复兴在1936年前当已参加无锡中国针灸学研究社，并且可能是从香港移民美国的广东人。有白纸黑字为证，方复兴可算得是第一个精通针灸踏入美国的华裔，至于他后来有无进一步发展，由于战事爆发，学社停办，针灸杂志停刊，已无法追查。

以当时针灸还未普遍的环境来说，方复兴身处异国，凭个人努力要打开局面，并不容易，因此，方复兴在美国医界虽是个拓荒者，但由于当时社会对这门古老的针灸医术并不重视，在本国推行也有困难，何况在文化和风俗都不相同的异国？方复兴虽然将这种传统医术带到了美国，但他限于当时条件，未能开展拳脚，未能使它开枝散叶和更进一步地发扬光大，这是方复兴本人可能感到遗憾和不足的地方，但方复兴实际上是第一个漂洋过海踏入美国的中国针灸医生，美国针灸鼻祖这个称号，他实在当之无愧。

### 苏天佑被誉为"美国针灸之父"

苏天佑是广东阳江人，原名佐仁，1911年出生。幼年随父到香港谋生，在香港受教育。离开学校后当基督教会传道人，后来随从曾天治学习针灸，毕业后由传道人转业中医针灸，1939年9月开始悬壶。在香港创办"香港针灸专科学校"，培育了不少人才，从1962年开始在东南亚八国传道医病，到1971年为止共9个年头，走遍东南亚，在这期间就地培育了不少新血，在东南亚各地播下种子。马来西亚、新加坡和菲律宾，不少针灸中医人都出自其门下。

1972年美国掀起"针灸热"，美国政府批准的第一间针灸诊疗所在华盛顿正式成立，由阁里戈里奥·柯施医生当主任，苏天佑被聘为这家诊所的针灸治疗的主持人。这家诊疗中心还开办学习班，训练美国医生使用针灸医术。

苏天佑不仅是第一个在美国公开传授针灸的专家学者，也是第一个在美国开办针灸专科学校的学人。1975年3月，他和两位美国弟子在波士顿创办了新英格兰针灸学校（New England School of Acupuncture）。他当时写信告诉笔者："我在麻省已申请到针灸学校执照，校名叫作新英格兰针灸学校，上课地点在麻省窝泵区白蓝第大学内，有学生三十二人，教授三人，我为首席教授，另助教一人。学生全部为美国人，只有一位华人。全部课程都是用英语教授，无须翻译。"

新英格兰针灸学校起初是一年制，学生毕业后多能服务社会，到各州去参加执业考试，上名率非常高。后来别州也有人开办针灸学校，采用两年制，该校也改为两年制。最近又增加中医药学课程，变成三年制。因为美国人也热衷于中药学，所以蔚然成为时尚。

苏天佑第一本英文针灸书《经穴学》出版的时候，门人史提芬·劳山拔为他寄了一篇序文，文中末后有一句说："我们尊称苏医生为'美国针灸之父'。"因为史提芬·劳山拔在加利福尼亚州开设了两家针灸学校，用苏氏的讲义作为教材。在教授当中，常常提及苏氏名字和他的治病方法，学生们对苏氏名字都耳熟能详，他们一致尊崇苏氏为"美国针灸之父"，这是美国西海岸的情形。到1986年2月，麻省针灸学会举行第六届会员大会，席上，大会主持人宣布苏氏执照针灸四十多年，在美国创办针灸学校，培育针灸专业人才数百人，这些学员不只分布在美国各州执业，而且有不少人在美国各州出任考试委员的职务，对美国针灸医学有卓越的贡献，因此特颁发镌有"美国针灸之父"的奖状赠给苏氏，这是美国东海岸针灸界赐给苏氏的美誉。苏氏有此成就，不仅是澄江学派的光荣，也是整个中国针灸界的光荣！

苏天佑在1988年出版的回忆录中提到："我们的师尊是承淡安，老师是曾天治，我便是承师的第三代学生，我的学生便是第四代了。承师的著作我曾读过，但我敢说，曾师的著作比承师更胜一筹，但我也敢说，我的讲义比曾师更进一步。后浪推前浪，后人胜过前人，是为时代进步，后人比不上前人，便是退化了。我希望我的学生将来会比我更进步，这是我所企盼的。"曾天治著作是否比承老好，那是见仁见智的问题，有机会时当予论述。但苏天佑所编教材由于不断改进，比曾天治编写的更胜一筹，却是事实。

六十年来，澄江学派为着复兴针灸，筚路蓝缕，有着一定的贡献。美国"针灸热"掀起后，针灸前景已呈现一片光明。澄江学派仍然在继续努力，邱茂良、杨甲三、陈大中、谢永光等人先后应邀到南美、欧洲、亚洲许多国家讲学，又曾多次出席国际性针灸学术研讨会。谢永光门人程在洋、黄煜等人还在纽约创立了美国中医针灸学会及美国针灸医学院。为促使针灸面向世界发展，他们不仅循着前人的轨迹前进，还朝着更广阔、更崎岖的道路前进，前进前进再前进，将澄江学派的发展推向了新的高峰！

# 原书中的部分配图

由于年代久远，《科学针灸治疗学》原书中的配图大多已模糊不清，难以辨认。现将部分配图展示于下，以便读者感受原书风貌。

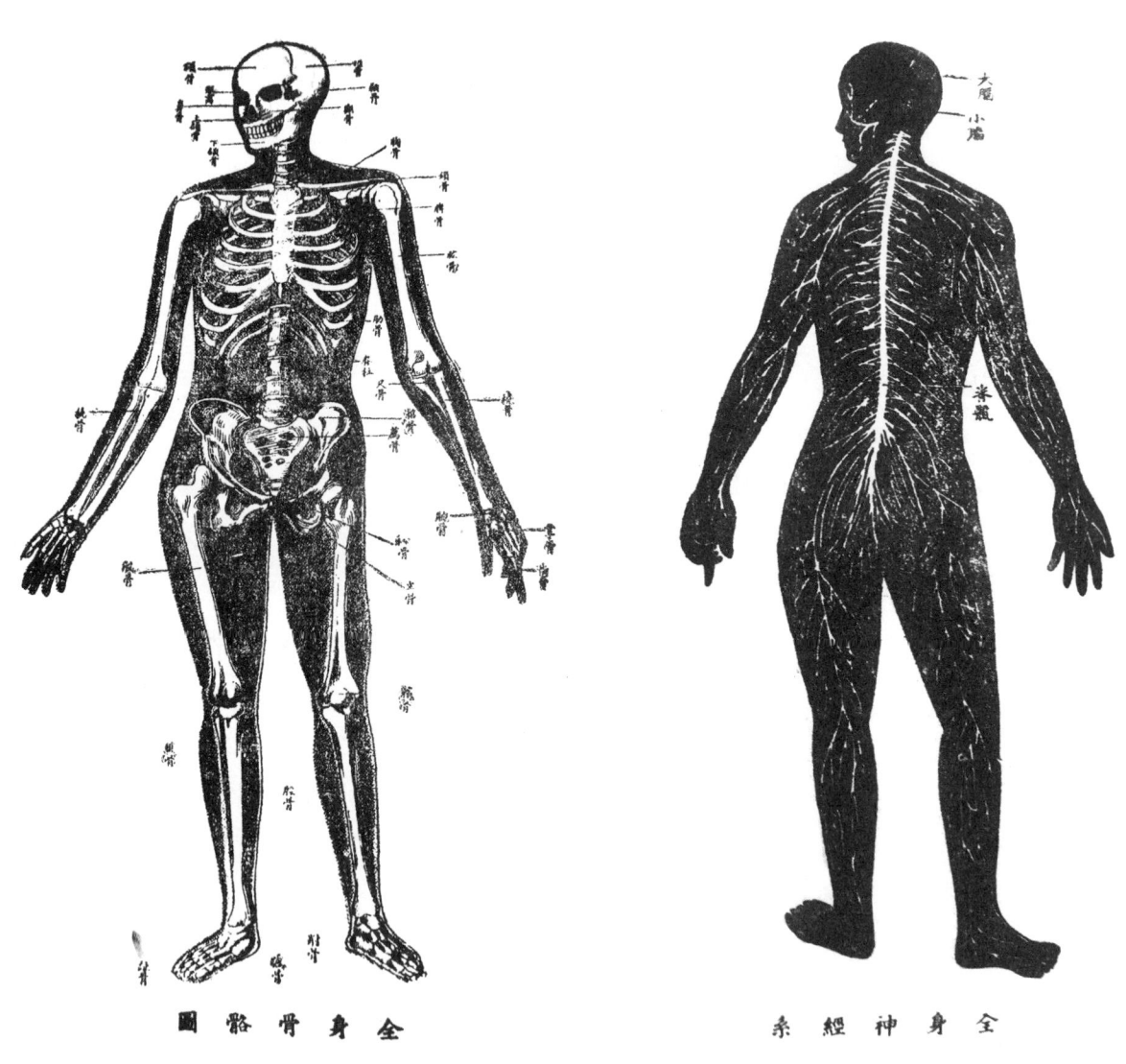

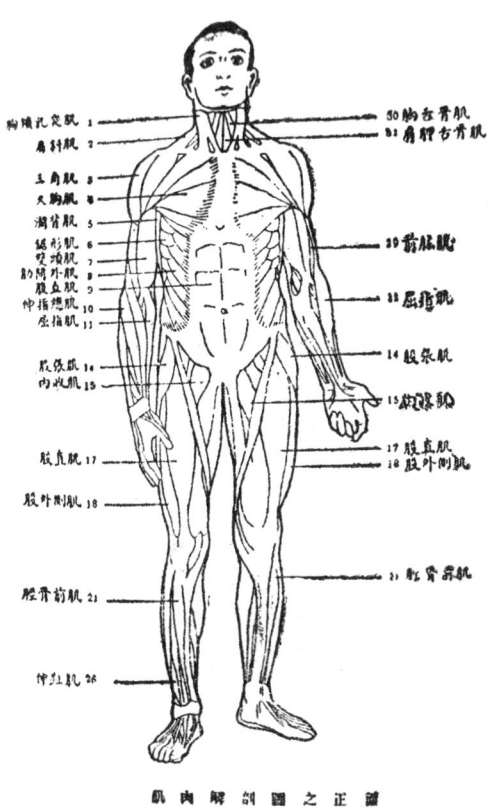

肌肉解剖圖之正面

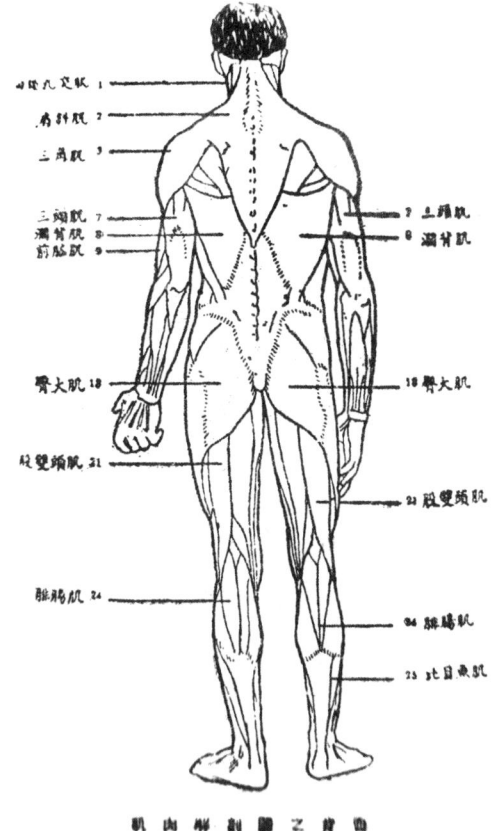

肌肉解剖圖之背面

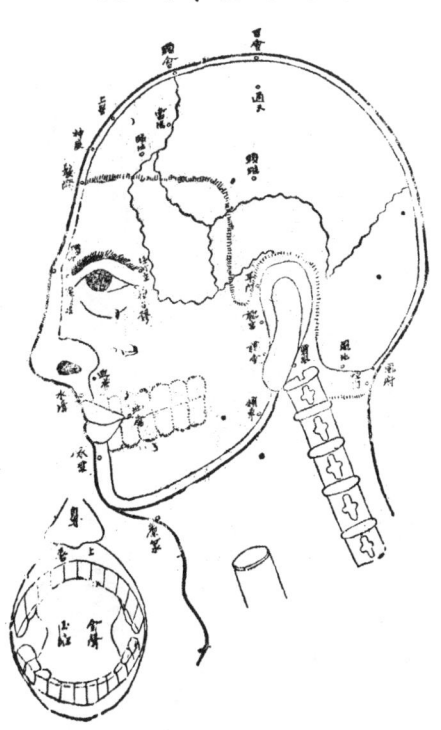

頭面部標準穴位圖

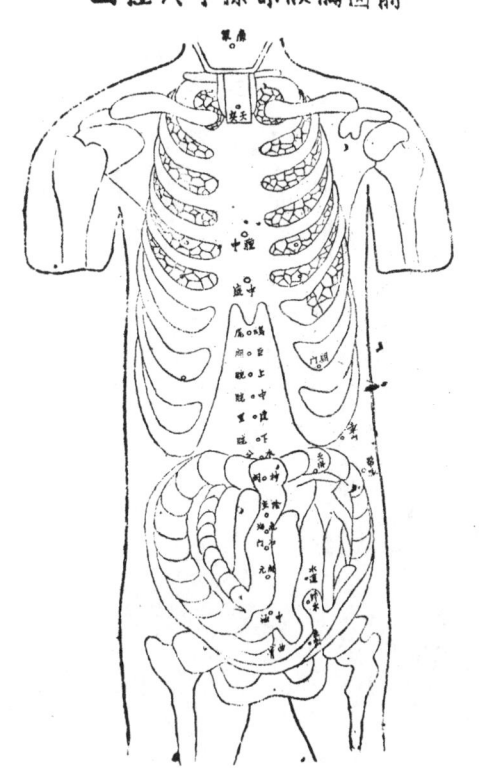

前面胸腹部標準穴位圖

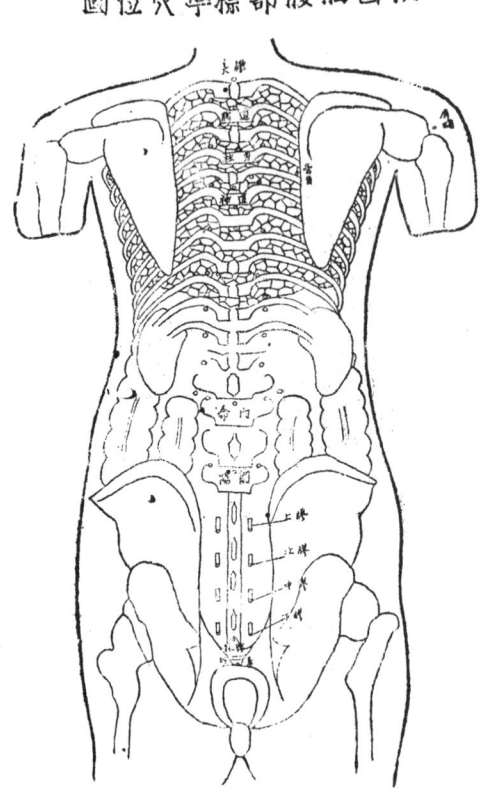

后面胸腹部标准穴位图

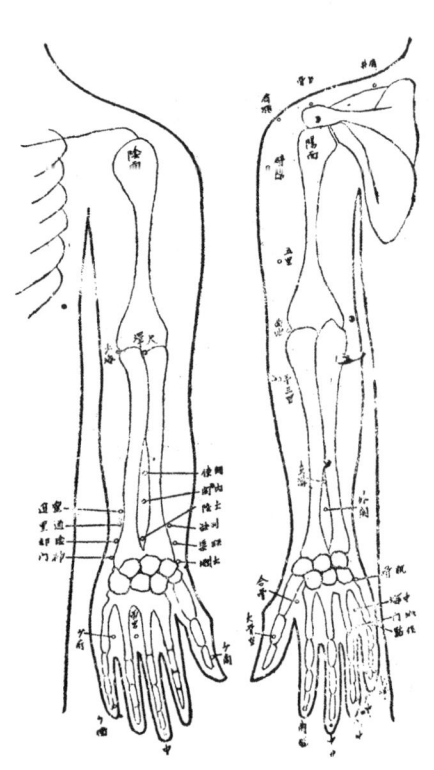

上肢标准穴位图

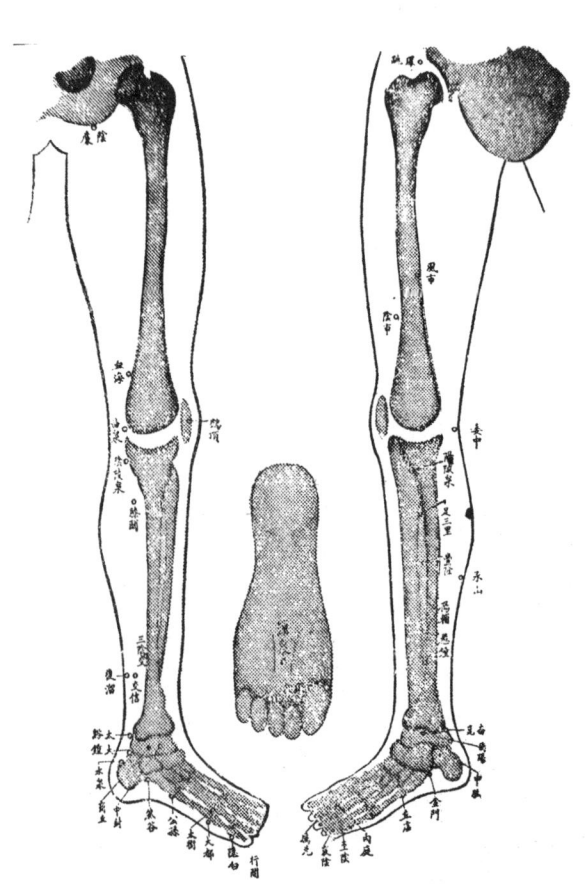

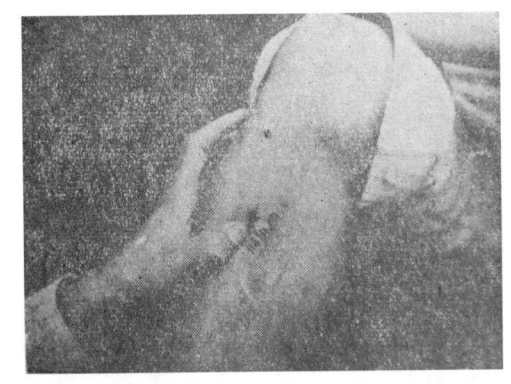
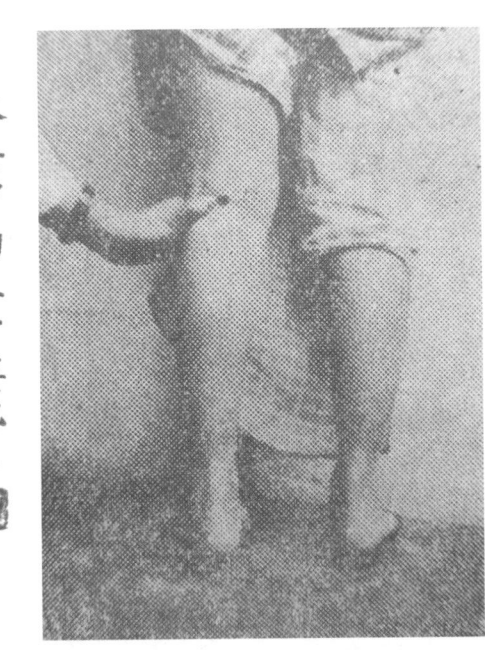

陽陵 足三里

取委中的正當姿勢。

取陽陵足三里的正當姿勢

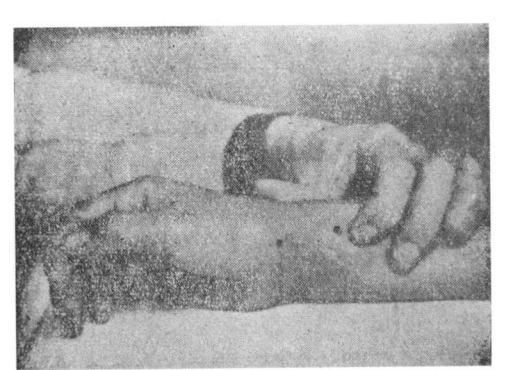
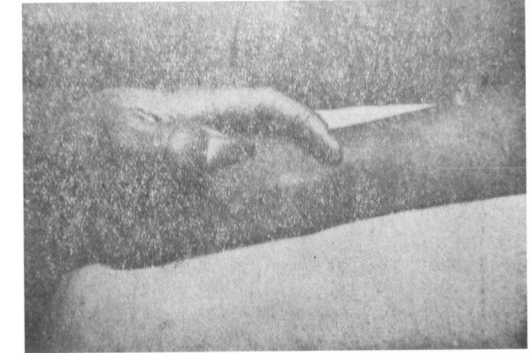

列缺 太淵

合谷

取列缺穴的正當姿勢。

取合谷穴的正當姿勢。

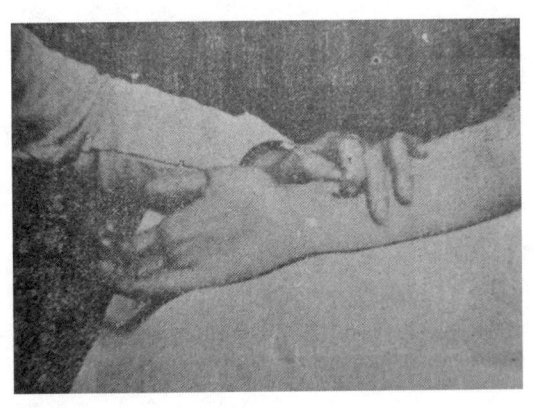
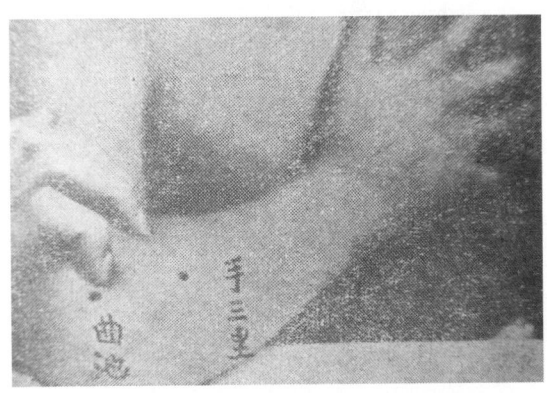

內關

曲池 手三里

附錄

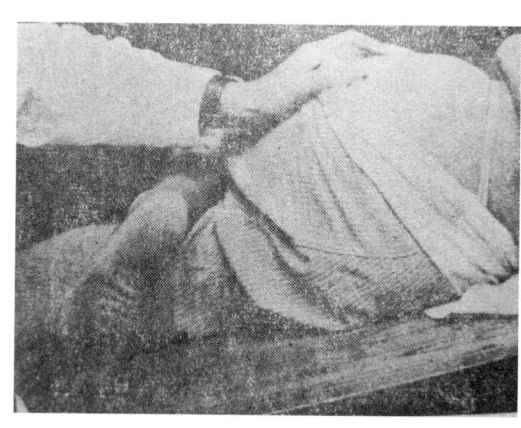
環跳

取少海穴的正當姿勢。

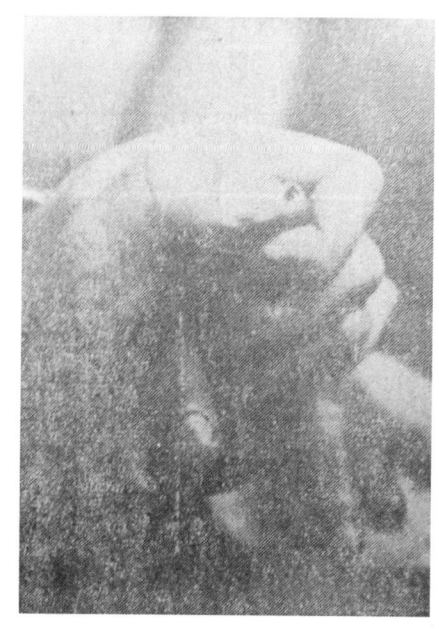
中衝穴

取中衝穴的正當姿勢。

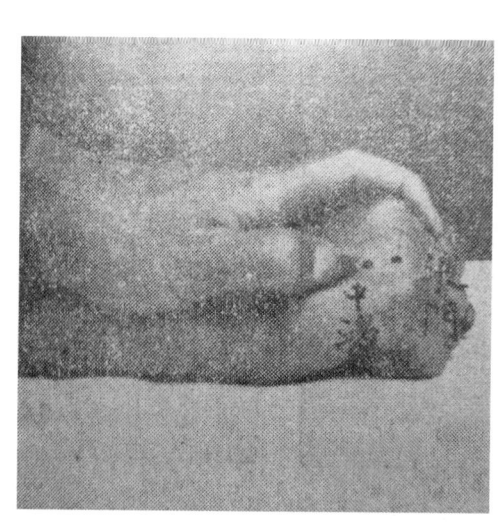
取中渚液門穴的正當姿勢

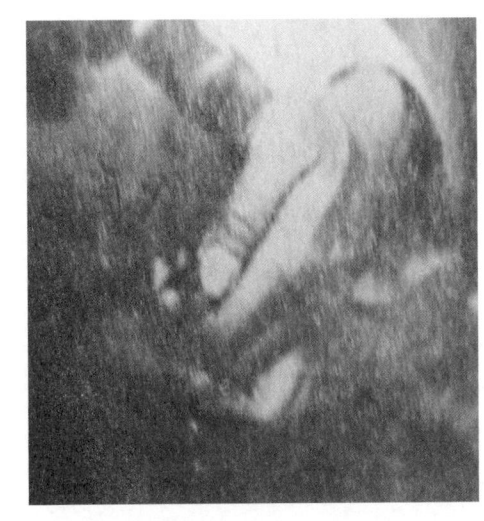

取中商以的正常姿勢。

少衝
少澤

取少澤少衝關衝商陽，須如瓦少商之姿勢。

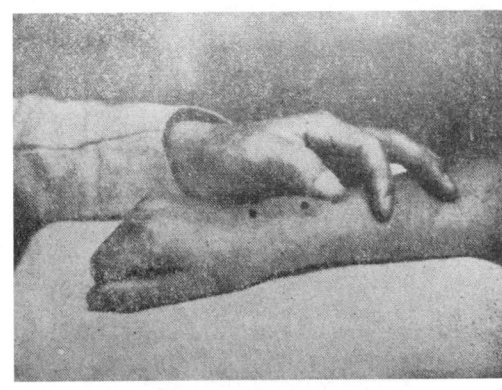

取外關支溝穴的正當姿勢。

支溝
外關
陽池

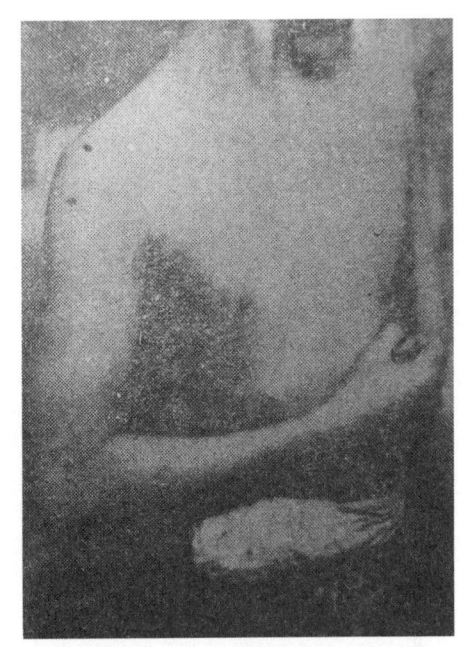

肩髃 臂俞 五里 曲池

手三里

附录

287

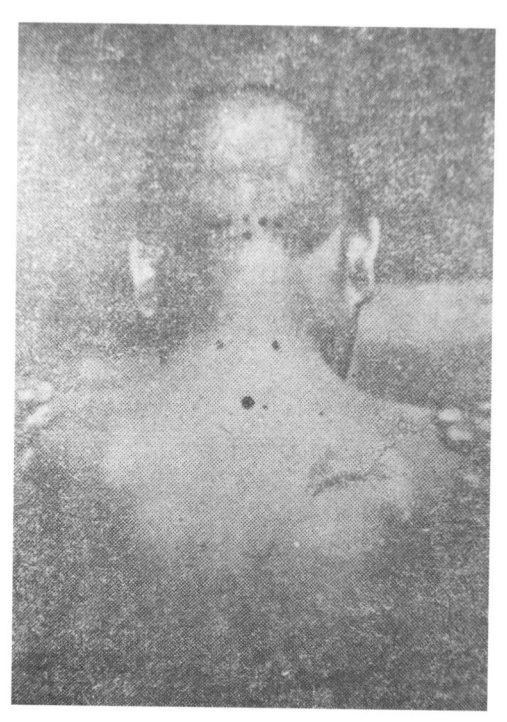

取大椎百劳哑门风府天柱风池的正当姿势。

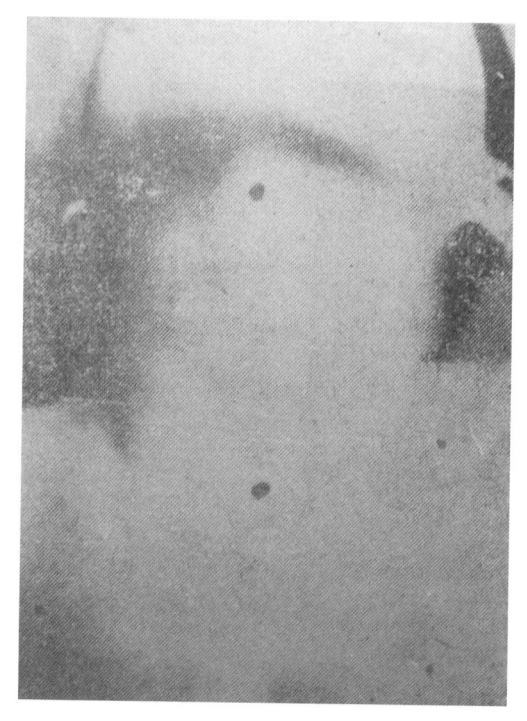

廉泉

天突

取廉泉穴天突穴的正当姿势

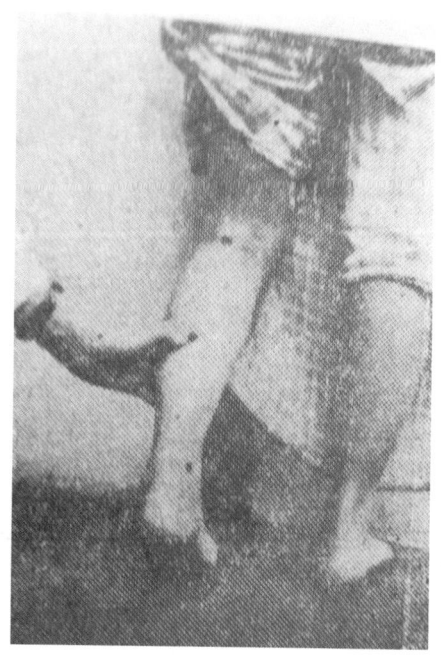

委中 承山

取承山穴的正当姿势。

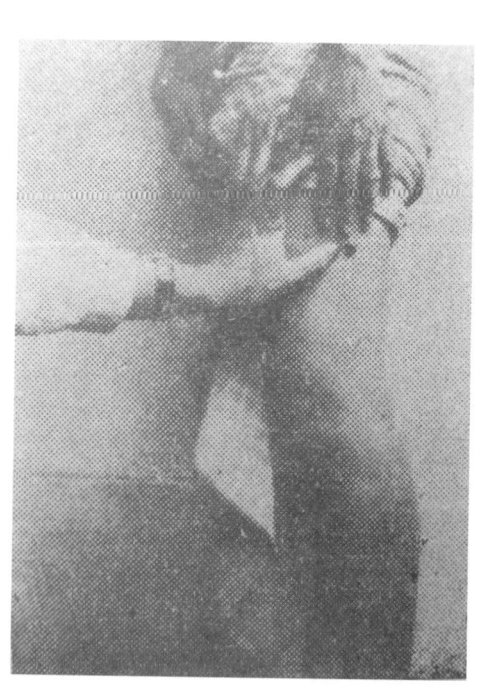

风市

取风市穴的正当姿势。

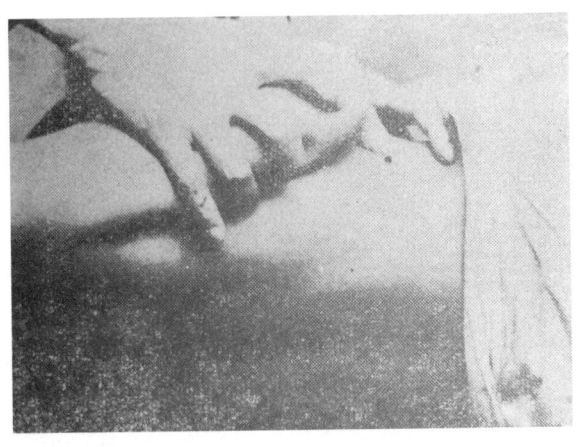
取章門穴的正常姿勢

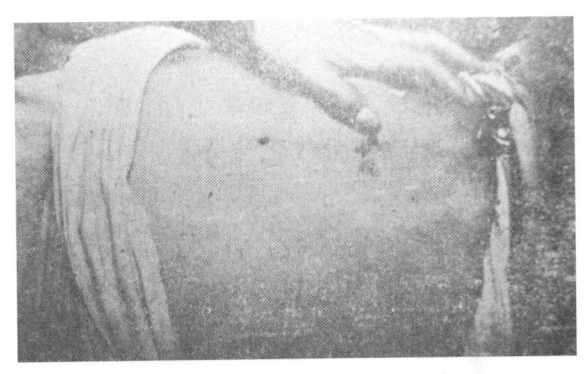
取中脘穴的正常姿勢

長強穴

以手展開臀部肌肉，亦可取得長強穴。
令病人側臥，舉其一大腿，置於實物上，

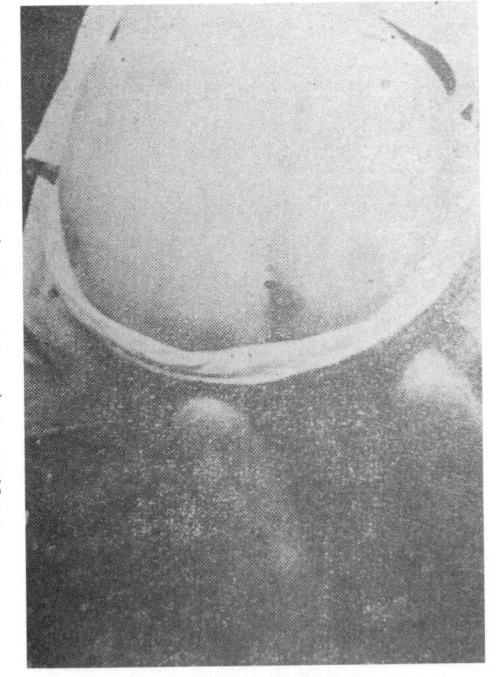
取長強穴的正常姿勢

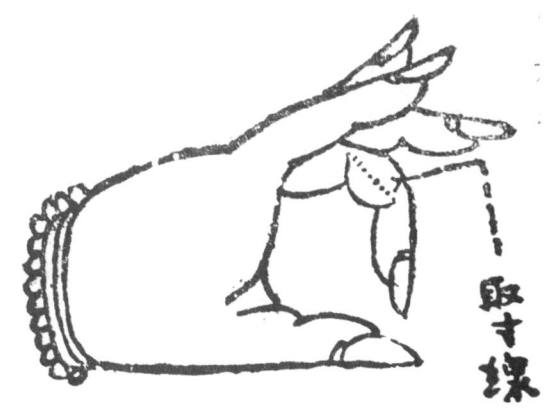
手足尺寸以中指兩橫紋尖為一寸

附录

289

# 后　记

本书是我父亲曾天治抗战时期（1944年10月）在重庆经过修改增订重印的版本。抗战胜利后，他因积劳成疾不幸病逝于苏州（1948年3月）。此书便是父亲的遗著了。虽然由于战乱，很多资料都已遗失，但经过父亲不断的探索、学习、实践、研究、总结、充实、修订，从字里行间可以看出他短暂而灿烂的一生，他对病人、对学生、对医生、对针灸、对科学、对学术的态度，他的辛勤、他的爱、他的希望，这一切，正如绣出的鸳鸯"任君看"，很值得后人从中细细体会。

本书内容精彩，但纸质极差。分送亲友后，我仅存的一本，竟被虫蛀致不能辨认，再付印又无能为力，十分悲痛惋惜。今年初偶然学会打字，十分振奋，因思如能排好版，印刷花费必不多，经过半年努力终于完成此项工作。

近半个多世纪，科学发展一日千里，医学上已有很多突破，中西医学都有了巨大的进步和发展，各种疗法日新月异。但是还有不少疾病未能解决，还有不少人被疾病折磨而处在痛苦中，还有不少人无法负担昂贵的医疗费用而陷于艰辛的境地，人类在与疾病斗争中，未攻克的堡垒尚多，真是任重道远啊！

我父亲这书，只是把他与疾病斗争中的探索和方法、经验与教训、体会及希望，凝聚成一支金针，毫无保留地"度与"后来接棒对疾病攻关的勇士们，以助他们能登上更高的高峰。这支金针，是用科学的方法去研究疾病和治疗疾病的有效手段。无论西医、中医，还是民间疗法，只要能快、好、省地治愈疾病，都应不存偏见地去挖掘、去实践、去研究、去总结。中华民族几千年繁衍昌盛的历史，中医中药、民间疗法，功劳至伟，是个深藏的宝库，尚需我们用科学的方法，去让它发出有震撼力的光辉。我想这也是我父亲这支金针想给我们的启示与希望。

父亲早逝，致我无法继承和实现他的遗愿，十分遗憾！我已年届八旬，把父亲的遗著翻印保存好，流传后世，能帮到有意研究针灸的学者，走上成功之路，这也就是我的心愿和期望了。

现代有些文章，论述曾天治学习和传授针灸的方法及其学术思想，评价其对发扬祖国针灸医学的贡献、影响和历史地位，以及对当代学者的现实意义，讲述针灸在全世界发展的历史状况，对研究针灸的学者有很大的启发和鼓舞，因此特选载于书后，以供读者学习参考。针灸治病范围独到而宽广，只要努力必能获得成功。

第一篇《民国时期针灸医家曾天治学习和传授针灸的方法浅谈》是南方医科大学中医药学院针灸推拿学教研室黄泳教授发表在该校《军医教育》1998年第2期的文章。

第二篇《民国时期广东针灸学家曾天治学术思想简介》作者为南方医科大学的黄泳教授和符仲华博士，特此致谢。

第三篇《澄江学派对海外针灸学的影响》作者为香港中国针灸协会会长谢永光。此文由曾天治的学生吴石垣提供。吴石垣，广东开平人，1911年8月出身于中医药世家，1935—1937年随曾天治学习针灸，与被誉为"美国针灸之父"的苏天佑是同门弟子。苏天佑在美国东海岸的波士顿发展，吴石垣则在美国西海岸的三藩市（圣弗朗西斯科，又译为旧金山）行医，他曾创办"国际中医针灸学院"，教有学生二百多人，遍布全美国。1984年在旧金山针灸大学获博士荣衔。1994年及1995年第一、第二届世界传统医学大会论文比赛均荣获金奖，著有《中药针灸验方医案》等，行医75年，至98岁才退休，他收费低廉，救人为本，人称"生华佗"。在此特以致谢。

曾晴明

2011年9月8日于广州